新・公衆衛生学入門

社会・環境と健康

古田真司◆編

昭和堂

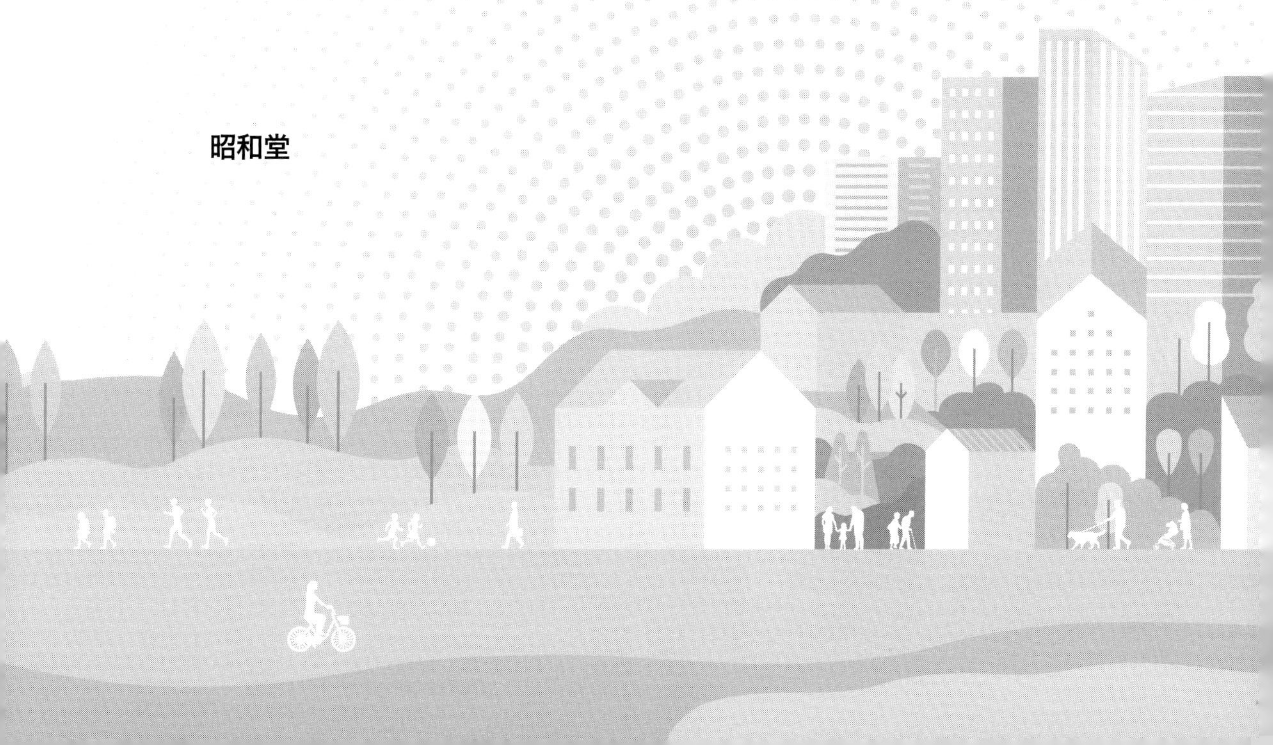

はじめに

本書は、2004年の初版から好評をいただき版を重ねてきた、内藤通孝編『公衆衛生学入門』（昭和堂）の要となる部分を引き継いで作成されています。内藤通孝先生は、長年、管理栄養士の養成教育に情熱を注いでこられました。これまでの『公衆衛生学入門』では、一見冷静でかつ丁寧な著述が続きますが、管理栄養士をはじめとする保健医療従事者が、この変化の激しい時代の社会や環境に対応できるように、これだけは必要という内容を編者が自ら選んで書かれているのが最大の特徴でした。今回、この『新・公衆衛生学入門』を発刊するにあたり、この内藤先生の情熱をどう引き継ぐかが大きな課題でした。

本書は、2023年度（2024年2月）実施の第38回国家試験から適用される新しい「管理栄養士国家試験出題基準（ガイドライン）」の「社会・環境と健康」の分野に完全に準拠し、内容も旧著から大幅に刷新しました。また今回新たに、各ページの文章の欄外にキーワードを記載して、学習者の理解が進むように工夫しました。このキーワードも、基本的にこのガイドラインに準拠したものになっており、管理栄養士国家試験の受験期まで手元に置いて、学習内容を復習できるように工夫したレイアウトになっています。

その一方で本書は、管理栄養士だけなく、様々な保健医療従事者向けの公衆衛生学の入門書になるような記述を心がけて作成されました。本書であらたに指名された編者（古田）は、これまで長年にわたり、教育学部（養護教諭養成課程）で衛生学や公衆衛生学を担当してきました。養護教諭も学校における保健医療従事者ですので、そこで必要な公衆衛生学の知識や技能は管理栄養士とそれほど変わりません。しかし、本書を出版するにあたり、もう一度、保健医療従事者にとって公衆衛生学とは何かをあらためて整理して考え直すことにしました。

公衆衛生学は、医師をはじめとするほとんどの保健医療従事者の養成段階で基礎科目として位置づけられており、どちらかと言うと知識優先の教養的な科目として扱われがちですが、本来の公衆衛生学は、経験や技術に基づく実用的な学問（いわゆる「実学」）です。ですから、公衆衛生学の知識は、本来は、実際の臨床現場で生かされるべきものです。そのため本書の内容は、保健医療従事者として働く者にとって、今現在ある最新の常識（知識）となるように、意図的に、最近の時事に関わる新しい情報を盛り込みました。その一方で、現在の公衆衛生学で学ぶ内容の根拠として重要な「歴史的背景」についても、なるべく詳しく記述するようにしました。公衆衛生学の内容は、単に知識としてだけで記憶するよりも、歴史的背景を知ってからの方が楽に理解できるからです。

幸い本書は、さまざまな保健医療従事者の養成に関わっている著者に執筆をお願いしています。著者の皆様は、旧著である『公衆衛生学入門』の執筆を担当された先生方ですが、実は、編者と深いつながりがあります。編者は大学院医学専攻科で公衆衛生学を専攻しましたが、大学院入学時に、本書の著者である榊原久孝先生と近藤高明先生は大学の公衆衛生学講座の専任教員で、その後約 10 年間一緒に研究活動をさせていただきました。編者はその後、大学院を中退して教育学部の養護教諭養成へと進みました。後に榊原先生は看護師・保健師の養成の道へ、近藤先生は臨床検査技師養成へと進まれ、現在に至っています。一方、旧著の編者である内藤先生は、医学部の臨床系教員から現在の管理栄養士養成へ転身されています。

このように本書の 4 名の著者は、それぞれ別々の保健医療従事者の養成に長年携わり、それぞれの立場での公衆衛生学の役割を熟知した専門家です。こうした経験の中から生まれた知見を生かして本書はまとめられました。本書は、管理栄養士をはじめさまざまな保健医療従事者を目指す学生さん、あるいはその分野の初学者のために制作された本ですが、ぜひ多くの方に手をとっていただき、皆様のお役にたてることを期待します。

2024 年 2 月 15 日

編者　古田真司

目　次

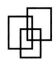

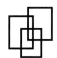

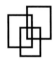

6　主要疾患の疫学と予防対策　99

7　保健・医療・福祉・介護の制度　126

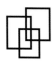

1 社会と健康

A 健康の概念

a 健康の定義

健康の定義
世界保健機関（WHO）

健康の定義は、健康という概念をどうとらえるかによるが、時代や文化によって異なる。最も有名なのは、**世界保健機関**（World Health Organization: **WHO**）が1948年に採択した憲章の前文にあるもので、健康とは「身体的、精神的、社会的に完全に良好な状態を指し、単に病気や虚弱でないことを意味するものではない：Health is a state of complete physical, mental and social well-being and not merely the absence of disease or infirmity」と定義されている。

この定義は、健康が単に病気や障害のないことだけではなく、人間の能力や生活の質に関わるものであることを示したもので、当時としては画期的なものであった。特に、健康が個人的なものだけでなく、社会的なものでもあるという考え方に基づき、WHO憲章前文では、「政府には国民の健康に対する責任があり、その責任は適切な健康および社会的措置を提供することによってのみ果たされる」という文章で、国による公衆衛生政策の重要性について言及している。

b 健康づくりと健康管理

健康づくり

健康づくりとは、疾患の予防や健康を促進するための活動や取り組みを指す。我が国ではこれまで、それぞれの時代の健康課題に対し「国民の健康づくり対策」を実施してきた（第5章A「健康に関連する行動と社会」c「健康づくり対策」参照）。健康づくりは、英訳すると**ヘルスプロモーション**（Health Promotion）となるが、片仮名のヘルスプロモーションは、国や地域社会で行われる公衆衛生政策の方向を示す基本概念を意味しており（本章B「公衆衛生の概念」e「ヘルスプロモーション」参照）、日本語の健康づくりとはやや異なる概念となる。

ヘルスプロモーション

健康管理

一方、**健康管理**とは、個人や集団の健康状態を評価し、必要な医療や介護、あるいは支援を提供する活動を指す。たとえば病気の早期発見と早期治療をすすめる集団検診などがこれにあたる。

健康づくりと健康管理は、お互いが補い合う政策的なアプローチである。健康づくりによって健康な生活習慣や環境を推進し、また、健康管理によって早期の健康問題の発見と適切な治療を行うことにより、個人や地域社会の健康を維持し向上させることができる。

B 公衆衛生の概念

a 公衆衛生と予防医学の歴史

感染症

人類は長い歴史の中で多くの疾病と戦ってきたが、その中心は**感染症**との戦いであった。それは20世紀初頭まで続き、現代になってもなお、新たな感染症の脅威にさらされている。19世紀後半に細菌学が発達し、多くの感染症の原因（病原体）が突き止められたが、それ以前は、原因不明の流行病として人類を脅かし続けていた。しかし、公衆衛生は、原因が分からない状況下であっても、人類と感染症との戦いを、経験的かつ実践的な知識で支えてきた。

紀元前3000年頃から紀元後500年頃までの古代では、すでに、都市化や交易によって感染症が広まることが認識されていた。そのためローマでは、水道や下水道の整備、公衆浴場やトイレの設置などの公衆衛生施設が発達していた。しかし中世（5世紀～15世紀）のヨーロッパは暗黒時代と呼ばれ、科学や文化が衰退し医学は後退した。その間の14世紀にはペスト（黒死病）が大流行し、ヨーロッパ人口の約1/3が死亡したと言われている。やがて近世（15世紀～18世紀）のヨーロッパは、ルネサンスや啓蒙時代に変わり、自然科学と結合して医学が復興した。解剖学や外科学、微生物学はこの時代に発展した。その一方で、同時期の大航海時代には、東半球と西半球における人・物・動物・食物などの大規模な移動が行われ、感染症の全世界的な流行が起こるようになった。

近代（18世紀～19世紀）には、現代の公衆衛生につながるさまざまな発見が続くようになった（表1-1）。ジェンナーは1796年、当時猛威を振るっていた天然痘の予防に成功した。チャドウィックは都市の労働者の劣悪な居住環境と貧困によって疾病が起こると述べ、イギリスで世界初の公衆衛生法の制定（1848年）に貢献した。同じころ、医師のスノウはロンドンで大流行していたコレラの流行調査を行い、世界初の疫学的手法を編み出し、その原因となる井戸を特定してその閉鎖を提案した（1854年）。この時点でコレラ菌は発見されていなかったが、スノウは公衆衛生的な手法での感染症予防を実現した。

その約30年後の1882年に結核菌が、そして1883年にコレラ菌がコッホによって発見された。これにより、人類の長年にわたる脅威であった感染症の原因がようやく突き止められた。またフランスでは、パスツールが1885年に、当時まだ発見されていない病原体であったウィルスが原因である狂犬病のワクチン開発に成功した。

表1－1　近代以降の公衆衛生と予防医学の歴史

西暦	事項
1796	エドワード・ジェンナー（Jenner 1749-1823、英）が牛痘による天然痘予防に成功（予防接種のはじまり）
1848	エドウィン・チャドウィック（Chadwick 1800-1900、英）が世界初の「公衆衛生法」制定に貢献
1854	ジョン・スノウ（Snow 1813-1858、英）がコレラの原因となった井戸を特定（疫学の始祖）
1876	ロベルト・コッホ（Koch 1843-1910、独）が炭疽菌を発見（細菌学の父）
1882	コッホが結核菌を発見
1883	コッホがコレラ菌を発見
1885	ルイ・パスツール（Pasteur 1822-1892、仏）が狂犬病ワクチンを開発（当時まだ発見されていないウィルスの弱毒化に成功）
1894	北里柴三郎（1852-1931）がペスト菌を発見
1928	アレクサンダー・フレミング（Fleming 1881-1955、英）がペニシリンを発見（人類は感染症に対する治療薬を初めて手に入れた）
1948	世界保健機関（WHO）設立
1978	アルマ・アタ宣言（プライマリーヘルスケアに関する宣言：WHO）
1980	WHOによる天然痘撲滅宣言
1986	オタワ憲章（ヘルスプロモーションに関する宣言：WHO）

そして20世紀になり、イギリスのフレミングは1928年に医学史に残る大発見をした。ペニシリン（抗生物質の一種）の発見である。これをきっかけにして抗生物質が大量生産されるようになり、多くの感染症の治療が可能になった。人類は長い歴史の中で成し得なかった感染症の治療薬の開発を、20世紀になってようやく実現したのである。

このような19世紀から20世紀にかけて起こった医学・公衆衛生の急激な進歩により、多くの感染症が不治の病ではなくなっていった。そのため20世紀後半の公衆衛生では、感染症から**非感染性疾患**（non-communicable diseases: NCDs）へと関心が移っていった。第二次世界大戦後の1948年に設立された世界保健機関（WHO）は、依然として人類の脅威である感染症の対策に加え、世界で急激に増加してきたNCDs対策にも力を入れるようになった。健康を決定する要因として、微生物などの生物学的要因の他に、環境、生活習慣、医療保健サービスの重要性が指摘されるようになったが、それらを考慮した公衆衛生活動が後述するプライマリーヘルスケアやヘルスプロモーションである（本章本節d「プライマリヘルスケア」、およびe「ヘルスプロモーション」参照）。これらはそれぞれ20世紀後半に、WHOに参加する国々の国際会議での議論をまとめてできた概念であり、現代の公衆衛生の主要な理念となっている。

非感染性疾患（NCDs）

b　公衆衛生の定義と目的

現在の公衆衛生の概念は、アメリカで生まれた**Public health**の概念を受け継いでいる。アメリカのイェール大学の教授であった**ウィンスロー**（C.E.A. Winslow 1877－1957 米）は1920年、「公衆衛生は、共同社会の組織的な努力を通じて、疾病を予防し、寿命を延長し、身体的・精神的健康と効率の増進を図る科学であり技術である：Public Health is the art and science of preventing disease, prolonging lifeand promoting physical and mental efficiency through the organized community efforts .... （以下略）」という**公衆衛生の定義**を発表した。ここで the art（技術と訳されている

Public health

ウィンスロー

公衆衛生の定義

表1－2　予防医学の３段階

〈一次予防〉（病気にかからないための予防　→　罹患率が低下する）	
①健康の保持・増進	：生活習慣を改善する、健康教育を受ける、運動指導を受けるなど
②非特異的疾病予防	：人混みを避ける、休養を十分とる、肥満にならないなど（一般的な疾病予防）
③特異的予防	：感染症に対する予防接種、アレルゲンの除去、ケガの予防対策など（特定の疾病に対する予防）
〈二次予防〉（病気にかかっても重症化を防ぐ予防　→　死亡率の低下や生存期間が延長する）	
①早期発見	：健康診断、集団検診、人間ドックなど
②早期治療	：早期の癌を見つけて完治させる、糖尿病の症状（合併症）が出る前に治療を開始するなど
〈三次予防〉（病気後の回復を促すための予防　→　生活の質（QOL）が上げる、社会復帰する）	
①機能低下の防止	：心筋梗塞や脳梗塞では再梗塞予防のための薬物治療や定期健診、運動機能回復訓練など
②リハビリテーション	：失われた機能（麻痺など）の回復のためのリハビリ、社会復帰のための訓練など

が芸術の意味もある）という単語が使われている点が、公衆衛生には単に学問としてだけでなく、実学としての側面があることを適確に表現している。また、the organized community efforts（共同社会の組織的な努力）という表現は、**公衆衛生の目的**が、個々の健康だけでなく集団や地域社会、あるいは国全体の健康状態を向上させることであることであり､それには集団的な取り組みが必要であることを示唆している。

公衆衛生の目的

c　公衆衛生と予防医学

予防医学

予防医学（Preventive Medicine）とは、病気やけがなどの健康問題が発生する前に、それらを予防し、また健康を促進することを主眼とする医学の一分野である。予防医学には、公衆衛生の目的を実現するための医学的な技術の側面がある。予防医学では、病気の発生や進行の段階に応じて、３つの段階があるとされている（表1－2）。一次予防、二次予防、三次予防はそれぞれ、予防の内容と目指す目的が異なっている。

一次予防

一次予防とは、病気が発生する前に、健康な生活習慣を維持したり、感染症や職業病などの原因を除去したりすることで、病気の発生を未然に防ぐことである。具体的には、禁煙や適度な運動、バランスの良い食事等の特定の疾病の予防を目的としない活動（健康の保持・増進活動や非特異的疾病予防）と、特定の疾病に対する予防（予防接種など）に分けられる。

二次予防

二次予防とは、病気が発生した後に、早期に発見して治療したり、悪化や合併症を防止したりすることである。二次予防の具体例としては、健康診断や人間ドック、がん検診などだが、二次予防は真の意味での予防（病気の発生を未然に防ぐこと）につながらない点に注意すべきである。

三次予防

三次予防とは、病気が進行した後に、機能回復や社会復帰を促進したり、再発や他の病気の発生を防止したりすることである。三次予防の具体例としては、大きな疾病を経た後の機能低下を防ぐための訓練（リハビリテーション）や再発防止のための定期検診などがこれにあたる。

d　プライマリヘルスケア

プライマリヘルスケア（primary healthcare）のプライマリーとは、第一の、主要な、基礎的なという意味であり、人々の健康に関する基本的な、そして身近な保健医療の考え方のことである。1978年にカザフスタンで行われた世界保健機関（WHO）と国連児童基金（UNICEF）による共同の国際会議において、プライマリーヘルスケアが、健康の公平性を実現し、地域の健康課題に対処する基本的な道筋であるという宣言（**アルマ・アタ宣言**）が採択された。ここでは、プライマリーヘルスケアの意味として、「実践的で、科学的に有効で、社会に受容されうる手段と技術に基づいた必要不可欠な保健活動」であり、その実現には、①自立と自己決定の精神に則ること、②地域社会や国が負担できる費用の範囲内でできること、③地域内のすべての個人や家族が、自発的な参加が可能な状況にあることなどが必要な条件として設定された。さまざまな国が参加しているWHOの決議として、すべての人々の健康を守り促進するために、各国政府、WHOその他の国際機関、非政府組織、資金提供機関、すべての保健医療従事者、そして国際社会全体が緊急行動を起こす必要性を表明したものである。

プライマリーヘルスケア

アルマ・アタ宣言

ここでは、医療だけでなく、食料や栄養、水や衛生、教育や社会保障など、健康に影響するさまざまな要因にも言及している。各国に、個人だけでなく集団や社会の健康への考慮を促し、WHOが1970年代から掲げている「すべての人々に健康を（**Health for All**）」という目標を実現するために設けられた概念だと言える。

Health for All

e　ヘルスプロモーション

プライマリーヘルスケアが、主に国や国際機関に対して人々の健康を守る活動を促しているのに対して、**ヘルスプロモーション**（Health Promotion）は、個人やコミュニティの健康を重視し、国や地域社会がその支援に回るという考え方である。両者は、相反する概念ではなく、両輪として現代の公衆衛生活動の中心的な理論となっている。

ヘルスプロモーション

1986年11月にカナダの首都オタワにて開催された第1回ヘルスプロモーションに関する国際会議において、**オタワ憲章**が採択され、その中で、ヘルスプロモーションは次のように定義された。即ち、「ヘルスプロモーションは、人々が自分の健康をよりコントロールし、改善できるようにする過程（プロセス）である：Health promotion is the process of enabling people to increase control over, and to improve, their health.」とされ、健康は外から与えられるものではなく、自らの意思でつかみ取るものであることが強調されているように見える。しかし、この定義を健康の自己責任論に転嫁する見方は一元的であり、オタワ憲章の他の部分を合わせてその真意をつかむ必要がある。

オタワ憲章

この憲章の中で強調されているのは、保健関係者と政府、行政組織、ボランティア組織、地方自治体、産業などのすべての関係者が人々の健康を維持し増進させる責務があるという点である。これは、ヘルスプロモーションの戦略と計画という形で説明されている。また、公衆衛生の専門家が行うべき、ヘルスプロモーションの活動方法

図1-1 ヘルスプロモーション活動の概念図

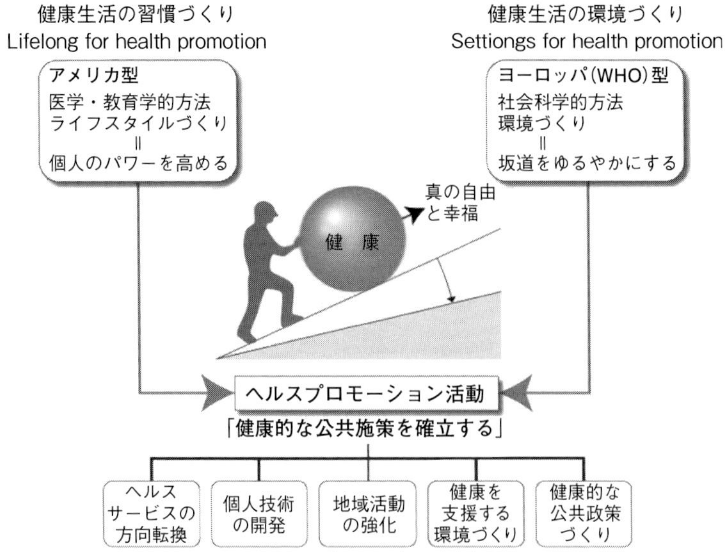

「島内憲夫1987年/島内憲夫・高村美奈子2011年(改編)/島内憲夫・鈴木美奈子2018・2019年(改編)」
(出所) 日本ヘルスプロモーション学会「ヘルスプロモーション活動の概念図」https://plaza.umin.ac.jp/~jshp-gakkai/intro.html (2024年2月8日閲覧) より引用。

についても、具体的に5つの方針が列挙されている(健康を支援する環境づくりや、一人ひとりが自ら健康を増進できる力をつけさせる支援など)。

ヘルスプロモーション活動

ヘルスプロモーション活動とは、人々が自らの健康を維持・向上させようとする意思を尊重しながら、その活動をまわりから支援する仕組みのことである(図1-1)。これは、公衆衛生関係者の関心が、感染症から非感染性疾患(NCDs)へ移行してきた時期に生まれた概念である。NCDsには、多くの生活習慣病が含まれており、本人の健康意識の違いが疾病の発症に関係する割合が大きい。ヘルスプロモーションは、それを国全体として改善するための公衆衛生活動の基本的な考え方になっており、我が国の健康づくり政策である**健康日本21**の理論的な根拠となっている。

健康日本21

f 公衆衛生活動の進め方

f-1 リスクアナリシス

リスクアナリシス

公衆衛生活動における**リスクアナリシス**(Risk Analysis)は、健康問題や疾病の予防、制御、管理のために、個人や集団にある健康問題が発生する危険度(リスク)を評価し、そのリスクに応じて適切な対策を立案するための手法である。

食品安全基本法

近年、我が国では、食品の安全を脅かす事件が相次いで発生し、2003年(平成15年)、食品の安全にこのリスクアナリシスの考えを導入した**食品安全基本法**が制定された。食品にゼロリスクはなく、食品が安全かどうかは摂取する量(ばくろ量)によるため、リスクを科学的に評価し、低減を図るというリスクアナリシスの考え方に基づく食品安全行政が国際的に進められている。

リスクアナリシスには、①リスク評価(Risk Assessment)、②リスク管理(Risk

図1－2　リスクアナリシスとは

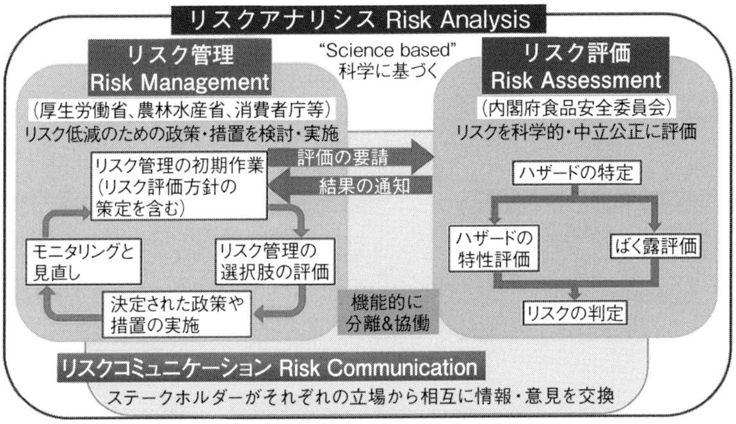

Working Principles for Risk Analysis for Food Safety for Application by Governments CXG 62-2007 等を基に作成

（出所）食品安全委員会「リスクアナリシスのイメージ図」https://www.fsc.go.jp/yougoshu/kensaku_analysis.html（2024年2月8日閲覧）より引用。

Management）、及び③リスクコミュニケーション（Risk Communication）の3つの要素があり、これらが相互に作用し合うことによってより良い成果が得られる（図1－2）。

リスク評価は、リスクの程度や影響を定量的または定性的に評価し、リスクの重要性や発生確率、被害の拡大範囲などを分析し、リスクの優先順位を付ける。**リスク管理**は、リスクを最小化するための対策を計画し実行するために、対策の選択、実施、評価などを行い、リスクの低減や回避を目指す。**リスクコミュニケーション**は、リスクと対策に関する情報を、関係者や一般の人に適切に伝えることで、それぞれに適切な行動を促すという役割がある。

リスク評価
リスク管理
リスクコミュニケーション

f－2　マネージメントサイクル

マネージメントサイクルとは、一般に、仕事を効率的に進めるための手順に関する理論のことであり、ビジネスの世界でもよく利用されている。公衆衛生活動におけるマネージメントサイクルは、公衆衛生の問題や課題に対して戦略的なアプローチを取るための手法の1つで、**PDCAサイクル**（Plan-Do-Check-Actサイクル）と呼ばれる手法が一般的である。図1－3は、ある健康保険組合が実施している保健事業のPDCAサイクルの例である。

マネージメントサイクル
PDCAサイクル

公衆衛生活動におけるマネージメントサイクルでは、

① 計画（Plan）：問題の特定や公衆衛生の課題や健康リスクを明確に特定し、目標の設定し実際の戦略の策定する。また、その活動を実施するために必要な人材、予算、施設などを確保する。

② 実施（Do）：計画で立案した戦略を実際に実施し、活動の進捗をモニタリングし、データを収集する。

③ 評価（Check）：実施した活動の効果を評価するため、収集したデータを分析し、目標達成度を検証する。ここで問題点や改善すべき点を特定する。

④ 改善（Act）：評価結果に基づいて、改善策を立案する。さらなる改善のために戦略を調整し、新たな計画を立てる場合は、①に戻る。

図1-3　保健事業のPDCAサイクルの例

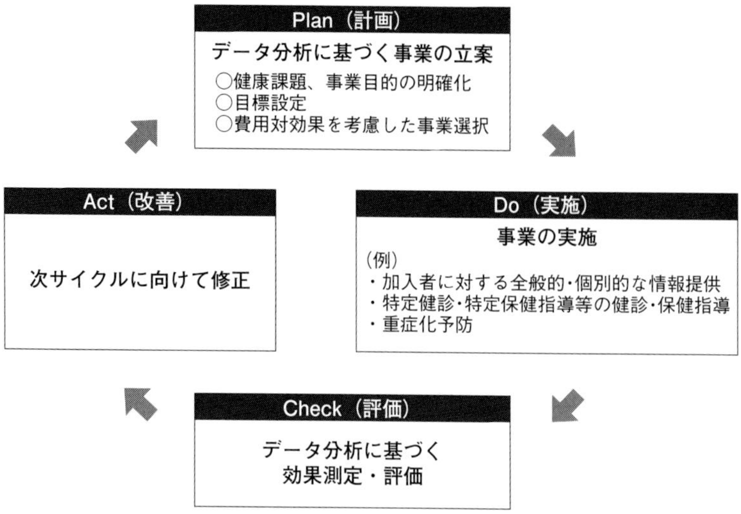

図1-4　プリシード・プロシードモデル

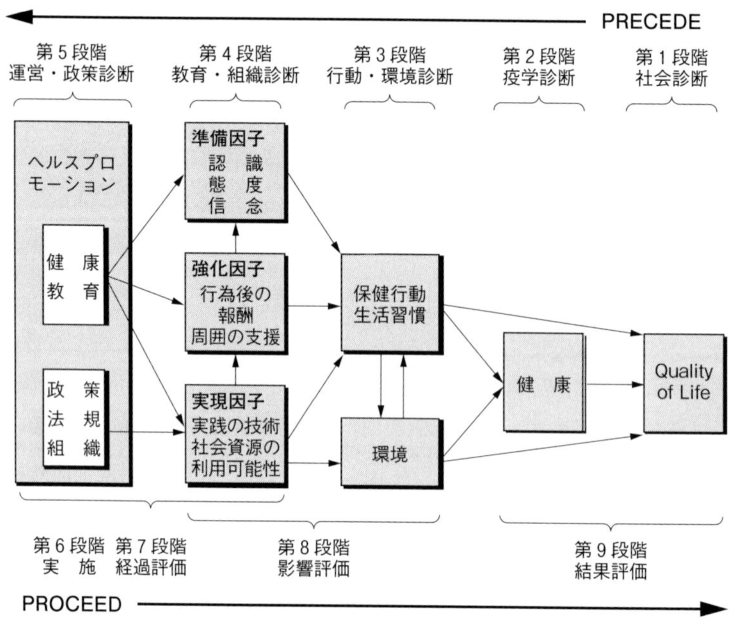

（出所）NPO法人ウェルビーイング「MIDORIモデルとは？」図1、http://www.well-being.or.jp/data/midori.html（2024年2月8日閲覧）より引用。

これらの段階を繰り返すことによって、公衆衛生活動は持続的に進化し、より効果的な健康づくりが実現される。

f-3　地域診断

地域診断

地域アセスメント

公衆衛生活動における**地域診断**とは、特定の地域社会（コミュニティ）における健康状況や健康課題を理解し、問題解決に向けた情報を収集・分析を行う過程を指す。ほぼ同じ意味の言葉として、**地域アセスメント**（community assessment）と呼ばれることもある。地域診断は前述のマネージメントサイクルの実践における計画の立案の段階や、活動の評価の段階の評価指標としても、重要な役割を担っている。

公衆衛生活動を地域で展開する場合、特に健康教育によって人々の健康行動を変えようとする方法として、**プリシード・プロシードモデル**（図1-4）が使われることが多い。ここではまず、プリシード（PRECEDE：前導）と呼ばれる5つの段階で、さまざまな診断（アセスメント）が行われる。個人や集団の健康行動に影響を与える要因や前提条件を理解する段階であり、行動に関する課題や障害となる事象を把握する。続いて、プロシード（PROCEED：進行）と呼ばれる4つの段階では、健康教育等の公衆衛生活動の実施と同時に、再度、さまざまな診断（アセスメント）を行い、最終的な成果評価に至る。このように、プリシード・プロシードモデルは、活動全般を通じて診断行為を重視する活動であり、この中に地域診断のさまざまな要素が盛り込まれているため、我が国では、多くの地域保健活動の計画立案のために利用されている。

プリシード・プロシードモデル

g　予防医学のアプローチ

g-1　ハイリスクアプローチとポピュレーションアプローチ

ハイリスクアプローチ（high-risk approach）とは、特定の危険要因や健康リスクを抱えている個人や集団に焦点を当てた疾病の予防活動をさす。たとえば、すでに特定の疾病に罹患している人（高血圧や糖尿病など）や特定の危険因子（喫煙、肥満など）を有している人々を対象として、それらの重症化や合併症の予防する治療や生活習慣を提供し、この集団の健康の改善を図る公衆衛生活動である。

ハイリスクアプローチ

一方、**ポピュレーションアプローチ**（population approach）とは、集団全体や社会全体に焦点を当て、全体の健康状態や健康リスクを改善することを目指す予防活動をさす。リスクの有無に関わらず、集団に属するすべての人に予防的な取り組みや健康増進活動を展開することで、集団全体の健康問題のリスクを軽減させるとともに、まわりの人と一緒に努力できる環境が作られ、個人を取りまく社会的な要因の改善も期待できる。

ポピュレーションアプローチ

ハイリスクアプローチとポピュレーションアプローチにはそれぞれ利点を欠点がある（表1-3）。ハイリスクアプローチは、対象を絞って予防活動が展開できるので、個々に応じた方法を選択できるため、予防活動の効果が高く、結果的に費用対効果（かかる費用に対する成果の大きさ）も高いという利点がある。逆に、集団全体で見ると成果が限定的で、プログラム終了後に効果を維持するのが難しいことも欠点となる。

表1-3　ハイリスクアプローチとポピュレーションアプローチの比較

	ハイリスクアプローチ		ポピュレーションアプローチ
利点	○対象や方法が明確 ○動機づけが容易 ○介入効果を評価しやすい ○費用対効果が高い	欠点	×社会全体への働きかけが必要 ×動機づけが弱い ×介入効果を評価しにくい ×費用対効果が低くなりやすい
欠点	×効果の範囲が限定的 ×リスクが減る人数は限られている ×予防の考え方が多くの人に波及しない	利点	○集団全体に効果が及ぶ ○結果的に多くの人のリスクを減らせる ○予防の考え方が社会全体へ広がる

図1－5　血圧分布と脳卒中発症率および発症数

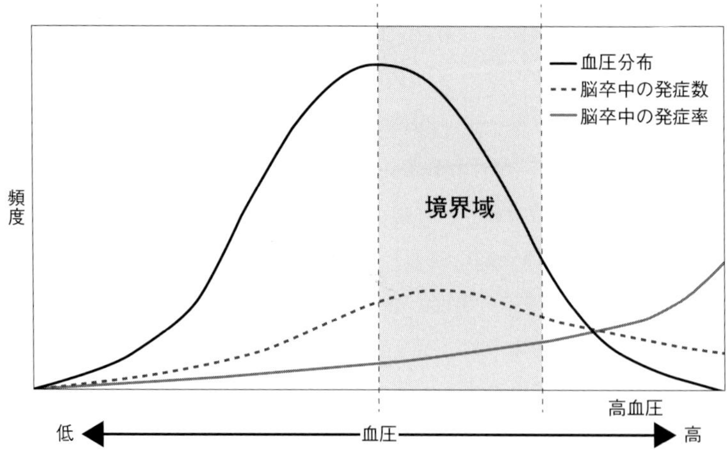

（出所）MSD 製薬「血圧分布と脳卒中の発症率および発祥数」（「社会にひろげる予防医療！」図8）、https://www.yobou-iryou.jp/wp-content/uploads/sites/2/2022/12/contents-approach-image01-1.png?w=682（2024年2月8日閲覧）より引用。

ポピュレーションアプローチは、本当に効果を上げることができれば、集団全体に効果が及び、集団全体としての発症者数の減少効果が大きいことが利点となる。しかし、個別の指導に比べて個人への効果が低いため、リスクの高い人への効果が不十分になりやすい。また、これが漫然と実施されると、人数の多い大規模な健康教育を実施しても、それに見合う効果がないことになり、費用対効果が低くなる欠点がある。

g－2　予防医学のパラドックス

パラドックス（Paradox：逆説）とは、一見矛盾しているように見えるが、よく考えると真実を述べているような説をさす。予防医学のパラドックスとは、ハイリスクアプローチとポピュレーションアプローチに関する逆説（意外な事実）を指す。

図1－5は、血圧の分布と脳卒中発症数の関係を示した図である。この図では、血圧が高いハイリスク群ほど脳卒中の「発症率」が高いことが示されている。そのため、このハイリスク群の血圧を確実に下げさせることで、集団の脳卒中を大きく減らすことができると考えられる（ハイリスクアプローチ）。しかし、実際には、ハイリスク群でない集団（たとえば境界域群）にも「発症率」は少ないものの脳卒中発症者がいて、この境界域群の人数はハイリスク群に比べてはるかに多いので、脳卒中の「発症数」は高血圧群よりも高くなっている。そのため、たとえば集団全員に減塩指導をして、平均血圧を数 mgHg 程度でも下げる活動の方が（ポピュレーションアプローチ）、ハイリスクアプローチよりも脳卒中の「発症数」を減少させる効果が高いという、予想外の結果が生じることになる。

この例のように、一見効果的に見えるハイリスクアプローチが、あまり効果がないと思われるポピュレーションアプローチに発症予防数で負けてしまうような矛盾した両者の関係性を、**予防医学のパラドックス**と呼ぶ。このパラドックスが生まれる理由は、低リスク群の人数が高リスク群よりもはるかに多いからである。

予防医学のパラドックス

このことから、公衆衛生における疾病予防の活動は、ハイリスクアプローチまたはポピュレーションアプローチのどちらかに偏らないで、両者を上手く組み合わせて実施する必要があるとされている。

C 社会的公正と健康格差の是正

a 社会的公正の概念

公衆衛生活動に携わる人たちは、多くの人々の健康を守り、増進させている責務があるが、どんなに一生懸命やっても、彼らが関わることができる人数や地理的な範囲には限りがある。その際、たとえばある一人の専門家が関わる必要がある集団や個人を、どのように選んだら良いのだろうか。

社会的公正

社会的公正（social justice）とは、国や行政や専門家がすべての人々に公平・公正に対応することであるが、他方、限りある医療資源などを適切に配分することなどに関わる原則のことを説明する概念でもある。人々が受ける処遇が公平で正しいと考えるかどうか、即ち何を公平・公正とするかは、その国や社会の基本的な思想に大きく左右されるため、統一された解は存在しない。

分配的公正

手続き的公正

社会的公正には、次の二つの側面がある。その一つは、**分配的公正**で、社会の資源や利益がどのように分配されるかに関する公正である。例えば、同じ仕事をしている人に同じ給料を払うかどうかや、貧しい人だけに福祉を提供するかどうかの判断などで議論の対象となる。もう一つは、**手続き的公正**であり、社会的決定のプロセス（たとえば行政が誰を対象者に選ぶのかなど）に関する公正である。公平性に対する人々の認識は、その人の経験や地位などによって異なるため、こちらも何を公正とするかは難しい。通常、判断の根拠となる情報の収集と使用に関する公平性や、意見表明と参加の公平性、あるいは決定者が公平かつ中立であることなどが問題となる。

b 健康の社会的決定要因

社会的決定要因（SDH）

健康の**社会的決定要因**（social determinants of health: SDH）は、WHO が 2005 年から提唱している概念で、人々の健康に影響を与える社会的な要因や状況のことを指す。健康は単に個人の生活習慣や遺伝だけでなく、社会的な環境や経済的な状況、文化的な背景などにも大きく影響されることが知られており、WHO は、これらの要因によって健康の不公平性が生じることを指摘し、社会的公正の観点から健康の公平性を促進するための対策の必要性を提唱している。主な健康の社会的決定要因は、社会経済的地位、住環境、社会的ネットワークと支援、文化的背景や価値観、教育や識字率、交通アクセス、ジェンダーや人種差別、市民レベルの参加の有無、国や地方の政策環境などが挙げられる。逆にこれらの公平性が保たれない場合は、深刻な健康格差を生み出す。

図1－6　2020年度・都道府県別3歳児「う歯」有病者率

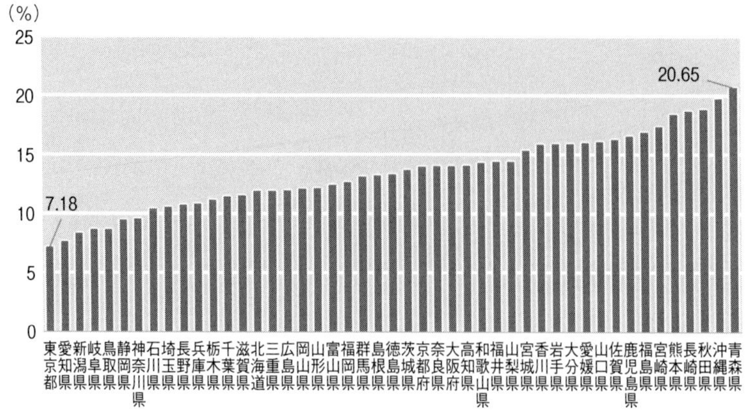

（出所）公益財団法人ライオン歯科衛生研究所「3歳児　むし歯有病者率（都道府県別）」https://www.lion-dent-health.or.jp/statistics/3_todouhuken.htm（2024年2月8日閲覧）より引用。

（出典）厚生労働省「令和2年度　地域保健・健康増進事業報告（地域保健編）」。

c　健康格差

健康格差

社会的決定要因が人々の**健康格差**に与える影響として、世界の国ごとの違いは顕著であり、WHOは各国に対して、その対策を求めている。しかし近年、我が国でも、地域やさまざま社会的環境の違いによって平均寿命や健康状態に大きな差が見られることが明らかとなってきた。

図1－6は、都道府県別の3歳児における「う歯（むし歯）」有病率を示すグラフであるが、最小と最大の都道府県では約3倍の格差がある。また、世帯収入の違いによって、3歳児のう歯の有病率が異なる（収入が低い世帯ほど「う歯」の割合が高い）というデータも公表されている。これは1つの例に過ぎないが、このような社会的決定要因に起因する健康格差が厳然と存在することについて、我が国でもあらためて議論されるようになってきた。

このような健康格差を是正するためには、公衆衛生活動や社会的な支援、政策の整備などが必要とされる。我が国の国民の健康増進を目的とした政策である健康日本21第二次（2013～22年）では、健康寿命の延伸（日常生活に制限のない期間を長くすること）とともに、この健康格差の縮小が基本的な方向として示されていたが、第三次（2023年～）でもこの健康格差の問題は、我が国における公衆衛生政策上の重要なテーマとして引き継がれた（表5－2－1参照）。

2 環境と健康

A 生態系と人々の生活

a 生態系と環境の保全

生態系（ecosystem）とは、生物とそれらが生息する環境（非生物的環境）が相互に作用するシステムのことである。日本語で「環境に優しいこと」を「エコ」と呼ぶが、これはエコロジー（ecology：生態学）から派生してできた言葉である。

生態系

生態系は、エネルギーや物質の流れによって成り立つ仕組みでできている（図2－1）。例えば植物は「生産者」と呼ばれ、光合成で二酸化炭素（CO_2）を吸収し、酸素（O_2）や動物の餌となる有機物を作る。草食動物や昆虫などは「消費者」と呼ばれ、植物やほかの動物を食べる。さらにそれらの動物を食べる肉食動物は「高次消費者」と呼ばれてピラミッドの上に立つが、人間はさらにその上に立つ最も高次の消費者である。この捕食者と被食者の「食う・食われる」の関係を**食物連鎖**と呼ぶ。

食物連鎖

一方、多くの動植物はやがて死や枯れによって土壌に帰り、そこで「分解者」と呼ばれる細菌など微生物によって無機物に変換される。そしてそれが植物の根から吸収されて肥料の役割を果たす。このように生態系では、エネルギーやさまざまな物質が形を変えて循環している。

この**生態系ピラミッド**では、下の方にそれぞれ大量の個体が存在し、上に行くほど個体数は少なくなる。そのため、ある段階の個体数が著しく減少すると、その上位の動物の生存数はさらに減少し、最終的には、この生態系を保てなくなってしまう。このように、地球上にいるさまざまな生物が絶滅していくことにより（これを**生物多様性の喪失**という）、そのまわりの生物が連鎖的に変化を起こして、生態系が崩れてしまうことが懸念されている。

生態系ピラミッド

生物多様性の喪失

人間の無秩序な開発や、自然の大きな変化などによって生態系が不安定になっても、生物の多様性があれば、やがて回復できることが知られている。逆に、生物多様性が失われると、感染症の拡大や食料の不足、自然災害の増加など、人類はこれまで経験したことがない重大な危機に直面する可能性が大きくなる。

図2-1　生態系ピラミッドと食物連鎖

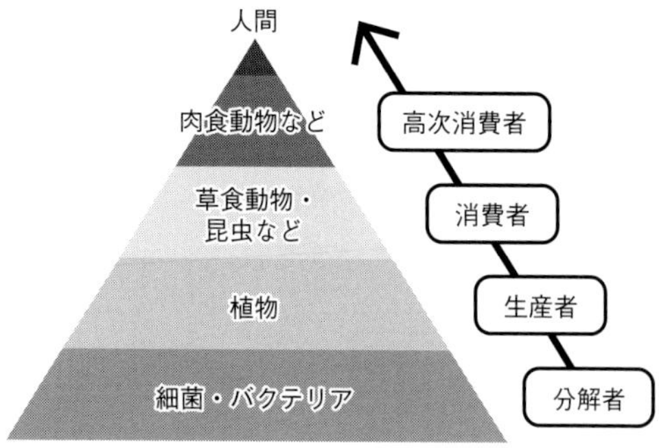

（出所）独立行政法人環境再生保全機構「生態系ピラミッドと食物連鎖」（「地球環境基金便り」No.49、図1、2020年9月）https://www.erca.go.jp/jfge/info/publicity/tayori/49/feature/interview01.html（2024年2月8日閲覧）をもとに作成。

環境基本法
環境の保全

我が国の環境政策の基本的な方針や施策を定めた**環境基本法**（1993年制定）の第三条では、現在及び将来の世代が環境の恩恵を享受でき、さらに生態系の微妙な均衡で成り立っている環境が将来にわたって維持されるように、**環境の保全**を適切に行われなければならないと書かれている。「生態系の微妙な均衡で成り立っている環境」という表現は、人間の活動などによって簡単に壊れてしまう生態系の現状への警告であり、一方で同じ条文では、「環境が人類の存続の基盤である」と明記されており、国が国民に対して、環境の保全の重要性を強く訴える法律となっている。

b　地球規模の環境

国連人間環境会議
国連環境計画

地球規模の環境問題は、人間の活動によって、生態系をはじめとする地球環境に変化が生じた結果として発生する様々な問題を指す。この問題が世界で最初に取り上げられた国際会議は、1972年にストックホルムで開催された**国連人間環境会議**である。この会議では、「かけがえのない地球」というキャッチフレーズのもとに、人間と自然の共生や環境保護の必要性が強調され、この会議の結果として、**国連環境計画**（United Nations Environment Programme: UNEP、本部はケニアのナイロビにある）が設立された。以後、さまざまな地球規模の環境問題に関する国際会議が開かれている（表2-1）。

b-1　気候変動と地球温暖化

気候
気候変動
地球温暖化
温室効果ガス

気候とは、その地域における特徴的な大気の状態や気象のことである（本章C「環境衛生」a「気候、季節」参照）。この気候が大きく変化することを**気候変動**と呼ぶ。気候変動にはさまざまな要因があり、たとえば、地震や火山の噴火などの自然現象によっても気候変動は起こるが、人間の活動に起因する人為的な要因によっても起こる。その代表的なものが**地球温暖化**である。これは、人の活動が活発になると大量に放出される**温室効果ガス**（二酸化炭素、メタン、一酸化二窒素など）によって地球の平均気温が上昇し、さらにその結果として、地球上で異常気象が多発し、また、海面上昇などによる沿岸部の浸水や侵食が進むことなどにより、最後は、多くの人々が移住を余儀なくされる。

化石燃料

現代は、大量のエネルギーを必要とする社会であるが、その多くは**化石燃料**（石油、

表 2-1　地球環境問題に関する国際会議の年表

西暦	会議名	開催地	主な内容
1972	国連人間環境会議	ストックホルム（スウェーデン）	環境問題についての世界初の大規模な政府間会合で、国連環境計画（UNEP）が設立や「人間環境宣言」を採択
1973	ワシントン条約締結会議	ワシントン（アメリカ）	希少な野生動植物の国際的な取引を規制するワシントン条約を採択
1987	オゾン層保護に関するモントリオール国際会議	モントリオール（カナダ）	オゾン層を破壊する物質の生産等を規制する具体的措置を定めたモントリオール議定書を採択
1989	バーゼル条約締結会議	バーゼル（スイス）	有害廃棄物の国境を越える移動の規制に関するバーゼル条約を採択
1992	国連環境開発会議（地球サミット）	リオデジャネイロ（ブラジル）	地球環境保全のために行動原則（リオ宣言）を採択し、気候変動枠組条約や生物多様性条約なども採択
1997	国連気候変動枠組条約締結国会議（COP3）	京都（日本）	温室効果ガスの削減目標を定めた京都議定書が採択
2000	国連ミレニアムサミット	ニューヨーク（アメリカ）	国連本部で、2015 年までの国際社会共通の開発目標となるミレニアム開発目標（MDGs）を設定
2001	ストックホルム条約締結会議	ストックホルム（スウェーデン）	残留性有機汚染物質（POPs）に関する国際的な規制を定めたストックホルム条約を採択
2012	国連持続可能な開発会議（リオ＋20）	リオデジャネイロ（ブラジル）	リオ宣言後 20 年で、持続可能な開発目標（SDGs）の策定の方向を決定
2015	国連持続可能な開発サミット	ニューヨーク（アメリカ）	国連本部で持続可能な開発のためのアジェンダ 2030 を採択（17 の持続可能な開発目標と 169 項目のターゲット）
2015	国連気候変動枠組条約締結国会議（COP21）	パリ（フランス）	京都議定書に代わる、2020 年以降の温室効果ガス排出削減
2019	バーゼル条約第 14 回締結国会議	ジュネーブ（スイス）	バーゼル条約の規制対象物資への「汚れたプラスチックごみ」の追加、ストックホルム条約への規制物質の追加など

石炭、天然ガス等）に依存している。これらは太古の地球に生きていた動植物が長い年月を経て変化したものなので、地球上の限られた資源であるにも関わらず、人類は、今後約百年の間にすべてを掘り尽くす勢いで消費している。化石燃料の主成分は炭素（C）であるが、これを燃焼させることでエネルギーと**二酸化炭素**（CO_2）を産出する。二酸化炭素は、人や動物にとってそれほど有害なものではなく、逆に植物では光合成でその二酸化炭素を利用して自らの栄養素を得ている。しかも適切な濃度の二酸化炭素が地球上にあることで、地球上のエネルギーが宇宙に放出されるのを防ぎ（これを温室効果と言う）、多くの生物が住みやすい環境も作られてきた。ところが温室効果ガスが増え過ぎると、宇宙に逃げるはずの熱が放出されず、気温が上昇して地球全体の気候が大きく変化するようになる。これが、地球温暖化である。

二酸化炭素

世界がこの問題を議論し始めたのは、1992 年にリオジェジャネイロで行われた**国連環境開発会議（地球サミット）**である。ここで「気候変動枠組条約」が採択され、1997 年同条約の第 3 回締結国会議（COP3: 京都で開催）で、先進国の温室効果ガス削減案などを決める**京都議定書**が採択された。しかし、二酸化炭素の排出量は各国の産業力を反映しており、その削減は国の発展の停滞を意味するため利害調整が難しく、また当時新興国とされた中国やインドは削減の義務を負っていないなどの問題もあった。その後種々の議論を経て 2015 年の COP21（パリ）では新たな数値目標である**パリ協定**を採択した。ここでは、すべての締結国に温室効果ガス削減・抑制目標の策定・提出が求められるようになったが、逆に目標達成は義務とされなかった。それでも、

国連環境開発会議（地球サミット）

京都議定書

パリ協定

図2-2 上空の空気とオゾン層

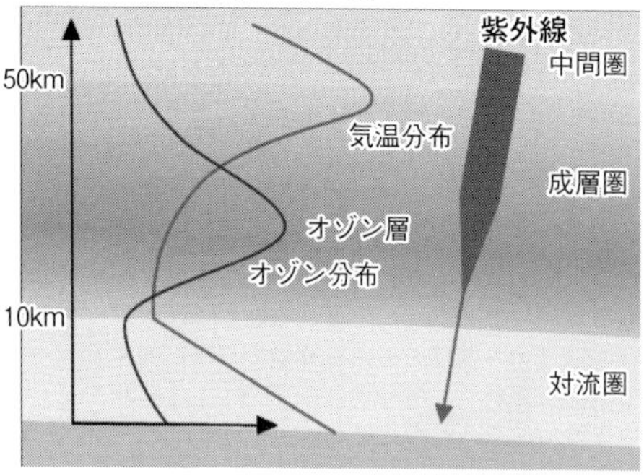

（出所）国土交通省気象庁「大気の構造」(「オゾン層とは」図1) https://www.data.jma.go.jp/gmd/env/ozonehp/3-10ozone.html (2024年2月8日閲覧) より引用。

すべての国が温室効果ガス削減に取り組むという枠組みは、地球上のすべての人が気候変動の脅威に対応する義務を負うという強いメッセージになった。

b-2 オゾン層の破壊

成層圏

オゾン（O_3）とは、酸素原子（O）が3つ結合した状態を指す。大気中の**成層圏**（上空約10～50 km付近）(図2-2）で、紫外線のエネルギーによって酸素分子（O_2）が分解され酸素原子（O）になると、酸素分子（O_2）と結合してオゾン（O_3）が生成される。生成されたオゾンも、紫外線を吸収して分解し、酸素分子（O_2）と酸素原子（O）に戻る。このようなオゾンの生成と分解の繰り返しによって、地球上の生物は有害な紫外線の害から守られている。地球上にあるオゾンの約90％はこの成層圏に存在しており、このオゾンの多い空気の層を**オゾン層**と呼ぶ。

オゾン層

フロン

このオゾン層を破壊する化学物質がフッ素（F）と炭素（C）の化合物である**フロン**（フルオロカーボン）である。フロンにはいくつもの種類があるが、最も問題とされたのがクロロフルオロカーボン（CFC）である。CFCはメタン（CH_4）のHがフッ素（F）と塩素（Cl）に置き換えられた人工生成物（天然には存在しない物質）であり、化学的に極めて安定した性質で扱いやすく、また人体への毒性が小さいため、エアコンや冷凍・冷蔵庫の冷媒、断熱材の発泡剤等で大量に使われてきた。しかしこれが大気中に放出されると、軽いので成層圏へと上昇し、そこで、オゾンと化学反応を起こして、大量のオゾンを消失させることが明らかとなった。この発見が契機となり、1987年にモントリオールで開かれた国際会議でフロンなどのオゾン層を破壊する物質の削減に関する**モントリオール議定書**が採択された。

モントリオール議定書

その後、フロン類は気候変動と関連する温室効果が極めて高い（CFCは二酸化炭素の約10,000倍あるとされている）ことが明らかとなった。そのため、我が国ではフロンの製造が禁止となり、エアコンや冷蔵庫に入っていたフロンの回収も義務づけられるようになった。なお、フロンが禁止後に登場した代替フロンの中にも、オゾン層破壊力が強いものや温室効果が高いものがあり、現在これらのいくつかも規制の対象となっている。

b-3 酸性雨

酸性雨

酸性雨とは、二酸化硫黄（SO_2）や二酸化窒素（NO_2）などが溶け込んだ雨のことである。それぞれ水に溶けると、硫酸や硝酸といった強い酸性の液体になる。

18世紀後半イギリスで起こった産業革命によって生まれた工業化の中で、さまざまな有害物質が大気や水、土壌などへ放出されてきたが、20世紀になると産業型公害の典型と呼ばれる**大気汚染**が深刻化した。その主役となったのが化石燃料（石炭や石油）に多く含まれている硫黄（S）に由来する二酸化硫黄などの硫黄酸化物（SOx）である。20世紀後半になると都市化や工業化はさらに進み、車の排ガスなどに含まれる二酸化窒素などの窒素酸化物（NOx）も急増した。 大気汚染

こうして生まれた大気汚染や酸性雨は、人間はもちろん、動物や植物にも深刻な被害を与えた。特に酸性雨の被害は国境を越えて広範囲に及ぶため、地球の生態系に及ぼす影響が非常に大きい。湖や川、土壌が酸性化することで、植物の生長が阻害され、あるいは魚類の生育にも支障が出る。また森林が立ち枯れ被害が深刻で、多くの二酸化炭素を吸収してくれる、地球温暖化防止にとって貴重な森林の広大な面積が、年々減少していった。

b－4　砂漠化と森林破壊

砂漠化とは、乾燥によって水や植物が枯渇してしまう状態を指す。砂漠化の原因は、気候変動や干ばつなどで乾燥地が広がることであり、これは自然現象ととらえられがちだが、人為的な要因も多い。例えば、遊牧民が家畜の放牧をしてその地域の植物をすべて枯らしてしまう（過放牧）、薪（まき）や炭（すみ）の材料である木材の過剰伐採、耕作のしすぎで土壌をやせさせてしまう（過開墾、過耕作）、不適切な水管理などが原因として指摘されている。 砂漠化

一方、**森林破壊**の被害も深刻化している。こちらも気候変動等の自然現象の影響を受けているが、人為的要因も大きい。砂漠化と同様に、燃料や材料としての過剰伐採による減少が要因の1つであり、森林の転用や開発による伐採も多数見られる。古くから遊牧民が続けている焼畑農業（その土地にあった草木を焼き払い、その灰を肥料として利用する農業）も要因の1つとされる。これらの原因は、人間の需要や利益によるものであり、その国の貧しさなどがこれらを助長する傾向も見られる。 森林破壊

砂漠化の進行や森林の破壊は、多くの野生生物の絶滅につながる（→ b－5「生物多様性の危機」参照）ほか、大量の二酸化炭素を吸収することで気候変動の悪化を防ぐという機能が喪失して、気候変動が拡大する。

b－5　生物多様性の危機

生物多様性（biological diversity）とは、あらゆる生物の個性と生命のつながりそのものであり、生物は全て直接に、あるいは間接的に支えあって生きている状況を指す。本章A「生態系と人々の生活」で述べたように、地球上にいるさまざまな生物が絶滅していくと、結果的にそのまわりの生物が連鎖的に変化を起こして、微妙なバランスで成り立っていた生態系が崩れてしまう恐れがある。 生物多様性

この生物多様性を危機に陥らせているのが、多くの人為的な要因である。砂漠化や森林破壊をもたらす原因となる人々の活動や、多くの温室効果ガスを排出して気候変

動を進める産業活動も、結果的に自然破壊につながり、そこに生きる生物種の減少をもたらす。また、人間が持ち込んだいわゆる「外来種」の生物が、元々生きていた「在来種」の生態系を脅かすことも問題となっている。

生物多様性条約

1992年にリオデジャネイロで開催された国連環境開発会議（地球サミット）では、この生物多様性に関する議論も行われ、ここで**生物多様性条約**が決議され、その後この条約の締約国会議が世界各国で開かれてきた（2010年には名古屋で開催）。

生物多様性が失われると、普段食べている魚介類や、紙や建材などの原料である木材、生きる上で欠かせない水や大気などのさまざまな資源が、簡単に手に入らなくなる可能性がある。そこで、将来の世代に向けて、生物を利用しながらもしっかりと保護する、いわゆる「持続可能」な活動の重要性が高まっている。

b－6　プラスチックごみ、残留有機汚染物質（POPs）と海洋汚染

プラスチックとは、主に石油に由来する高分子物質を主原料とした可塑性（形が簡単に変わること）の物質を指す。①形が作りやすい、②柔らかい、③着色しやすいが透明な製品もできる、④電気、水、熱を通さない、⑤腐らないなどの特徴を持ち、身の回りにある、多くの製品に使われている。しかし、一部のプラスチック（塩素系有機化合物など）では、燃えると猛毒の**ダイオキシン**を発生させるほか、あるいはごみとして出されたプラスチックの破片（**マイクロプラスチック**）が動物や人間の体内に蓄積し、有毒性を発揮するなどの問題が明らかになってきた。

ダイオキシン

マイクロプラスチック

1989年スイスのバーゼルで開催された国際会議で、有害廃棄物の国境を越える移動及びその処分の規制に関する条約（**バーゼル条約**）が決議された。日本では、バーゼル条約を履行するために、特定有害廃棄物を指定し、その輸出入を規制しているが、2019年の第14回締結国会議（ジュネーブ）では、汚れたプラスチックごみ（リサイクルの対象にならないプラスチックごみ）も新たに規制の対象となった。

バーゼル条約

残留性有機汚染物質（POPs）

一方、**残留性有機汚染物質**（POPs）は、分解されにくく環境や生物に蓄積し、健康や生態系に悪影響を及ぼす可能性がある化合物の総称で、プラスチックの焼却で生まれるダイオキシン類や、かつてさまざまな工場等で使われてPCB（ポリ塩化ビフェニル）、農薬のDDTなどの化学物質がこれにあたる。PCBやDDTは現在製造が中止されているが、簡単に分解されないため、地球上の至る所に残存している。

ストックホルム条約

2001年にスウェーデンで採択された**ストックホルム条約**は、このPOPsの製造、使用、輸出入を規制する条約である。各国はこのPOPsに該当する化学物質を年々見直しており、新規に追加されたPOPsの多くは、プラスチックの添加剤（プラスチックの劣化を抑制したり、難燃性や可塑性などの付加価値をもたせたりするもの）である。そのため、近年、ごみとして放置されたマイクロプラスチックの表面に高濃度のPOPsが見つかることが報告されており、その危険性があらためて認識されるようになった。

海洋汚染物質

このマイクロプラスチックは、**海洋汚染物質**として世界中で注目されている。プラスチックはもともと自然分解しにくく、軽いため、いつもまでの海洋で浮遊している。それらが、海洋生物に摂取されることで、海洋生態系に影響を及ぼし、食物連鎖の仕

組みよって、その有害物質が、生態系の最終消費者である人間の体内へも取り込まれる危惧が生まれている。

b-7　持続可能な開発目標（SDGs）(→第7章K「国際保健」c「持続可能な開発目標」参照)

2000年の**国連ミレニアムサミット**は、21世紀の国際社会の向かうべき目標が採択された歴史的な会議である。ここでは、地球規模の環境問題が各国の開発（産業等の発展のための開発）と絡めて議論され、貧困や飢餓、教育、健康、環境などに関する8つの目標（**ミレニアム開発目標**（Millennium Development Goals: **MDGs**）が提示された。その後、2012年には、リオデジャネイロで開催された国連持続可能な開発会議で、**持続可能な開発目標**（Sustainable Development Goal: **SDGs**）の策定の方向が決定し、2015年の国連サミットで具体的な17の目標等が設定された。

国連ミレニアムサミット

ミレニアム開発目標（MDGs）

持続可能な開発目標（SDGs）

気候変動をはじめとする地球規模の環境問題は、その多くが過剰な人間の開発行為によって引き起こされている。しかし、この開発行為を禁止するのではなく、できるだけ持続可能なレベルの開発にとどめることを世界が合意したのがこのSDGsである。

B　環境汚染と健康影響

a　環境汚染

環境基本法（1993年制定）には、人の健康の保護及び生活環境の保全のうえで維持されることが望ましい基準として、大気、水、土壌、騒音をどの程度に保つことを目標に施策を実施していくのかという目標を定めた**環境基準**がある。これは、戦後の高度経済成長期に多発した「公害」（→本節b「公害」参照）を契機に作られた公害対策基本法を受け継ぐ形で制定された（表2-3、2-4）。そのため、さまざまな公害で問題となった汚染物質の基準が列挙されている。環境基準は規制基準ではないので、排出源や事業者に対して何らかの義務付けを行うものではなく、あくまでも国が目指す目標値である。

環境基準

a-1　大気汚染

大気（空気）はいろいろな分子が混合してできている（表2-2）。主成分は容積比で78％を占める窒素（N_2）と21％の酸素（O_2）であり、合わせて約99％となる。次いで多いのがアルゴン（Ar）で0.9％、それに次ぐのが二酸化炭素（CO_2）である。さらにネオン（Ne）やヘリウム（He）はアルゴンと同じ希ガス（rare gas）と呼ばれる化学的に不活性な気体である。こうした空気の主要成分は生物にとってほぼ無害な成分である

表2-2　空気の成分（地表付近）

成分名	分子式	分子量	存在比率（%）（容積比）	（重量比）
窒素分子	N_2	28	78.1	75.5
酸素分子	O_2	32	21.0	23.1
アルゴン	Ar	40	0.93	1.28
二酸化炭素	CO_2	44	0.03	0.045
ネオン	Ne	20	0.0018	0.0012
ヘリウム	He	4	0.0005	0.0007

表2－3　大気汚染に関する環境基準

項目名	基準値
二酸化硫黄（SO_2）	1時間値の1日平均値が0.04 ppm以下かつ、1時間値が0.1 ppm以下
一酸化炭素（CO）	1時間値の1日平均値が10 ppm以下、かつ1時間値の8時間値が20 ppm以下
浮遊粒子状物質（SPM）	1時間値の1日平均値が0.10 mg/m^3以下、かつ1時間値が0.20 mg/m^3以下
微小粒子状物質（PM2.5）	1年平均値が15 $\mu g/m^3$以下、かつ1日平均値が35 $\mu g/m^3$以下
二酸化窒素（NO_2）	1時間値の1日平均値が0.04 ppmから0.06までのゾーン内またはそれ以下
光化学オキシダント	1時間値が0.06 ppm以下
揮発性有機化合物	トリクロロエチレン（1年平均値が0.13 mg/m^3以下）など
ダイオキシン類	1年平均値が0.6 pg-TEQ/m^3以下

（注）ppmは100万分の1（1％の1万分の1）
μgは100万分の1グラム、pgは1兆分の1グラム
TEQは毒性当価量（最も毒性の強いダイオキシンを1として換算した値）

が、それ以外に微量に存在する有害な空気の成分が大気汚染の原因となる。

二酸化硫黄
二酸化窒素

日本で大気汚染の環境基準が決められている物質を表2－3に示す。**二酸化硫黄**（SO_2）や**二酸化窒素**（NO_2）は、すでに述べたように（→本章A「生態系と人々の生活」b－3「酸性雨」参照）、酸性雨の原因となる気体であるが、排出源の近くに住む住民には気管支喘息や慢性気管支炎を発症させる。日本の四大公害病の1つである四日市喘息は、これらが原因となって多くの人が発症した。

二酸化硫黄など硫黄酸化物（分子式からSOxと呼ばれる）の発生源は主に化石燃料（石油、石炭）に含まれる硫黄（S）であり、工場等から煙として排出される。二酸化窒素などの窒素酸化物（NOxと呼ばれる）は、高熱で燃焼する「炉」や火力発電所、あるいは自動車のエンジンから発生する。これは空気の主成分である窒素分子（N_2）が、高熱によって酸化することで発生する。高熱での燃焼は燃焼効率が良いことを示し、高性能な施設や、低燃費のエンジンほどNOxを排出しやすいので、この対策はやや難しいとされてきた（環境基準を超える地域が残っている）。

光化学オキシダント
光化学スモッグ

光化学オキシダントは、この二酸化窒素や空気中の炭化水素に直射日光が作用して、夏の暑い日の外出時に目や喉の痛みを訴える原因となる物質のことである。**光化学スモッグ**とは、この光化学オキシダントによる霧や「もや」であり、スモッグの発生のリスクがある日は気象庁から注意報が出される。

一酸化炭素

一酸化炭素（CO）は、燃焼時の不完全燃焼で発生する無色無臭で、人には大変危険な気体である。火災などで発生した一酸化炭素を大量に吸い込むと、血液中のヘモグロビンと結合することでヘモグロビンの酸素運搬機能を喪失させ、短時間で死亡させる（一酸化炭素中毒）。大気汚染の原因としては、自動車の排ガスに含まれるものが主となるが、現在、人に害を及ぼすレベルの濃度には達してはいない。

浮遊粒子状物質（SPM）

浮遊粒子状物質（Suspended Particulate Matter: **SPM**）は大気中の微小な粒子で、塵（ちり）や埃（ほこり）のような微小な固体を指す。成分は問わず粒子が小さいほど人体に危険であるとされる。何らかの有害物質を含む微粒子が肺の深部に侵入しやすいからである。SPMは粒径10 μm（10ミクロン）以下の微粒子と定義され、さらに危険な2.5 μm以下のものは、**PM 2.5**と呼ばれ、2009年から新たに監視対象になった。SPMの原因としてディーゼル車の排ガスから出る微粒子（Diesel Exhaust Particles: DEP）が挙げられる。さらに細かいPM 2.5は軽いので、海外からの飛散もあること

PM2.5

表2-4　水質汚濁に関する環境基準〈人の健康の保護に関する基準（27項目)〉

項目名	基準値
カドミウム	0.003 mg/L 以下
全シアン	検出されないこと
鉛	0.01 mg/L 以下
六価クロム	0.02 mg/L 以下
ヒ素	0.01 mg/L 以下
総水銀	0.00005 mg/L 以下
アルキル水銀	検出されないこと
PCB	検出されないこと
各種有機溶剤（有機塩素系化合物）:（基準値省略）ジクロロメタン　四塩化炭素　1-2-ジクロロエタン　1-1-ジクロロエチレン　シス-1,2-ジクロロエチレン　1-1-1-トリクロロエタン　1-1-2-トリクロロエタン　トリクロロエチレン　テトラクロロエチレン　1,3-ジクロロプロペン	
農薬類:（基準値省略）チウラム、シマジン、チオベンカルブ	
その他:（基準値省略）ベンゼン　セレン　硝酸性窒素および亜硝酸性窒素　ふっ素　ほう素　1,4-ジオキサン	

が知られている。偏西風に乗って飛来する黄砂などにも多量のPM 2.5が含まれるため、これが新たな環境問題となっている。

トリクロロエチレンなどの**揮発性有機化合物**は、金属部品の洗浄やドライクリーニングなどで使われている空気中に揮発しやすい液体である。神経障害や肝臓・腎臓などの障害を引き起こすことがある。大気中の濃度としては基準値には達していない。

揮発性有機化合物

ダイオキシン類は、主にプラスチックなどを燃焼させる時に発生する物質で、極微量（体重1kgあたり1μgのレベル）で死に至る猛毒である。日本では1980年代にごみ焼却場周辺の土壌でダイオキシン類が検出され、大きな社会問題となった。比較的低温で焼却すると発生しやすいため、当時、小・中学校などで利用されていた小型の焼却炉は撤去された。その後、高熱（800℃以上）で燃焼するとダイオキシンがほとんど発生しないことが分かったため、全国のごみ焼却場の大型化と効率化が進み、ダイオキシンの排出は大幅に減少した。

ダイオキシン類

a-2　水質汚濁

飲料水でない河川や湖、海域などの水の汚れ（**水質汚濁**）に対して、環境省は2種類の環境基準を提示している（表2-4および表2-5)。

水質汚濁

「**人の健康の保護に関する基準**」では、すでに有害性が確認されている27項目について定期的に観測することで、人々の健康を守っている。カドミウム（Cd）は、四大公害病の1つであるイタイイタイ病の原因として知られている（→本節b「公害」参照)。シアン（CN）は炭素（C）と窒素（N）の化合物だが、シアン化イオン（CN-）は青酸イオンとも呼ばれ、青酸カリ（KCN）や青酸ナトリウム（NaCN）は猛毒である。有機合成や金の製錬、電気めっきなど工業用の用途で使われており、監視の対象となっている。鉛（Pb)、クロム（Cr)、ヒ素（S)、水銀（Hg）などの重金属類は、それぞれ工業用の用途があるが、いずれも職業病や公害の原因として知られており、監視の対象となっている。PCBはすでに述べたが（→本章A「生態系と人々の生活」b-6「プラスチックごみ、残留有機汚染物質（POPs）と海洋汚染」参照)、残留性有機汚染物質（POPs）の一種であり、すでに製造中止となっているが、今でも適切に処分ができないまま大

人の健康の保護に関する基準

表2－5　水質汚濁に関する環境基準〈生活環境の保全に関する基準（河川の場合）〉

	AA	A	B	C	D	E
水素イオン濃度（pH）	6.5–8.5	6.5–8.5	6.5–8.5	6.5–8.5	6.0–8.5	6.0–8.5
生物学的酸素要求量（BOD）	1 mg/L 以下	5 mg/L 以下	3 mg/L 以下	5 mg/L 以下	8 mg/L 以下	10 mg/L 以下
浮遊物質量（SS）	25 mg/L 以下	25 mg/L 以下	25 mg/L 以下	50 mg/L 以下	100 mg/L 以下	—
溶存酸素（DO）	7.5 mg/L 以上	7.5 mg/L 以上	5 mg/L 以上	5 mg/L 以上	2 mg/L 以上	2 mg/L 以上
大腸菌数	20 CFU 以下	300 UFU 以下	1000 CFU 以下	—	—	—

（注）AA～Eは類型と呼ばれ、利用目的（自然保全、水道、水産、工業、環境保全）の程度に応じた分類。大腸菌数のCFUとは、コロニー形成単位（大腸菌を培地で培養し発育したコロニー数）で100 mL中の値。

量に残存している。有機溶剤とは、他の物質を溶かす性質を持つ有機化合物の総称であり、塗装、洗浄、印刷等の作業に幅広く使用されている。しかし、神経障害や肝臓・腎臓などの障害などを引き起こすことが知られており、表2－4に示す10種類が監視の対象になっている。いずれも有機塩素系化合物であり、分子式に炭素（C）と塩素（Cl）の結合が見られる。このC–Cl結合はほとんどが自然界に存在しないため、安定性がよく地球上に長くとどまること（残留性）が多い一方、毒性が強いという特徴もある。その他、大量散布される農薬類や、工業用用途で使われる有機化合物のベンゼン等、および、セレン（Se）ふっ素（F）、ほう素（B）などの微量元素が監視対象となっている。なお、硝酸態窒素及び亜硝酸態窒素は、水中に含まれる硝酸イオンと亜硝酸イオン中の窒素の合計量だが、汚染源は窒素肥料、家畜の糞尿、腐敗した動植物、生活排水、下水の汚泥等である。

生活の保全に関する基準

一方「**生活の保全に関する基準**」には、人が利水活動を行うために維持されることが望ましい基準（一般基準）と魚などの水生生物が生息するために維持されることが望ましい基準（水生生物の保全に係る基準）があるが、ここでは一般基準のみをとりあげる。

表2－5は、河川における環境基準である。類型と呼ばれる水の用途によって基準が異なるが、水泳や水利用の可否の参考資料として使われる。

生物学的酸素要求量（BOD）
化学的酸素要求量（COD）
浮遊物質量（SS）
溶存酸素（DO）
大腸菌数
富栄養化

生物学的酸素要求量（BOD）は、河川の有機汚濁を測る代表的な指標で、水中の有機物が微生物の働きによって分解されるときに消費される酸素の量のことである。数値が大きいほど汚濁していることを示す。**化学的酸素要求量**（COD）はBODと同じ意味を持つが、測定に微生物ではなく酸化剤を用いる点が異なる（湖沼と海域における環境基準で使われている）。**浮遊物質量**（SS）は、水中に浮遊又は懸濁している直径2 mm以下の粒子状物質のことで、数値が大きい程、その水の濁りが多いことを示す。**溶存酸素**（DO）は水中に溶解している酸素の量のことで、一般に清浄な河川ではほぼ飽和値に達しているが、水質汚濁が進んで水中の有機物が増えると、好気的微生物のよる有機物の分解に伴って酸素が消費され、水中の溶存酸素濃度が低下する。**大腸菌数**は、水域の糞便汚染を示す指標で、大腸菌は、ヒト、家畜、または野生動物によって汚染された水や土壌中に多く認められる。その他、湖沼における基準では、**富栄

養化（窒素やリンを利用する植物プランクトンが増えて水質を悪くすること）の指標として「全窒素」と「全燐（りん）」の基準が示され、海域における「油分」の汚れを表す指標として「n-ヘキサン抽出物質」も測定されている。

a-3　土壌汚染

土壌汚染とは、人の活動に伴って排出された有害物質が土に蓄積された状態を言う。汚染が見えにくく、長期間汚染が続くという特徴があり、地下水に溶け出して河川を汚染する恐れもある。環境基準の項目は、水質汚濁で「人の健康の保護に関する基準」と同じ項目に、有機燐（りん）と銅と、クロロエチレン（別名塩化ビニル又は塩化ビニルモノマー）が加えられ、硝酸態窒素及び亜硝酸態窒素が省かれた29項目である。

土壌汚染

b　公害

公害とは、人間の活動によって広範囲で健康被害をもたらす害である。環境省は、**典型7公害**として、大気汚染、水質汚濁、土壌汚染、騒音、悪臭、振動、地盤沈下を挙げている。現在、この中では「騒音」の訴えが最も多く、次いで「大気汚染」「悪臭」「水質汚濁」と続く。

公害

典型7公害

しかし、これまで多くの被害者を生んできた公害は「土壌汚染」、「水質汚濁」と「大気汚染」、さらに「食品公害」（食中毒事件）である。ここでは、多くの犠牲を伴いながら、前段で述べた環境基準が制定されるきっかけとなり、その後の適切な規制によって、日本の環境行政は少しずつ前進することになる。そうした環境基準制定の礎（いしずえ）となった過去の公害の歴史を見ていく（表2-6参照）。

b-1　足尾銅山鉱毒事件

足尾銅山鉱毒事件は、明治時代に現在の栃木県にあった足尾銅山で起こった公害事件で、有害物質を含む鉱毒水が渡良瀬川に排水され（水質汚濁）、更に鉱毒ガスが上流一帯の山林を枯らし（大気汚染）、農地を含む下流一帯へと広く汚染が拡大した（土壌汚染）。地元の代議士であった田中正造を中心に下流の住民による反対運動が行われたが、原因の特定に至らず、銅山の閉山によって解決するまで約100年を要した。

b-2　イタイイタイ病

大正時代になると富山県の神通川下流域を中心に、のちに**イタイイタイ病**と呼ばれることになる奇妙な疾患が確認された。下肢や肋骨の痛み、上肢・腰部などに運動痛が出現し、最終的には骨の強度が弱くなって多発骨折を起こした。当初は風土病の一種とされていたが、やがて神通川上流にある神岡鉱業所（岐阜県）から流れ出る有害物（鉱毒）が疑われるようになった。しかし本格的な対策はとられなかった。約40年後の1955年（昭和30年）に医学会にイタイイタイ病が報告されてたことをきっかけに原因解明が進められ、1968年（昭和43年）の5月に厚生省は、「イタイイタイ病の本態はカドミウムの慢性中毒による骨軟化症であり、**カドミウム**は神通川上流の神

イタイイタイ病

カドミウム

表２－６　日本の公害の歴史に関する年表（主なもの）

年　代	事　象	発生場所	内　容
明治 11 年（1878 年）	足尾銅山鉱毒事件	足尾銅山（栃木県）	日本の公害運動の原点、田中正造が問題提起した
大正時代（1910 年代）	イタイイタイ病発生	神通川流域（富山県）	原因不明の奇病とされたが、原因が明らかとならず、のちに鉱山から出るカドミウムが原因として特定された
昭和 30 年（1955 年）	森永ヒ素ミルク事件	西日本地域	森永乳業の粉ミルクを飲用した乳幼児に、多数の死者やヒ素中毒患者を出した毒物混入事件
昭和 31 年（1956 年）	水俣病の発生	水俣湾沿岸（熊本県）	工場から排出された排液含まれていたメチル水銀が原因で起こる神経障害患者が多数出た
昭和 36 年（1961 年）	四日市喘息の被害	四日市（三重県）	石油コンビナートから出る煙に含まれる硫黄酸化物による呼吸器症状患者が多発した
昭和 39 年（1964 年）	第二水俣病の発生	阿賀野川流域（新潟県）	水俣病と同様のメチル水銀中毒患者が発生（新潟水俣病）
昭和 43 年（1968 年）	イタイイタイ病に関する厚生省見解発表	神通川流域（富山県）	厚生省がイタイイタイ病の原因をカドミウムと断定し、
昭和 43 年（1968 年）	水俣病に関する厚生省見解発表	水俣湾沿岸（熊本県）	厚生省が水俣病の原因をメチル水銀化合物と断定し、この病気を公害と認定した
昭和 43 年（1968 年）	カネミ油症事件	西日本地域	カネミ倉庫が製造する食用油にポリ塩化ビフェニル（PCB）が混入し、摂取した人々に多くの障害を与えた食中毒事件
昭和 47 年（1972 年）	土呂久鉱山事件	土呂久鉱山（宮崎県）	鉱山から排出された亜砒酸による慢性ヒ素中毒で多数被害
平成 17 年（2005 年）	アスベスト公害	全国各地	さまざまな分野で大量に使われてきアスベスト（石綿）による被害を国が認め、翌年、石綿被害者救済法が成立

岡鉱業所の事業活動によって排出されたものである。」という見解を出した。これによりイタイイタイ病は政府が認定した公害病の第１号になった。被害者は主に、出産経験のある中高年の女性であるが、男性の被害者も見られた。ほぼ全員が稲作などの農作業に長期に渡って従事していた農家で、自分で生産したいわゆる「カドミウム米」を食していた。このようにイタイイタイ病は水質汚濁とそれに伴う土壌汚染が原因となった公害である。

ｂ－３　水俣病

水俣病

1956 年（昭和 31 年）にはじめて報告された**水俣病**とは、熊本県水俣湾周辺で多発した主に脳や神経の障害を起こす奇病である。周辺では数年前から多くの猫が歩けなくなり死亡するなどの異変があったが、人にも同様の神経症状（手足のしびれ、言語障害、日常動作ができない、歩行困難など）が多発した。原因究明は難航したが、研究者らの努力によって原因が突き止められ、1968 年（昭和 43 年）９月に厚生省は水俣病に関する政府統一見解を発表した。それによると、「水俣病は、水俣湾産の魚介類を長期かつ大量に摂取したことによっておこった中毒性中枢神経系疾患である。その原因物質は、**メチル水銀**化合物であり、工場で生成されたメチル水銀化合物が工場廃水に含まれて排出され、水俣湾内の魚介類を汚染し、その体内で濃縮されたメチル水銀化合物を保有する魚介類を地域住民が摂食することによって生じたものと認められる。」とされた。ここで起こったのは、水質汚濁による海洋汚染と、海洋生態系を通じた食物連鎖によって、生態系の頂点にいる人間に被害が及んだという点である（→

メチル水銀

本章A「生態系と人々の生活」a「生態系と環境の保全」参照)。有害物質が海水によって薄められ、濃度が極めて少なくなっても、生態系で上位の消費者(魚や動物)の体内ではそれが濃縮され(これは**生体濃縮**と呼ばれる)、最終消費者である人の健康に強い影響を与えるという事実が、この事件を通じて明らかとなった。なお、1964年(昭和39年)には、新潟県阿賀野川下流域で、第二水俣病と呼ばれる公害が発生し、のちに、こちらも化学工場の廃液による水銀汚染が原因であることが判明した。

生体濃縮

b-4 四日市公害

1960年代に起こった**四日市公害**は、三重県四日市市の海岸近くに作られた石油化学コンビナートとその周辺地域で発生した公害被害である。喘息や慢性気管支などの呼吸器疾患が多発し、四日市喘息と呼ばれた。原因は、工場から煙として排出された硫黄酸化物(SOx:亜硫酸ガスとも言う)による大気汚染である(→本章B「環境汚染と健康影響」a-1「大気汚染」参照)。住民から工場数社に対して訴訟が起こされ、1972年(昭和47年)に原告勝訴の判決が確定した。喘息は様々な原因が考えられる病気であり、また大気汚染は拡散しやすく到達経路がつかみにくいことなどで立証が難しいとされていたが、裁判所が、被害者救済の立場から、因果関係に厳密な立証は不要と判断したことで、この判決が、他の公害被害者の救済への道を開く先駆けとなった。

四日市公害

b-5 食品公害事件

1950年代～60年代には、**食品公害**と呼ぶことができる重大な事件が続いて起こっている。森永ヒ素ミルク中毒事件は、1955年6月頃から主に西日本を中心として起きた、ヒ素の混入した森永乳業製の粉ミルクを飲用した乳幼児に、多数の死者・ヒ素中毒患者を出した毒物混入事件である。被害は岡山県を中心とする西日本一帯に広がり(ヒ素中毒患者が1万人以上)、100人以上の死者も出た。日本で食の安全性が問われた起きた事件の第1号とされている。

食品公害

カネミ油症事件は、1968年にカネミ倉庫が製造する食用油に、製造機械で用いていたPCB(ポリ塩化ビフェニル)(→本章A「生態系と人々の生活」b-6「プラスチックごみ、残留有機汚染物質(POPs)と海洋汚染」参照)が混入し、食用油を摂取した人々やその胎児に障害が発生した、西日本を中心とした食品公害事件である。PCBは、化学的に安定した性質を持っている反面、脂肪に溶けやすく、慢性的な摂取により体内に徐々に蓄積してしまう。その結果、皮膚の異常(瘡(にきび)様皮疹)、四肢の異常(手足のしびれ、知覚鈍麻)、全身症状(倦怠感、食欲不振)などが発生した。PCBの一部はダイオキシン類とみなされるような構造式のものがあり、これらは強い毒性を持つことが判明し、現在は、すべてのPCBの製造、利用および廃棄は禁止されている。

b-6 アスベスト公害

2000年以降、大きな社会問題となったのが**アスベスト(石綿)**問題である。アスベストの約9割は建築材料として耐火・断熱・防音などの用途で使用され、瓦や断熱ボードなどの製品や、建築現場で天井や壁に直接吹き付けるなどで利用されてきた。

アスベスト(石綿)

他にも、自動車のブレーキ・クラッチなどの摩擦材、配管や機械などの断熱材などにも使用されており、身の回りのどこにでもあるものであった。

アスベストは自然から採取した材料であり、成分も「石」そのものなので、有害性はあまり意識されてこなかったが、2005年（平成17年）、大手機械メーカーのクボタが、アスベストを取り扱う工場で働いていた社員や退職者、請負会社の従業員、地域住民の間で、**悪性中皮腫**（胸膜のガン）など石綿関連疾患の患者が多数発生し、死者も80名近くに及ぶことを発表した。産業保健の分野では、以前からアスベストの危険性が知られていたため、国は1990年代に危険性の高いアスベストの輸入や使用を禁止していたが、クボタの発表の翌年である2006年（平成18年）には、すべてのアスベスト製品の製造や使用を禁止した。

悪性中皮腫

アスベストは人の毛髪よりも細い繊維からなり、飛散すると空気中に浮遊して肺に入り、肺の奥にある「肺胞」に沈着してそこで固着化しやすい特徴があるため、肺胞内にたまったアスベストが要因となって、肺の繊維化や肺がん、悪性中皮腫などの病気を引き起こすとされている。工場等で働いていない周辺住民から疾病の発症が見られたことから、「**石綿健康被害救済法**」（2006年制定）が制定された。ここでは保障の対象を工場従業員に限定せず（逆に、従業員は労災保険の対象となるためこの法律の対象外となる）、家族や地域住民など従業員以外の人が救済の対象となっている。

石綿健康被害救済法

C 環境衛生

a 気候、季節

気候

気候とは、その地域を特徴づける大気の状態（あるいは気象）を指す。具体的には、地域ごとの天気・気温・降水量・風などの特徴である。

気候変動については、すでに述べている（→本章A「生態系と人々の生活」b-1「気候変動と地球温暖化」参照）。

季節

季節とは、地球の公転や自転によって太陽の位置や日照時間が変化することで、春夏秋冬が生まれることである。気候変動はその地域の季節の変化やその時期・期間などに影響を与える。

b 空気

空気の成分や、そこに含まれる有害物質についてはすでに述べた（→本章B「環境汚染と健康影響」a-1「大気汚染」参照）。

空気は、無色透明・無臭でその存在を感じにくいが、深海では高圧となり、高山では低圧となって人体に影響を及ぼす。たとえば、潜水作業時の**減圧症**（高圧時から減圧すると空気が泡状になって障害を起こす）や、高所でおこる**高山病**（気圧が下がると空気が薄くなり、酸欠状態になる）がある。

減圧症

高山病

また、職場環境によっては「酸欠」(**酸素欠乏症**) をおこしやすす場所 (トンネル、マンホール、醤油や酒のタンクなど) があり、毎年、酸欠事故 (酸素不足で意識がなくなり死亡する) も報告される。酸素は空気の 21 % を占めているが、18 % で息苦しくなり、16 % で頭痛や吐き気が生じる。10 % 以下になると意識喪失が起こり、8 % では数分以内で死亡する。

酸素欠乏症

図 2-3 乾湿計の模式図

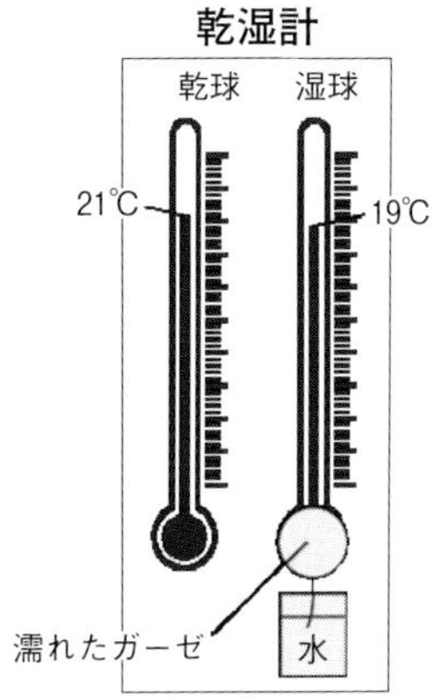

c 温熱

人の温熱感覚に影響するのは、気温、湿度、気流、輻射熱(ふくしゃねつ)であり、これを**温熱の 4 要素**という。

温熱の 4 要素

気温と湿度を測る機器が「乾湿計」である (図 2-3)。乾球の値は気温を表すが、湿球の値 (湿球温度) は、水に濡れたガーゼから気化熱が奪われるため、通常は気温よりも低くなる。この差が大きいほど湿度が低いので、この差 (乾球と湿球の差) を使って湿度が計算できる。逆に、この差がない場合は湿度 100 % となる。

気流は、微風速計と呼ばれる機械で測定することが多い。わずかな風速を気流とみなしている。気流があると、実際の気温よりも涼しく感じられる。気流と湿度を加味した気温は「感覚温度」と呼ばれる。

図 2-4 熱中症計 (WBGT 計)

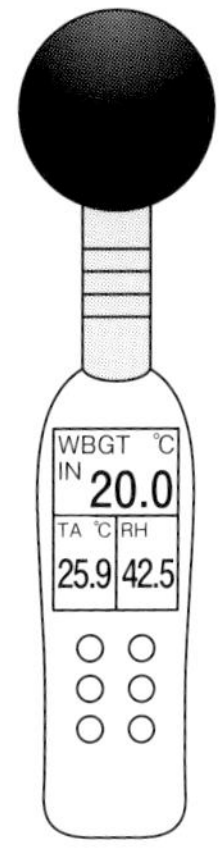

気候変動によって夏の気温が高くなり、熱中症とよばれる健康障害が問題となっているが、この熱中症の危険度を表す機器が熱中症計 (WBGT 計) である (図 2-4)。

WBGT とは Wet Bulb Globe Temperature の略であり、WBGT 計は、湿球・黒球温度計という意味である。この機器は湿度が計算できる「湿球温度」と「乾球温度」、および輻射熱 (直射日光などの遠赤外線の熱線によって直接伝わる熱のこと) が測定できる「黒球温度」の 3 つを同時に測定できる機器である。特徴的な黒い球は、黒が光を反射しないですべて吸収する色なので輻射熱を測定できるという特徴を持っている。

WBGT

熱中症を引き起こす暑さは、気温だけでなく湿度が高く、輻射熱も強い条件で生まれるため、この WBGT 計で測定した値である**熱中症指数** (**暑さ指数**とも言う) を目安にして熱中症対策をとられるようになってきた。ただし、この数値は実際の気温よりも低い値が出るので、必ず、各種指針をよく見て対応する必要がある (図 2-5)。

熱中症指数
暑さ指数

熱中症とは、湿度や気温の上昇により、体内の水分や塩分のバランスが崩れ、やがて体温の調節機能が働かなくなり、体温の上昇、めまい、けいれん、頭痛などの症状を起こし、そのまま放置すると死に至る疾患である。熱中症には様々な段階があるが、重症化のリスクを見逃さないで、適切な対応をとることが重要である (図 2-6)。診断名から見ると、熱失神や熱けいれんは重症に見えるが、I 度の熱中症であり、涼しいところで安静にして水分や塩分をとると軽快する。逆に熱疲労は重症化の一歩手前

熱中症

図 2－5　暑さ指数（WBGT）に基づく指針

暑さ指数（WBGT）による基準域	注意すべき生活活動の目安※1	日常生活における注意事項※1	熱中症予防運動指針※2
危険 31 以上	すべての生活活動でおこる危険性	高齢者においては安静状態でも発生する危険性が大きい。外出はなるべく避け、涼しい室内に移動する。	**運動は原則中止** 特別の場合以外は運動を中止する。特に子どもの場合には中止すべき。
厳重警戒 28 以上 31 未満		外出時は炎天下を避け室内では室温の上昇に注意する。	**厳重警戒**（激しい運動は中止） 熱中症の危険性が高いので、激しい運動や持久走など体温が上昇しやすい運動は避ける。10～20 分おきに休憩をとり水分・塩分を補給する。暑さに弱い人は運動を軽減または中止。
警戒 25 以上 28 未満	中等度以上の生活活動でおこる危険性	運動や激しい作業をする際は定期的に充分に休息を取り入れる。	**警戒**（積極的に休憩） 熱中症の危険が増すので、積極的に休憩をとり適宜、水分・塩分を補給する。激しい運動では、30 分おきくらいに休憩をとる。
注意 25 未満	強い生活活動でおこる危険性	一般に危険性は少ないが激しい運動や重労働時には発生する危険性がある。	**注意**（積極的に水分補給） 熱中症による死亡事故が発生する可能性がある。熱中症の兆候に注意するとともに、運動の合間に積極的に水分・塩分を補給する。

※1　日本生気象学会「日常生活における熱中症予防指針　Ver.3.1」(2021)。
※2　日本スポーツ協会「スポーツ活動中の熱中症予防ガイドブック」(2019)。
（出典）環境省「熱中症環境保健マニュアル 2022」。

図 2－6　熱中症重症度分類

分類	症状	症状から見た診断	重症度
Ⅰ度	めまい・失神 「立ちくらみ」という状態で、脳への血流が瞬間的に不充分になったことを示し、“熱失神”と呼ぶこともある。 筋肉痛・筋肉の硬直 筋肉の「こむら返り」のことで、その部分の痛みを伴う。発汗に伴う塩分（ナトリウムなど）の欠乏により生じる。 手足のしびれ・気分の不快	熱失神 熱けいれん	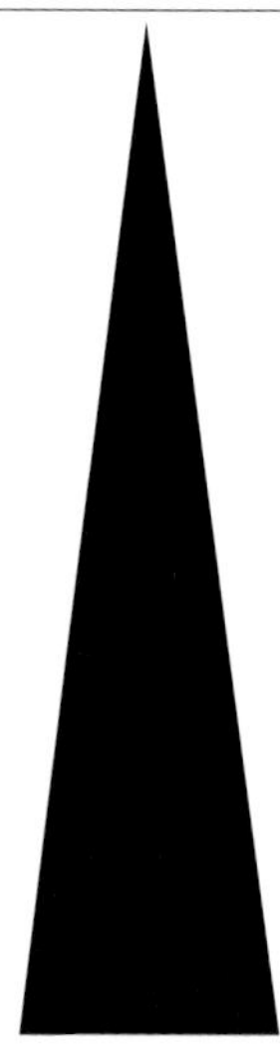
Ⅱ度	頭痛・吐き気・嘔吐・倦怠感・虚脱感 体がぐったりする、力が入らないなどがあり、「いつもと様子が違う」程度の軽い意識障害を認めることがある。	熱疲労	
Ⅲ度	Ⅱ度の症状に加え、 意識障害・けいれん・手足の運動障害 呼びかけや刺激への反応がおかしい、体にガクガクとひきつけがある（全身のけいれん）、真直ぐ走れない・歩けないなど。 高体温 体を触ると熱いという感触である。 肝機能異常、腎機能障害、血液凝固障害 これらは、医療機関での採血により判明する。	熱射病	

（出所）日本救急医学会「熱中症診療ガイドライン 2015」、環境省「熱中症環境保健マニュアル 2018」。

であり、もし意識障害があれば救急搬送が必要となる。熱射病は体内での体温調節が出来ない状態であり、脳にダメージが生じ死亡リスクが極めて高くなるので一刻も猶予がない事態である。

一方、低い温度下に長時間いると、**低体温症**となる。深部体温（脳や内臓など身体内部の温度）が下がってしまうと（およそ35℃以下）、激しい震えや、判断力の低下などの症状が表れる。そのままの低体温が続くと、脈拍や呼吸の減少、血圧の低下などから死に至る。　**低体温症**

d　放射線

放射線とは、高いエネルギーを持つ電磁波や粒子（粒子線）を指すが、多くが空気の分子などを「電離」する能力を持つ（電離放射線とも呼ばれる）。電離とは、空気中の分子や原子が電子を失ったり得たりして、正または負に帯電したイオンになることであるが、その際に高いエネルギーが必要になる。　**放射線**

電磁波とは、電場と磁場の変化を伝搬する波のことで、光（可視光線）や携帯電話などで使われている電波も電磁波の一種である（図2-7）。波の性質上、周波数が高い（波長が短い）とエネルギーが高く、周波数が低いとエネルギーは低くなる。周波数が高い電磁波の一部が放射線と呼ばれ、医療現場で使われているX線やγ線がこれにあたる。

粒子線には、α（アルファ）線、β（ベータ）線、中性子線などがある。ここで言う粒子とは原子を構成している電子や原子核のことを指しており、これらは宇宙空間をはじめとする自然界にも多く存在する。一方、粒子に運動エネルギーを与えて速度を上げるための装置（加速器）を使った大規模な粒子線治療装置が日本各地に作られ、がんの治療に使われるようになっている。

放射線の人体への影響は、そのエネルギーの高さから、人体を構成する細胞を壊す作用として説明できる。短時間に多くの放射線を受けると、多数の細胞が死んだり変性したりすることで、急性の多臓器不全を起こし死亡する。また放射線は、細胞の遺伝子（DNA）に傷をつけることから、細胞の突然変異をひき起こす性質（これを**変異**　**変異原性**

図2-7　電磁波の種類

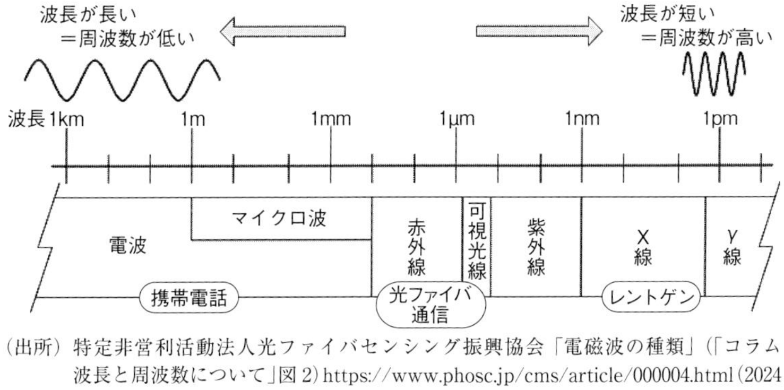

（出所）特定非営利活動法人光ファイバセンシング振興協会「電磁波の種類」（「コラム　波長と周波数について」図2）https://www.phosc.jp/cms/article/000004.html（2024年2月9日閲覧）より引用

図2－8　被曝線量と健康リスクの関係

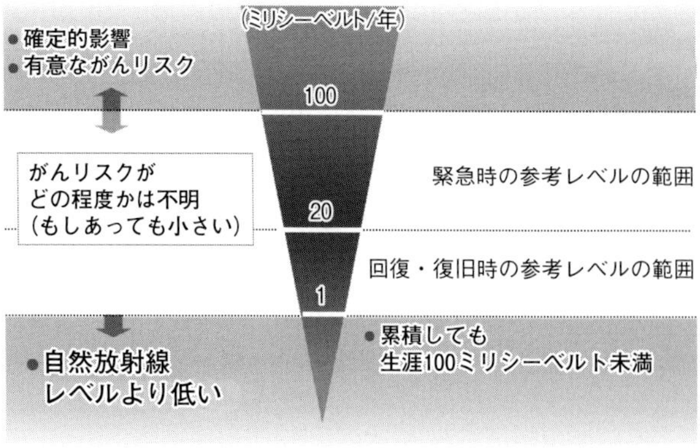

（出典）国際放射線防護委員会（ICRP）の2007年勧告より作成
（出所）環境省「被ばく線量と健康リスクとの関係」（『放射線による健康影響等に関する統一的な基礎資料（平成29年度版）』第4章図）https://www.env.go.jp/chemi/rhm/h29kisoshiryo/h29kiso-04-02-04.html（2024年2月8日閲覧）より引用。

表2－7　食品中の放射性セシウムの基準値
（平成24（2012）年4月1日～）
（単位：ベクレル/kg）

核種	食品群	基準値
放射性セシウム	飲料水	10
	牛乳	50
	一般食品	100
	乳児用食品	50

（資料）厚生労働省資料を基に農林水産省で作成。

原性（Mutagenicity）という）が極めて高い。そのため放射線の慢性影響（少ない量で長く被曝すること）では、白血病や甲状腺がん、その他の様々ながん、造血機能低下による再生不良性貧血、無精子症や無月経などの生殖器障害なども生じる。

シーベルト（Sv）

放射線の力を示す単位として、グレイ（Gy）と**シーベルト**（Sv）が使われている。グレイは物質がどれだけ放射線のエネルギーを吸収したかを表す量で、シーベルトは放射線が生物に及ぼす効果を表す量である。グレイが大きくても人や動物に与える影響が小さければシーベルトは低くなるが、これは主に放射線の種類と人の臓器の種類によって変わる。図2－8は、年間被曝量と健康リスクの関係を示しているが、国際放射線防護委員会（ICRP）は、平常時は、一般公衆の線量限度は年間1 mSv（ミリシーベルト）以下になるように定めている（ただし放射線を扱う職業人は5年間で100 mSvが目標値）。地球上では、自然放射線から年間に平均2.4 mSvの被曝を受けているが、将来のリスクに備えてできるだけ低く抑えることが推奨されている。

2011年（平成23年）に起こった福島第一原子力発電所の事故により、大量の放射性物質が大気中に放出され、飲料水や多くの農林水産物への影響が世界的な問題となった。食品中に放射性物質を含むことで生じるのが、人体の内部被曝の問題である。

ベクレル（Bq）

放射性物質が放射線を出す力を放射能と呼ぶ。この放射能の単位には、**ベクレル**（Bq）が用いられている。同じ1 Bqであっても放射性物質ごとに人体への影響力が違うため、内部被曝量（μSv）（マイクロシーベルト）は摂取量（Bq）×効線量係数（μSV/Bq）（物質ごとに異なる）で計算される。

原子力発電所の事故による汚染の場合、問題になる物質は放射性セシウム（セシウム134とセシウム137）で、化学的性質がカリウムとよく似ているため、体内ではほぼ全身に分布する。また、セシウム137の半減期は30年と長いので長期間に影響が及ぶ。このため、現在、国は食品中の放射性セシウムの基準値を決めているが（表2－7）、これらは、年間の内部被曝量の上限を1 mSvとした場合の基準値として設定されている。

e　上水道と下水道

水道とは、**水道法**に「導管及びその他の工作物により、水を人の飲用に適する水として供給する施設の総体をいう。」と書かれているが、外から汚染されないように鉄管などの閉じた管を使い、人の飲用に適する水を、圧力をかけて広い範囲に常に供給する施設全体を表している。一般に、飲用可能な水の供給設備は**上水道**と呼ばれ、水道法の定義はこの上水道を指す。

水道法

上水道

一方、下水とは、一般家庭や工場、各事業所などから排出される汚水・生活雑排水と、下水管内を流れる雨水の総称（**下水道法**の定義）であり、**下水道**とはこれらの水を流すために設置されている排水管やその他の排水施設や下水処理施設の総称である。

下水道法

下水道

水道（上水道と下水道）は、人々が生活をしていくためにはもちろん、社会の持続的発展を支えるためにも必要不可欠なものである。飲み水や炊事、洗濯、トイレなどの日常生活に加えて、病院や消防、その他の社会サービス、あるいは感染症拡大を防止するなどの公衆衛生の観点からも、極めて重要な施設である。

すでに述べた水質汚濁に関する環境基準（→本章B「環境汚染と健康影響」a-2「水質汚濁」参照）は、誰かにこの基準を守らせるような強制力はないが（ただし、別の法律である水質汚濁防止法では特定業者への指導や命令ができる）、水道法（厚生労働省の所管）では、水道事業者等に対して罰則を伴う強制力を持つ規定が存在する。水道法第4条では、「水道により供給される水は、次の各号に掲げる要件を備えるものでなければならない。」として**水質基準**が定められている（表2-8）。また、同法第22条では、「水道事業者は、厚生労働省令の定めるところにより、水道施設の管理及び運営に関し、消毒その他衛生上必要な措置を講じなければならない。」とされ、給水栓における水（供給する水の水質ではないことに注意）が、**遊離残留塩素**を0.1 mg/L以上保持するように、適切な塩素消毒をすることを求めている。なお、過去にクリプトスポリジウムという原虫による集団下痢症が発生しており、その原因が水道であったことから（塩素消毒が無効であったため）、汚染の恐れがある判断された地域では、紫外線処理などの追加措置が必要となる。

水質基準

遊離残留塩素

水道法による水質基準項目では、「3 カドミウム」及びその化合物以下「20 ベンゼン」までは、「水質汚濁に関する環境基準」の人の健康の保護に関する基準（27項目）と重複している。「27 総トリハロメタン」は、消毒のため使用される塩素（遊離残留塩素）が、水中のフミン質（動植物などの最終分解生成物）と反応して生成される化合物であり、動物実験では発がん性の可能性が指摘されている。「23 クロロホルム」、「25 ジブロモクロロメタン」、「29 ブロモジクロロメタン」、「30 ブロモホルム」は、それぞれ**トリハロメタン**の一種である。「32 亜鉛及びその化合物」から「47 pH値」までは、有害性よりも水の味や色、発泡などの水の外観に影響を与えるので規制がかかっている。また、「48 味」、「49 臭気」、「50 色度」、「51 濁度」のような感覚的な試験も含まれており、水道法による水質基準には、人の健康に関する項目以外の項目が多数含まれている点が特徴となる。

トリハロメタン

下水処理とは、下水に含まれる有機物などの汚れを除去することで、環境に影響を

下水処理

表2－8　水道法による水質基準項目とその基準値

番号	項目	基準	番号	項目	基準
1	一般細菌	1 ml の検水で形成される集落数が 100 以下	27	総トリハロメタン	0.1 mg/L 以下
2	大腸菌	検出されないこと	28	トリクロロ酢酸	0.03 mg/L 以下
3	カドミウム及びその化合物	カドミウムの量に関して、0.003 mg/L 以下	29	ブロモジクロロメタン	0.03 mg/L 以下
4	水銀及びその化合物	水銀の量に関して、0.0005 mg/L 以下	30	ブロモホルム	0.09 mg/L 以下
5	セレン及びその化合物	セレンの量に関して、0.01 mg/L 以下	31	ホルムアルデヒド	0.08 mg/L 以下
6	鉛及びその化合物	鉛の量に関して、0.01 mg/L 以下	32	亜鉛及びその化合物	亜鉛の量に関して、1.0 mg/L 以下
7	ヒ素及びその化合物	ヒ素の量に関して、0.01 mg/L 以下	33	アルミニウム及びその化合物	アルミニウムの量に関して、0.2 mg/L 以下
8	六価クロム化合物	六価クロムの量に関して、0.02 mg/L 以下	34	鉄及びその化合物	鉄の量に関して、0.3 mg/L 以下
9	亜硝酸態窒素	0.04 mg/L 以下	35	銅及びその化合物	銅の量に関して、1.0 mg/L 以下
10	シアン化物イオン及び塩化シアン	シアンの量に関して、0.01 mg/L 以下	36	ナトリウム及びその化合物	ナトリウムの量に関して、200 mg/L 以下
11	硝酸態窒素及び亜硝酸態窒素	10 mg/L 以下	37	マンガン及びその化合物	マンガンの量に関して、0.05 mg/L 以下
12	フッ素及びその化合物	フッ素の量に関して、0.8 mg/L 以下	38	塩化物イオン	200 mg/L 以下
13	ホウ素及びその化合物	ホウ素の量に関して、1.0 mg/L 以下	39	カルシウム、マグネシウム等（硬度）	300 mg/L 以下
14	四塩化炭素	0.002 mg/L 以下	40	蒸発残留物	500 mg/L 以下
15	1,4−ジオキサン	0.05 mg/L 以下	41	陰イオン界面活性剤	0.2 mg/L 以下
16	シス−1,2−ジクロロエチレン及びトランス−1,2−ジクロロエチレン	0.04 mg/L 以下	42	ジェオスミン	0.00001 mg/L 以下
17	ジクロロメタン	0.02 mg/L 以下	43	2−メチルイソボルネオール	0.00001 mg/L 以下
18	テトラクロロエチレン	0.01 mg/L 以下	44	非イオン界面活性剤	0.02 mg/L 以下
19	トリクロロエチレン	0.01 mg/L 以下	45	フェノール類	フェノールの量に換算して、0.005 mg/L 以下
20	ベンゼン	0.01 mg/L 以下	46	有機物（全有機炭素（TOC）の量）	3 mg/L 以下
21	塩素酸	0.6 mg/L 以下	47	pH 値	5.8 以上 8.6 以下
22	クロロ酢酸	0.02 mg/L 以下	48	味	異常でないこと
23	クロロホルム	0.06 mg/L 以下	49	臭気	異常でないこと
24	ジクロロ酢酸	0.03 mg/L 以下	50	色度	5 度以下
25	ジブロモクロロメタン	0.1 mg/L 以下	51	濁度	2 度以下
26	臭素酸	0.01 mg/L 以下	消毒項目	遊離残留塩素	0.1 mg/L 以上（給水栓における水）

図2－9　下水処理の仕組み

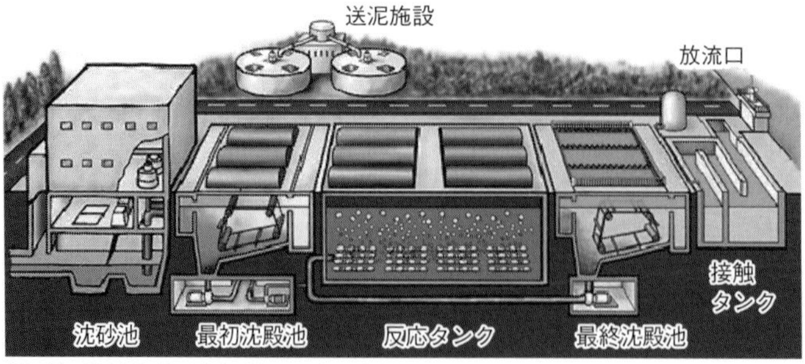

（出所）横浜市「下水処理のしくみ」図　https://www.city.yokohama.lg.jp/kurashi/machizukuri-kankyo/kasen-gesuido/gesuido/shori/hyoujun.html（2024 年 2 月 8 日閲覧）より引用

与えない水にすることである。日本では主に標準活性汚泥法が用いられるが、それは下水に微生物を含む汚泥を混ぜ、空気を吹き込んで微生物が汚れを分解する仕組みである（図2－9）。沈砂池で下水の中の大きなゴミや砂を沈めて取り除き、最初沈殿池で、沈砂池で沈まなかった小さなゴミや砂を沈めて取り除く。反応タンクでは、下水に汚泥と空気を混ぜて微生物が有機物を分解し、最終沈殿池では、反応タンクで分解された下水から汚泥を分離する。消毒設備で、残った微生物やウイルスを塩素などで殺菌し、処理された下水は、川や海などに放流されて自然の水循環に戻ることになる。

なお、最終沈殿池では大量の**汚泥**が生まれるが、汚泥は産業廃棄物として処理施設に送られ、その多くが、エネルギー利用（メタンガスによる発電）や緑農地利用（肥料や地力増進資材）、建築資材利用（セメント原料、ブロック、レンガ等の原料）等によりリサイクルされる。

汚泥

f 廃棄物処理

廃棄物は、**産業廃棄物**と**一般廃棄物**に区分される（図2－10）。産業廃棄物は、事業活動に伴って生じた廃棄物で、木くず、金属くずなど20種類が定められている。産業廃棄物の中でも、特に環境や人体に影響を与える危険性の高いものは、特別管理産業廃棄物として管理され、廃油、廃酸、感染性廃棄物、ポリ塩化ビフェニル（PCB）などがそれに当たる。一方、一般廃棄物は、産業廃棄物以外の廃棄物で、ごみとし尿に分類される。ごみは、家庭や事務所などで生じた生活雑貨や食品残渣などの固形物で、し尿は、人間や動物の排泄物やその洗浄水である。

廃棄物
産業廃棄物
一般廃棄物

一般廃棄物は市区町村で回収され、焼却や再資源化・埋立など（し尿は主に下水処理）の方法で処理されるが、分別方法や回収のルールは、自治体により異なる。

産業廃棄物の処理は、排出、収集運搬、中間処理、最終処分の順に行われるが、排

図2－10　廃棄物の分類

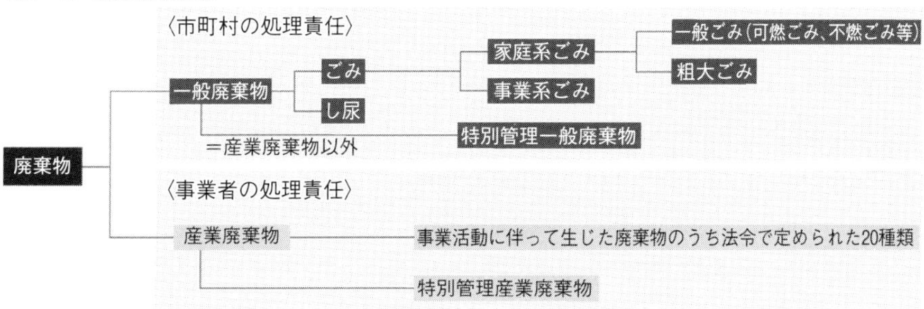

（注1）特別管理一般廃棄物とは、一般廃棄物のうち、爆発性、毒性、感染性その他人の健康又は生活環境に係る被害を生ずるおそれのあるもの。
（注2）事業活動に伴って生じた廃棄物のうち法令で定められた20種類燃え殻、汚泥、廃油、廃酸、廃アルカリ、廃プラスチック類、紙くず、木くず、繊維くず、動植物性残渣（さ）、動物系固形不要物、ゴムくず、金属くず、ガラスくず、コンクリートくず及び陶磁器くず、鉱さい、がれき類、動物のふん尿、動物の死体、ばいじん、輸入された廃棄物、上記の産業廃棄物を処分するために処理したもの。
（注3）特別管理産業廃棄物とは、産業廃棄物のうち、爆発性、毒性、感染性、その他の人の健康又は生活環境に係る被害を生ずるおそれのあるもの。
（資料）環境省。
（出所）環境省『令和3年版 環境・循環型社会・生物多様性白書』186頁、図3－1－6「廃棄物の区分」。

出事業者が自らの責任で産業廃棄物を適正に処理するよう、責任の明確化と不法投棄の未然防止を目的につくられた制度としてマニフェスト制度がある。この制度では、排出事業者は、処理業者に産業廃棄物の処理を委託する場合は、**産業廃棄物管理票（マニフェスト）**を交付する必要があり、さらに、マニフェストの交付後90日以内（特別管理産業廃棄物の場合は60日以内）に、委託した産業廃棄物の中間処理が終了したことを、マニフェストを通して確認しなければならないことになっている。最終処分が終わるとマニフェストは排出事業者に戻され、処分の終了を確認できる仕組みである。

産業廃棄物管理票（マニフェスト）

すでに述べた世界規模の環境問題（→本章A「生態系と人々の生活」b「地球規模の環境」参照）では、地球温暖化につながる化石燃料の大量消費や、長く地上に留まり続ける有害廃棄物の問題を取り上げたが、これらを解決する手段として、循環型社会の形成が求められている。**循環型社会**とは、資源の有効利用と、それに伴う廃棄物の削減を目指す社会のことである。循環型社会を実現するためには必要なのは、リデュース（Reduce）、リユース（Reuse）、リサイクル（Recycle）という取り組みであり、それぞれ頭文字をとって**循環型社会の3R**と呼ばれる。

循環型社会

循環型社会の3R

リデュースは、廃棄物の発生抑制を目的として、資源の消費量や排出量を減らすことである。例えば、必要以上に買い物をしない、包装や容器をシンプルにするなどが挙げられる。リユースは、再使用を目的として、廃棄物になる前に、同じ用途や別の用途で何度も使うことで、例えば、紙袋やペットボトルを再利用する、古着や家具を譲るなどが挙げられる。リサイクルは、再資源化を目的として、廃棄物になったものを原料や製品に再生することであり、例えば、古紙や缶・ビン・ペットボトルを回収して新しい製品にするなどが挙げられる。この3Rは、リデュース、リユース、リサイクルの順番で取り組むことが求められているが、それは、リデュースが最も効果的であり、リサイクルは最もコストがかかるからである。

日本では、個別の**リサイクル法**と呼ばれる様々な法律によって、リサイクルが行われている。容器包装リサイクル法、家電リサイクル法、食品リサイクル法、建設リサイクル法、自動車リサイクル法、小型家電リサイクル法などがあるが、これらは、特定の廃棄物のリサイクルを促進するために制定されたもので、廃棄物の原因となる商品を製造する企業、または消費者に費用を負担をさせ（企業の負担であっても費用は商品価格に転嫁され、結果的に消費者が負担する）、結果として、廃棄物の発生抑制や再資源化を目的として実施されている国の施策である。しかし、リサイクルにかかる費用負担や、リサイクルで使用するエネルギーは莫大であり、これらが真の意味で地球環境の保護に貢献できているかどうかについては、今後さらに検討が必要である。

リサイクル法

g　建築物衛生

建築物の環境衛生に関しては、「建築物における衛生的環境の確保に関する法律（略称：**建築物衛生法**）」に環境規定がある。この法律に基づき、特定建築物（学校、病院、ホテル、劇場など）の所有者等は、建築物環境衛生管理技術者を選任し、その監督の下で、「**建築物環境衛生管理基準**」に沿った空気環境の調整、給水及び排水の管理、

建築物衛生法

建築物環境衛生管理基準

表 2－9　建築物環境衛生検査基準の概要

項目名	基準値	測定頻度
(1) 空気環境		
浮遊粉じん	0.15 mg/m³ 以下	2ヶ月に1回
一酸化炭素	6 ppm 以下	2ヶ月に1回
二酸化炭素	1000 ppm 以下	2ヶ月に1回
温度	18 ℃以上 28 ℃以下	2ヶ月に1回（機械換気設備があれば不要）
相対湿度	40 %以上 70 %以下	2ヶ月に1回（機械換気設備があれば不要）
気流	0.5 m/ 秒以下	2ヶ月に1回
ホルムアルデヒド	0.1 mg/m³ 以下 (0.08 ppm 以下)	新築・改修・模様替え後の 6/1 ～ 9/30
(2) 飲料水の水質		
遊離残留塩素	0.1 mg/L 以上	7日に1回
水道法の基準項目	基準通り （給水栓で測定）	必須 11 項目（大腸菌、亜硝酸窒素等）は6ヶ月に1回 消毒副生成物等 12 項目（総トリハロメタン等）は年1回 鉛、亜鉛、鉄、銅、蒸留残留物は基準内なら1回のみ
(3) 雑用水の水質		
遊離残留塩素	0.1 mg/L 以上	7日に1回
その他の基準項目	pH、臭気、外観、 大腸菌、濁度	7日に1回および 2ヶ月に1回（大腸菌と濁度）
(4) 排水設備		
点検、補修、掃除等		掃除は6ヶ月に1回
(5) 清掃		
大掃除の実施		6ヶ月に1回
(6) ねずみ等尾の防除		
生息調査、被害の状況等		6ヶ月に1回（発生しやすい場所は2ヶ月に1回）

表 2－10　厚生労働省・化学物質室内濃度指針値（13 物質）と総量（TVOC）

2020 年 8 月 1 日現在

物質名	指針値	物質名	指針値
ホルムアルデヒド	100 μg/m³	フタル酸ジ-n ブチル	220 μg/m³
トルエン	260 μg/m³	テトラデカン	330 μg/m³
キシレン	200 μg/m³	フタル酸ジ-2-エチルヘキシル	120 μg/m³
パラジクロロベンゼン	240 μg/m³	ダイアジノン	0.29 μg/m³
エチルベンゼン	3800 μg/m³	アセトアルデヒド	48 μg/m³
スチレン	220 μg/m³	フェノブカルブ	33 μg/m³
クロルピリホス	1 μg/m³	総揮発性有機化合物量（TVOC）	400 μg/m³

清掃、ねずみ・昆虫等の防除などの措置を行わなければならない（表 2－9）。これらは、すぐに生命に危険を及ぼすような環境の基準ではないので、これに適合していないという理由だけでは、直ちに行政措置や罰則の対象とはならないが、指導に従わず、人の健康を損なうおそれが生じた場合は、都道府県知事は、当該事態がなくなるまでの間、関係設備等の使用制限を課することができる。同様の環境基準の規定は、学校保健安全法の中にもあり、**学校環境衛生基準**と呼ばれている（→第 7 章 J「学校保健」参照）。

学校環境衛生基準

シックハウス症候群とは、新築の住宅やビルの室内などで起こる、倦怠感・めまい・頭痛・湿疹・のどの痛み・呼吸器疾患などの多彩な症状があらわれる体調不良のことである。これは、建材や家具などに使用されている化学物質が住居内の空気を汚染し、居住者の健康に悪影響を及ぼすことが原因と考えられているが、その発症には個人差があるので、誰もが安全に居住できる建物空間を作るために、できるだけその危険を減らす必要がある。表 2－10 は厚生労働省が指定した、室内濃度を測定すべき化学物

シックハウス症候群

揮発性有機化合物（VOC）
建築基準法

質であり、これらは**揮発性有機化合物**（VOC）と呼ばれている。

建築基準法では、居室内でシックハウス症候群を起こしやすい物質であるホルムアルデヒドや、シロアリ駆除剤のクロルピリホスを含む建築材料の使用を制限または禁止としている。また近年、新築の建物では、居室内の空気を24時間換気する設備の設置を義務づけている。

3 健康、疾病、行動に関わる統計資料

A 保健統計の概要

厚生統計は保健衛生や福祉等の実態を把握し、厚生労働行政の基礎資料を提供するものである。厚生労働省が実施している主な統計調査や業務統計について、その調査内容、調査対象、調査周期、公表予定、実施担当部局及び集計結果表等の搭載場所は厚生労働統計一覧として公表されている。行政機関が作成する統計のうち特に重要な統計を**基幹統計**と位置づけており、人口動態調査、患者調査、国民生活基礎調査等が含まれる。基幹統計以外の一般統計には、受療行動調査、国民健康・栄養調査等が含まれる。また調査法には**悉皆**（しっかい）**調査**と**標本調査**がある。悉皆調査は対象となる集団（母集団）を全て調査するもので、国勢調査や人口動態調査が相当する。標本調査は母集団から一部を抽出して調査する方法で、受療行動調査、国民健康・栄養調査等が相当する。

基幹統計

悉皆調査
標本調査

B 人口静態統計

a 人口静態統計と国勢調査

人口静態とは人口の静止した姿を指すもので、ある時間的断面で捉えた人口に関する統計（性別、年齢など）の分布等で表される。わが国では、総務省統計局による**国勢調査**（センサス*）が該当する。国勢調査は、1947 年の臨時調査を除き、1920 年の第 1 回から 5 年毎の 10 月 1 日午前 0 時現在の人口を調査している。全国を調査区（約 50 世帯）に分け、調査区ごとに調査員が調査票を配布・回収・審査する（郵送提出、インターネット回答も可能）。性、生年月日、婚姻状態、住所、職業、国籍、学歴等の個人に関する項目、および世帯の種類・人数・収入、建物の種類・部屋数・畳数等の世帯に関する項目があるが、全項目を含む大規模調査と一部項目を除いた簡易調査が交互に実施される。

人口静態

国勢調査

*センサス（census）：一般的には全数調査あるいは大規模調査の意味で、わが国では国勢調査を指すことが多い。

表3-1　わが国の総人口の推移（2005～2022年）

年次	10月1日 現在人口（千人）	増減数	増減率
2005年	127,768	－19	－0.01
2006年	127,901	133	0.1
2007年	128,033	132	0.1
2008年	128,084	51	0.04
2009年	128,032	－52	－0.04
2010年	128,057	26	0.02
2011年	127,834	－223	－0.17
2012年	127,593	－242	－0.19
2013年	127,414	－179	－0.14
2014年	127,237	－177	－0.14
2015年	127,095	－142	－0.11
2016年	127,042	－53	－0.04
2017年	126,919	－123	－0.1
2018年	126,749	－170	－0.13
2019年	126,555	－193	－0.15
2020年	126,146	－409	－0.32
2021年	125,502	－644	－0.51
2022年	124,947	－556	－0.44

図3-1　人口ピラミッドの型

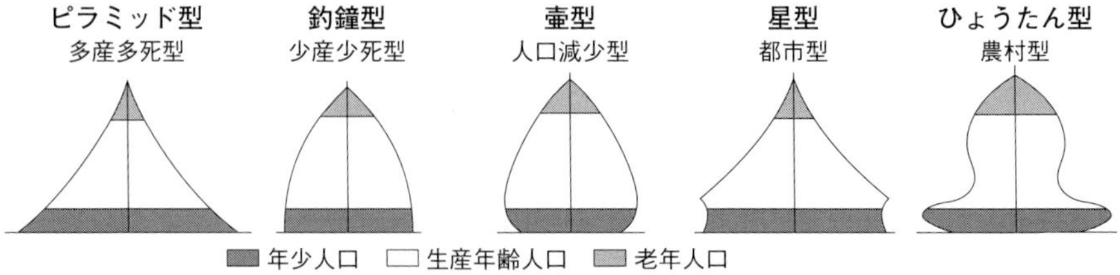

b　人口の推移

b-1　総人口

わが国の総人口は2023（令和5）年4月1日現在の確定値で、1億2,455万人（男性6,057万2千人、女性6,398万3千人、性比94.7）であるが、2011（平成23）年以降は減少傾向が続いており（表3-1）、2050年頃には1億人を下回ると推測されている。

b-2　人口ピラミッド

人口ピラミッド

横軸に男女別・年齢階級別人口、縦軸に年齢階級を表現した図を**人口ピラミッド**（図3-1）といい、その形態的特徴から次のように分類される。

- ピラミッド型：人口増加型、多産多死型。発展途上国に見られる。
- 釣鐘型：将来、人口増加が止まることを意味している。
- 壷型：将来人口が減少することを意味している。
- 星型（都市型）：生産年齢人口が外部から流れ込んで膨らんだ形。
- ひょうたん型（農村型）：生産年齢人口が流出し、年少人口と老年人口が多くなっている形。

図3－2　日本の人口ピラミッド型（2022年10月1日現在）

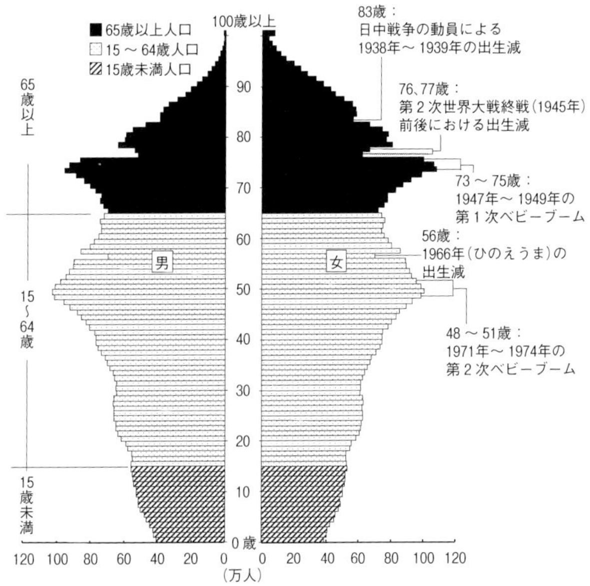

（出所）総務省統計局「人口推計」。

現在の日本は壷型に相当する（図3－2）。将来は、底の狭い「不安定な壷型」になって行くと推定されている。他の先進諸国も壷型または釣鐘型を呈しているところが多い。

b－3　人口指標

人口静態統計において人口指標として用いられる基本的な用語を解説する。

① 率と比

率と比という用語は以下のように使い分ける。

- 率：分子と分母が同じ性質の部類に属するとき。　例：死亡率
- 比：分子と分母が別の性質をもつとき。　例：**性比**

性比

② 性比

男性人口／女性人口× 100

出生時の性比は約105で男性が多いが、全人口では95程度で女性が多い。

③ 年齢区分別人口指標

人口は、**年少人口**（0～14歳）、**生産年齢人口**（15～64歳）、**老年人口**（65歳以上）に3区分され、年少人口と老年人口を合わせて**従属人口**という。

年少人口
生産年齢人口
老年人口
従属人口

- 従属人口＝年少人口＋老年人口

これらの人口区分について、以下の人口指数が用いられ、いずれも生産年齢人口を分母とする。

- 年少人口指数＝（年少人口／生産年齢人口）× 100

図3－3　年齢区分別人口の割合の推移（1950年～2022年）

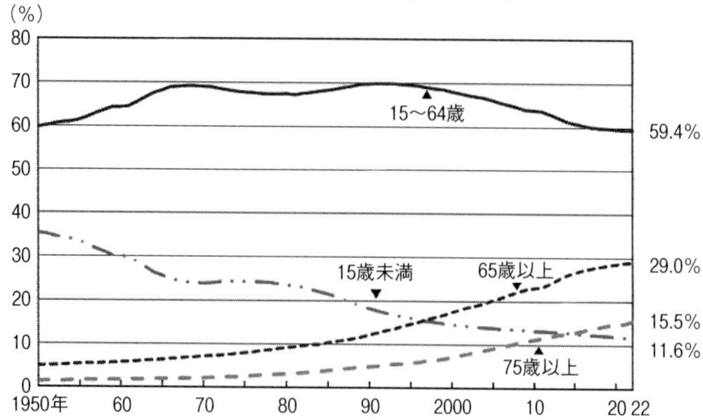

（出所）総務省統計局「人口推計」。

• 老年人口指数＝（老年人口／生産年齢人口）× 100
• 従属人口指数＝（従属人口）／生産年齢人口）× 100

また、老年化指数は、以下の式により算出する。

• 老年化指数＝（老年人口／年少人口）× 100

b－4　人口構造の変化

日本の人口を年齢別に見ると、2022年10月1日時点で、年少人口1,450万人（総人口の11.6％)、生産年齢人口7,421万人（59.4％)、老年人口3,624万人（29.0％）となっており、年少人口と生産年齢人口の減少、老年人口増加の傾向が続いている（図3－3)。人口指標で見ると、年少人口指数19.5、老年人口指数48.8、従属人口指数68.4、老年化指数249.9であり、年少人口指数は低下傾向、老年人口指数、従属人口指数、老年化指数は上昇が続いている。高齢者人口のうち、後期高齢者（75歳以上）は1,936万人（15.5％）となっており、後期高齢者の増加が著しい。また、100歳以上の長寿者は9万人を超え、そのうち女性が88.5％を占めている。

わが国の65歳以上の老年人口割合（高齢化率）は、1950年には5％未満であったが、1970年に7％、1994年には14％、さらに2007年には21％を超え、急速に高齢化が進行している（国連では、老年人口割合が7％以上の社会を「高齢化社会」、14％以上を「高齢社会」、21％以上を「超高齢社会」と定義している)。日本では、高齢化社会から高齢社会へは24年、高齢社会から超高齢社会へは13年で到達しており、欧米各国に比べて急速に高齢化が進行した。日本の高齢化率は世界最高となっており、年少人口割合は世界最低水準になっている。

c　世界の人口

「世界人口白書2023」によると世界人口は80億4,500万人と推計されている。世界の人口は産業革命（1650年頃）から次第に増加の速度を増し、第二次世界大戦後の

1950年以降に激しい人口の増加（人口爆発）を起こした。国連人口基金（UNFPA）では、1987年7月11日に世界の人口が50億を超えたと推計しており、この日を「世界人口デー」と定めている。

人口増加の傾向は世界の地域間、とくに先進国と発展途上国の格差が大きく、世界人口の増加は発展途上地域に大きく依存している。発展途上国では出生率が高く、世界人口に占める割合は年々増加している。現在、世界人口の80％以上が発展途上地域にあり、人口増加のほとんどは発展途上地域で生じている。

2023年時点で日本の人口は世界12位であり、1位のインド（14.3億人）と2位の中国（14.3億人）に世界人口の1/3以上が集中している。

世界人口は1950年には25億人であったが、2058年には100億人を超えると推計されている。その後は、発展途上国においても**人口転換**（多産多死 → 多産少死 → 少産少死）が進行して高齢化社会が到来し、世界人口は安定化に向かうと推定されている。 人口転換

C 人口動態統計

a 人口動態統計の概要と各指標の届出制度

人口動態とは、人口の動きの状況を指す。わが国では、人口動態事象を把握し、人口および厚生労働行政施策の基礎資料を得ることを目的として、出生・死亡・婚姻・離婚・死産の5つの事象について、各種届出書等から人口動態調査票が市区町村で作成され、これを1年毎に集計する。なお国連による人口動態の定義では、これら5事象に養子縁組・嫡出化・認知・婚姻の無効・法的別居を加えた10事象としている。 人口動態

出生届は医師または助産師発行の出生証明書とともに2週間以内に市区町村長に届ける。死亡届は医師または歯科医師発行の死亡診断書または死体検案書とともに届ける。死亡届は妊娠満12週以降の死児の出産も対象となり、1週間以内に届け出る。

b 出生

生きた子の出産を出生という。2022年におけるわが国の出生数は77万747人であった。

出生率、死亡率、自然増加率、婚姻率、離婚率などの人口動態指標は、以下の式で算出する。

- {事件発生数（出生数、死亡数など）／年央人口} × 1,000

一般に指標の× 1,000、× 100,000などの係数は、値を見やすくするための便宜的なもので、単位（何人当たりか）を明記することが必要である。ここでは、人口1,000人当たりで示す。**年央人口**は、1年の中央の人口という意味で、7月1日の人口であるが、わが国では、通常、国勢調査実施日の10月1日を用いる。 年央人口

図3－4　出生数および合計特殊出生率の年次推移（1947年～2022年）

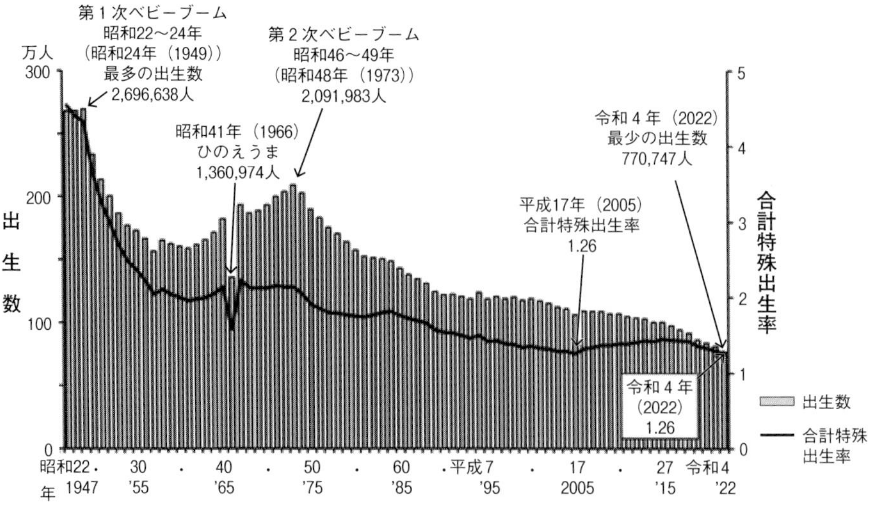

（出所）厚生労働省「図1　出生数及び合計特殊出生率の年次推移」(『令和4年人口動態統計月報年計（概数）の概況』4頁）より引用。

＊出生率：「しゅっしょうりつ」が正式な読み方だが、慣用で「しゅっせいりつ」とも読まれる。

① 出生率＊

出生率は、以下の式で表される。

• 出生率＝（出生数／10月1日現在の日本人人口）×1,000

② 合計特殊出生率（粗再生産率）

合計特殊出生率

わが国の統計で用いられる**合計特殊出生率**としては、その年次の再生産年齢（妊娠可能な年齢として15～49歳に限定する）女性の年齢別出生率を合計した「期間合計特殊出生率」が用いられる。なお、実際に1人の女性が一生の間に生む平均子ども数を用いれば、「コホート合計特殊出生率」を算出できる。合計特殊出生率は低い状態が続いており、2022年には過去最低の1.26を記録した（図3－4）。

• 合計特殊出生率＝Σ（母の年齢別出生数／年齢別女性人口）
（15～49歳までの合計）

母の年齢（5歳階級）別にみた合計特殊出生率では、近年は30～34歳階級が最も高く、35～39歳階級でも増加傾向が見られる（図3－5）。

③ 総再生産率

総再生産率

合計特殊出生率の場合、生まれる子どもは男女両方を含んでいるが、これを女児だけについて求めた指標が**総再生産率**であり、2020年は0.65あった。

• 総再生産率
＝Σ（母の年齢別女児出生数／年齢別女性人口）（15～49歳までの合計）

図3－5　母の年齢（5歳階級）別にみた合計特殊出生率の年次推移

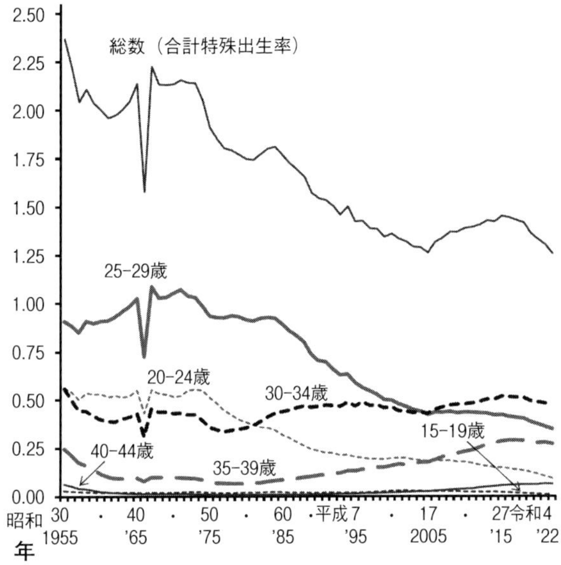

（出所）厚生労働省「図3－5　母の年齢（5歳階級）別にみた合計特殊出生率の年次推移」（『令和4年人口動態統計月報年計（概数）の概況』7頁）より引用。

④ 純再生産率

純再生産率は、総再生産率に、母親の世代の年齢別生存確率を適用して求めたものである。　**純再生産率**

- 純再生産率＝Σ｛生命表による年齢別女性定常人口／10万人｝
  ×（母の年齢別女児出生数／年齢別女性人口）（15～49歳までの合計）

純再生産率が1.0ならば人口静止、1.0未満ならば次世代から人口が減少し始めることを意味している（2020年の値は0.64）。

c　死亡

2022年の死亡数は157万人、死亡率（人口千対）は12.9で、人口の高齢化に伴って上昇傾向にある。死亡率は以下の式で算出する。

- 死亡率（または粗死亡率）
  ＝（年間死亡数／10月1日現在の日本人人口）×1,000

そのほか、出生と死亡に関して、以下の指標が用いられる。

- 自然増加＝出生数－死亡数
- 自然増加率＝（自然増加数／10月1日現在の日本人人口）×1,000

表3－2　国際疾病分類表（ICD－10）

第1章	感染症及び寄生虫症
第2章	新生物
第3章	血液及び造血器の疾患並びに免疫機構の障害
第4章	内分泌、栄養及び代謝疾患
第5章	精神及び行動の障害
第6章	神経系の疾患
第7章	眼及び付属器の疾患
第8章	耳及び乳様突起の疾患
第9章	循環器系の疾患
第10章	呼吸器系の疾患
第11章	消化器系の疾患
第12章	皮膚及び皮下組織の疾患
第13章	筋骨格系及び結合組織の疾患
第14章	腎尿路生殖器系の疾患
第15章	妊娠、分娩及び産じょく〈褥〉
第16章	周産期に発生した病態
第17章	先天奇形、変形及び染色体異常
第18章	症状、徴候及び異常臨床所見・異常検査所見で他に分類されないもの
第19章	損傷、中毒及びその他の外因の影響
第20章	傷病及び死亡の外因
第21章	健康状態に影響を及ぼす要因及び保健サービスの利用
第22章	特殊目的用コード

疾病項目数およそ14,000項目

d　死因統計と死因分類（ICD）

国際疾病分類（ICD）

異なる国や地域から異なる時点で集計された死亡や疾病に関する資料の体系的な記録・分析・解釈および比較を行うために、WHOは「疾病および関連保健問題の**国際疾病分類**（International Statistical Classification of Diseases and Related Health Problems, ICD）を作成している。ICDは1900年に第1回の協定後、主に医学の進歩に伴って改定されてきた。近年では、ICDの第10回修正版（ICD－10）の2013年版準拠が用いられてきており、22章から構成される（表3－2）。わが国では、ICDに準拠した「疾病、傷害および死因分類」が作成され、統計法に基づく統計調査に使用されるほか、医学的分類として医療機関における診療録の管理などに使用されている。「疾病、傷害および死因分類」は基本分類表、疾病分類表、死因分類表から成っている。なおWHOでは2019年にICD－11が採択され、2022年から発効されている。ICD－11では、死亡・疾病統計の国際比較に加え、臨床現場や研究など様々な場面での使用を想定し、より多様な病態を表現できるようコード体系が整備されている。

e　年齢調整死亡率

粗死亡率

異なる国や地域の間で疾病構造を比較する場合や、同一地域における疾病構造の経時的変化を見る場合には、これらの間で人口の年齢構成が異なるので、**粗死亡率**のみでは不十分である。そのために以下の指標が算出される。わが国では、年齢調整死亡

表 3－3　A 地域と B 地域での年齢階級別人口、死亡数、基準集団における期待死亡数

	基準集団	A 地域			B 地域		
年齢階級	年齢階級別人口（千人）	年齢階級別人口（千人）	死亡数（人）	基準集団における期待死亡数（人）	年齢階級別人口（千人）	死亡数（人）	基準集団における期待死亡数（人）
0 ～ 39 歳	40,000	200	100	20,000	300	150	20,000
40 ～ 64 歳	40,000	200	100	20,000	300	150	20,000
65 歳以上	20,000	600	1,200	40,000	400	180	40,000
合計	100,000	1,000	1,400	80,000	1,000	1,100	80,000

率が頻用される。

① 年齢別死亡率

- 年齢別死亡率
  ＝ {ある年齢（年齢階級）の死亡数／ある年齢（年齢階級）の人口} × 1,000

② PMI（proportional mortality indicator）または PMR（proportional mortality ratio）

PMI

PMI とは、全死亡のうち 50 歳以上の占める割合である。PMI が高いほど高齢者の死亡割合が高いことを示し、先進国では高い値を示す。死亡年齢についての正確な情報が得られない発展途上国の衛生状態を比較するのに用いられる。ただし、PMI は人口構成の影響を直接受けるので、人口構成が異なる集団の間で比較する場合には注意を要する。また、高齢化が進んだ先進国間を比較する場合には「65 歳以上死亡割合」を用いることがある。

③ 年齢調整死亡率（age-adjusted death rate, ADR）

年齢階級別死亡率

死亡率は年齢によって大きく異なるので、国際比較や年次推移の観察には、人口の年齢構成の差異を補正する必要がある。ある地域集団の**年齢階級別死亡率**を基準集団の年齢階級別人口を重みとする加重平均により調整したものが年齢調整死亡率（直接法）である。

- 年齢調整死亡率（直接法）
  ＝ {Σ（観察集団 x 歳の死亡率×基準人口 x 歳の人口）／総基準人口} × 1,000

表 3－3 で A 地域と B 地域の粗死亡率は、それぞれ人口千対 1.4 と 1.1 で、A 地域の方が高い。しかし年齢調整死亡率は両地域とも人口千対 0.8 と同じである。65 歳以上の高齢者の人口割合は A 地域（60 %）が B 地域（40 %）に比べて高く、死亡率が高い高齢者人口の加重が粗死亡率に大きく反映されている。基準集団を用いた年齢調整を行うことで、人口構成の影響を除いた比較が可能となった。

2015 年（平成 27 年）モデル人口

わが国では基準人口としては、「1985 年（昭和 60 年）モデル人口」（1985 年国勢調査日本人人口をもとにベビーブームなどの極端な増減を補正して千人単位で作成したもの）が使用されてきたが、2020 年人口動態統計から、「**2015 年（平成 27 年）モデル人口**」に

表 3－4　世界各国における粗死亡率及び年齢調整死亡率（人口 10 万対）

国名	年次	粗死亡率 1)	年齢調整死亡率 2)
日本	2016	1,116.2	282.5
カナダ	2017	771.8	378.9
アメリカ合衆国	2016	849.3	475.2
オーストリア	2016	923.0	381.1
デンマーク	2015	919.7	414.8
フランス	2016	897.0	353.7
ドイツ	2017	1,127.9	407.4
ハンガリー	2016	1,294.6	616.1
イタリア	2016	1,019.5	332.1
オランダ	2017	876.7	377.7
ノルウェー	2015	783.9	361.0
ポーランド	2015	1,039.8	547.4
スウェーデン	2016	925.8	361.3
スイス	2015	812.6	333.8
イギリス	2016	909.7	401.7
オーストラリア	2017	654.2	330.6

（注 1）厚生労働省政策統括官付参事官付人口動態・保健社会統計室にて算出。
（注 2）標準人口は WHO が作成した世界標準人口による。
（資料）WHO, Mortality Database.

変更されている。2021 年の粗死亡率（人口千対）は、11.7（男性 12.4、女性 11.1）であり、年齢調整死亡率は男性 13.6、女性 7.4 であった。なお近年の年齢調整死亡率（全死因）は、新旧いずれのモデル人口を用いた場合でも低下傾向にある。また、国際比較には、WHO の「全世界基準人口」や「新ヨーロッパ基準人口」を用いることが多い。国際比較では、わが国の粗死亡率は高齢化の影響のため高い値だが、年齢調整死亡率は低いといえる（表 3－4）。

④ 標準化死亡比（standardized mortality ratio, SMR）

年齢調整死亡率（直接法）では、対象集団が小さかったり、死亡率が低い死因が対象であったりする場合、年齢階級別死亡率のばらつきが大きくなり、得られる値の信頼性が低くなる。これに対し、SMR は市町村など規模の小さい集団間の比較に適しており、対象の観察集団の年齢階級別人口がわかっていれば年齢階級別死亡率が不明であっても算出できる。SMR は以下の式によって算出される。

標準化死亡比（SMR）

- 期待死亡数＝Σ（基準集団の年齢別死亡率×観察集団の年齢別人口）
- **標準化死亡比**（SMR）＝（観察集団の現実の死亡数／期待死亡数）× 100

SMR から間接法による年齢調整死亡率を求めることができる。

- 年齢調整死亡率（間接法）＝（SMR ／ 100）×基準集団の粗死亡率

f 死産、周産期死亡、乳児死亡、妊産婦死亡

① 死産

自然死産
人工死産

妊娠満12週以降の死児の出産で、**自然死産**と**人工死産**を含む。人工死産は、胎児の母体内生存が確実な時の人工的処置による死産を指し、それ以外が自然死産となる。ただし、人工的処置が胎児を出生させる目的の場合や、母体内の胎児が生死不明、あるいは既に死亡している場合は自然死産とする。自然死産率、人工死産率ともに低下傾向にあり、2022年の死産数は1万5,178胎、死産率（出産千対）は19.3（自然死産率9.4、人口死産率9.9）であった。

- 死産率・自然死産率・人工死産率
  ＝（年間死産［総数・自然・人工］／年間出産数）× 1,000

なお、

- 出産数＝出生数＋死産数である。

② 周産期死亡

周産期死亡

周産期死亡とは出産とその前後での児の死亡を意味し、妊娠満22週以降の死産と早期新生児死亡（生後1週未満死亡）を加えたものである。早期新生児死亡を死産として届ける習慣の国や地方があることから、その時期の死産と早期新生児死亡を合わせて扱う方が、国際比較などに合理的である。

- 周産期死亡率＝{(年間妊娠満22週以後の死産数＋生後1週未満の死亡数)／(年間出生数＋妊娠満22週以後の死産数)} × 1,000

わが国の周産期死亡率（2022年で3.3）は、他の先進国と比べても最も低い部類に属するが、妊娠満22週以後の死産数が、早期新生児死亡数より多いことが特徴である。

③ 早期新生児死亡、新生児死亡、乳児死亡

早期新生児
新生児
乳児

早期新生児、**新生児**、**乳児**は以下のように定義される。

- 早期新生児：生後1週（7日）未満
- 新生児　　：生後4週（28日）未満
- 乳　児　　：生後1年未満（0歳）

これらの死亡率は通常、出生千人に対する比率で表す。

- 早期新生児死亡率＝（年間早期新生児死亡数／年間出生数）× 1,000
- 新生児死亡率　　＝（年間新生児死亡数／年間出生数）× 1,000
- 乳児死亡率　　　＝（年間乳児死亡数／年間出生数）× 1,000

図3－6　主な死因別乳児死亡数（全死因に対する割合）

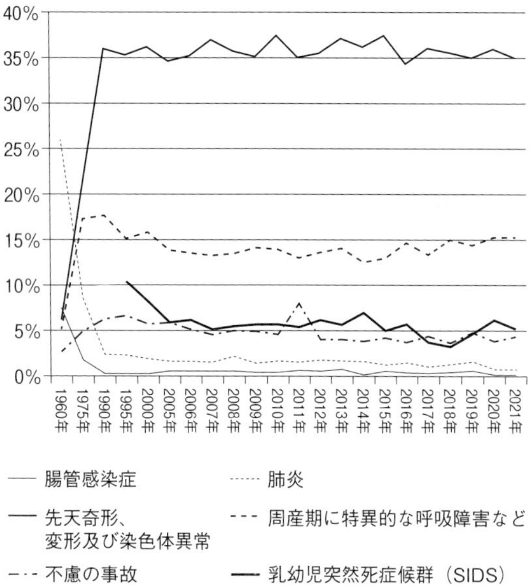

図3－7　直接・間接産科的死亡割合の推移

（2010～2021年に報告され事例検討を終了した424例の解析結果）

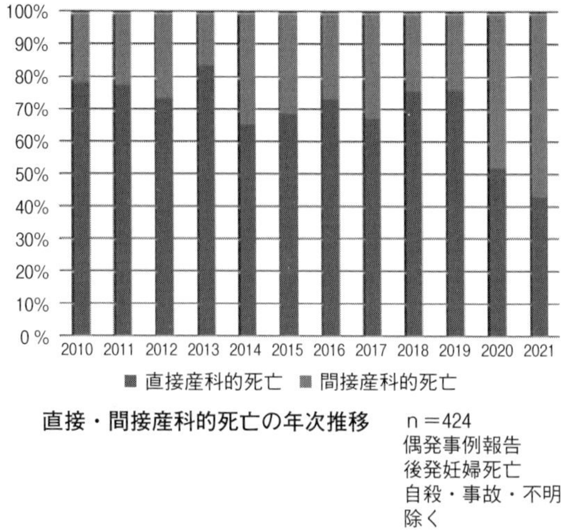

（出所）妊産婦死亡症例検討評価委員会「妊産婦死亡の範疇（直接産科的死亡 vs 間接産科的死亡）」『母体安全への提言 2021』2022年、12頁）より引用。

乳児死亡率は、地域・社会全体の保健水準・生活水準を指し示す指標の１つであり、わが国では世界的に見て、最も低率である（2022年で1.7）。また早期新生児死亡率（0.6）、新生児死亡率（0.8）も、世界的に見て最も低率である。このうち、近年は早期新生児死亡率の低下が著明である。

乳児死亡の要因には先天的なものと後天的なものがある。新生児死亡、とくに早期新生児死亡は先天的な要因によることが多く、それ以降になると後天的な原因による死亡が多くなる。乳児死因としては「先天奇形、変形及び染色体異常」が最も多く、「周産期に特異的な呼吸障害及び心血管障害」、「乳幼児突然死症候群」と続く（図3－6）。

付）幼児死亡：生後満１歳から４歳までを幼児といい、幼児死亡率は、（生後満１～４歳の死亡数／当該人口）×1,000（または100,000）で示される。わが国における幼児死亡の特徴は、不慮の事故、とくに溺死の割合が高いことである。

④ 妊産婦死亡

妊産婦死亡

妊産婦死亡とは妊娠中または妊娠終了後満６週（42日）未満の女性の死亡で、妊娠もしくはその管理に関連した、またはそれらによって悪化した全ての原因によるものをいう。ただし、不慮または偶発の原因によるものは除かれる（図3－7）。妊産婦死亡には直接死亡と間接死亡がある。**直接産科的死亡**は、妊娠時における産科的合併症が原因で死亡したもので、子宮外妊娠、妊娠高血圧症候群、産科的肺塞栓などが原因となる。**間接産科的死亡**は、妊娠前から存在した疾患または妊娠中に発症した疾患により死亡したもので、糖尿病、感染症、貧血、心疾患などを合併した死亡である。

直接産科的死亡

間接産科的死亡

• 妊産婦死亡率＝（年間妊産婦死亡数／年間出産数）×100,000

国際比較では、出産数の代わりに出生数を分母とすることもある。わが国の妊産婦死亡率は世界的に見て最も低率である（2020年で出産10万対2.8）。

D　生命表

a　生命表の作成

作成基礎期間における死亡状況が今後変化しないと仮定したとき、同時点で発生した出生児集団が死亡して減少していく過程で、各年齢の者が平均して後何年生きるか、定常状態の人口構造はどのようになるかを生命関数によって表現したものを**生命表**という。5年毎に行われる国勢調査人口を使用して**完全生命表**が作成され、人口動態統計と毎年の推計人口を使用して**簡易生命表**が作成される。

生命表
完全生命表
簡易生命表

生命表では、以下の諸関数が用いられる。

・死亡率　${}_nq_x$：

ちょうど x 歳に達した者が（$x+n$）歳に達しないで死亡する確率を、x 歳以上 $x+n$ 歳未満における死亡率といい、これを ${}_nq_x$ で表す。特に ${}_1q_x$ を x 歳の死亡率といい、q_x で表す。

・生存数　l_x：

生命表で一定の出生者（通常10万人）が、上記の死亡確率に従って死亡減少していくと考えた場合、x 歳に達するまで生きると期待される者の数を x 歳における生存数といい、これを l_x で表す。

・死亡数　${}_nd_x$：

x 歳における生存数 l_x 人のうち、（$x+n$）歳に達しないで死亡すると期待される者の数を x 歳以上 $x+n$ 歳未満における死亡数といい、これを ${}_nd_x$ で表す。特に ${}_1d_x$ を x 歳における死亡数といい、これを d_x で表す。

図3－8　生存数曲線

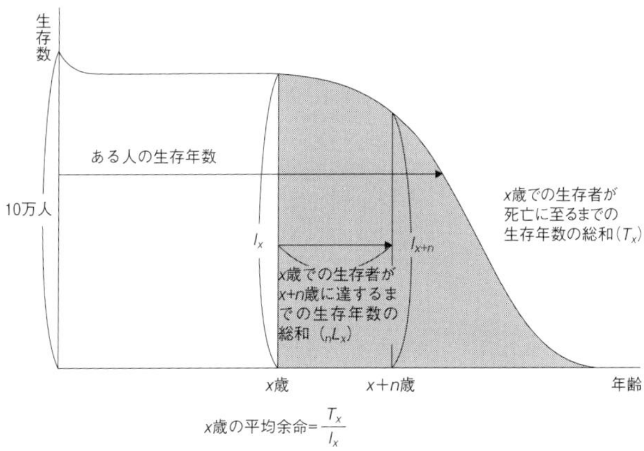

- **定常人口　${}_nL_x$ 及び T_x：**

x 歳における生存数 l_x 人について、これらの各々が、x 歳から（$x+n$）歳に達するまでの間に生存する年数の和を、x 歳以上 $x+n$ 歳未満における定常人口といい、これを ${}_nL_x$ で表す。かりに常に一定の出生があって、これらの者が上記の死亡率に従って死亡すると仮定すると、究極において一定の人口集団が得られる。その集団での x 歳以上 $x+n$ 歳未満の人口は ${}_nL_x$ に相当する。とくに ${}_1L_x$ を x 歳における定常人口といい、これを L_x で表す。

さらに、x 歳における生存数 l_x 人について、これらの各々が x 歳以後死亡に至るまでの間に生存する年数の和を x 歳以上の定常人口総数といい、これを T_x で表す。

- **平均余命　$\mathring{e}_x$：**

平均余命
平均寿命

x 歳における生存数 l_x 人について、これらの者が x 歳以降に生存する年数の平均を x 歳における**平均余命**といい、これを $\mathring{e}_x$ で表す。x 歳の平均余命は、$\mathring{e}_x = T_x / l_x$ によって与えられる（図 3－8）。とくに 0 歳の平均余命 $\mathring{e}_0$ を**平均寿命**という。

- **寿命中位数：**

寿命中位数

生命表上で、出生者のうち丁度半数が生存し、半数が死亡すると期待される年数を**寿命中位数**といい、$l_a = l_0 / 2$ を満たす a として与えられる。

b　平均余命と平均寿命

平均余命とは、ある年齢の人がそれ以後生存する年数の期待値である。とくに 0 歳の平均余命である平均寿命は、わが国の死亡状況を集約した保健福祉水準を総合的に示す指標として広く利用されている。なお、単純に平均寿命から現在の年齢を引いた年数が平均余命にはならないことに注意が必要である（一般に、平均余命の方が長い）。

わが国の平均寿命の推移を見ると、1947 年に男女ともに平均寿命が 50 歳を超え、女性は 1952 年に、男性は 1959 年に平均寿命が 65 歳を超えた。その後、阪神・淡路大震災（1995 年）、東日本大震災（2011 年）、新型コロナウイルス感染症（2021 年、2022 年）などのために一時的に低下が見られる時期を除けば、一貫して上昇傾向が続いている。2022 年の簡易生命表によると、我が国の平均寿命は男性 81.05 歳、女性 87.09 歳で、男女の平均寿命には約 6 年の開きがある。わが国の平均寿命の延伸には乳児死亡率の低下が大きく寄与してきたが、1980 年以降の延伸は主として中高年齢者の死亡率の改善による。国別の比較では、わが国は男女ともに世界有数の長寿国となっており、2022 年では男性が世界 5 位（1 位からスイス、スウェーデン、オーストラリア、香港の順）、女性が 2 位（1 位は香港）であった。また、寿命中位数は、男性 83.93 年、女性 89.96 年となっており、いずれも平均寿命を上回っている。

死因別死亡確率

生命表の上で、ある年齢の者が将来どの死因で死亡するかを推計し、確率で表したものを**死因別死亡確率**という。2021 年の死因別死亡確率をみると、0 歳では男女とも悪性新生物で死亡する確率が最も高い。またある死因が克服された場合、その死因によって死亡していた者は、その死亡年齢以降に他の死因で死亡することになる。その結果、死亡時期が繰り越され、余命が延びる（特定死因を除去した場合の平均余命の延び）。この延びは、その死因のために失われた余命とみなすことができ、各死因が平均寿命にどの程度影響しているかを推測することができる。男女ともに、悪性新生物、心疾患、脳血管疾患の順となっている。

c 健康寿命

公衆衛生の目的は、単に寿命を延長するのみではなく、その内容、即ち**生活の質**（QOL）を高めることにある。寿命にQOLを加味して評価するために、生活の質調整生存年数（quality-adjusted life years、QALYs）や障害調整生存年数（disability-adjusted life years、DALYs）といった**健康寿命**の指標が用いられている。QALYsとDALYsは以下の式で算出される。

生活の質（QOL）

健康寿命

- QALYs＝健康の効用値×生存年数（効用値：完全な健康＝1、死亡＝0。心身の状態によってその中間の値をとる。）
- DALYs＝早死損失年数＋障害生存年数

健康日本21（第二次）では健康寿命の延伸が最終的な目標として掲げられ、国民生活基礎調査をもとにサリバン（Sullivan）法によって、「日常的に制限のない期間の平均」が算定されている。2019年では男性72.68歳、女性75.38歳であり、2021年の平均寿命との差では女性の方が長い（男性8.79年、女性12.19年）。また、健康寿命には都道府県格差が見られることから、社会環境の整備による地域差縮小が目標とされている。

E 傷病統計

a 患者調査

患者調査は、統計法に基づく基幹統計で、医療施設（病院、一般診療所、歯科診療所）を利用する患者について、傷病の状況等の実態を明らかにし、医療行政の基礎資料を得る目的で、厚生労働省が3年に1回実施する。10月のある調査日に層化無作為的に抽出された医療施設を受診した全患者（初診および再来）、およびある1か月間の退院患者について、性、生年月日、住所、入院外来の別、受療の状況、診療費等支払方法、紹介の状況等についての調査票記入を医療施設に依頼調査する。推計患者数、推計退院患者数、受療率、総患者数（傷病別推計）等が算出される。推計患者数には、①調査日に受診していない再来の外来患者は含まれない、②疾患によっては曜日による歪みがある、③病院に受診していない患者は集計から漏れる等の短所も指摘されて

患者調査

いる。患者調査（2020年）の概要を以下に示す。

① 推計患者数

調査日に医療施設で受療した推計患者数は、入院121万1千人、外来713万8千人であった。なお2020年度の調査では、総患者数の推計方法の見直しが行われたため、前回調査の結果との単純比較ができないことに注意が必要である。

② 受療率

受療率

受療率は次式によって算出する。

- 受療率（人口10万対）＝（調査日に医療施設を受療した推計患者数／人口）× 100, 000

受療率（人口10万対）は、入院960、外来5, 658である。即ち、調査日に人口の約1％が入院しており、約5％が外来を受診していることになる。年齢階級別にみると、入院、外来ともに「65歳以上」が最も高くなっているが、年次推移では低下傾向となっている（図3－9）。傷病別にみると、入院では精神及び行動の障害、循環器系の疾患、新生物の順、外来では消化器系の疾患（う蝕、歯肉炎及び歯周疾患を含む）、循環系の疾患、筋骨格系及び結合組織の疾患の順となっている（表3－5）。

② 退院患者の平均在院日数等

退院患者の平均在院日数は病院33. 3日、一般診療所19. 0日で、年齢階級が上がる

図3－9　年齢階級別にみた受療率（人口10万対）の年次推移

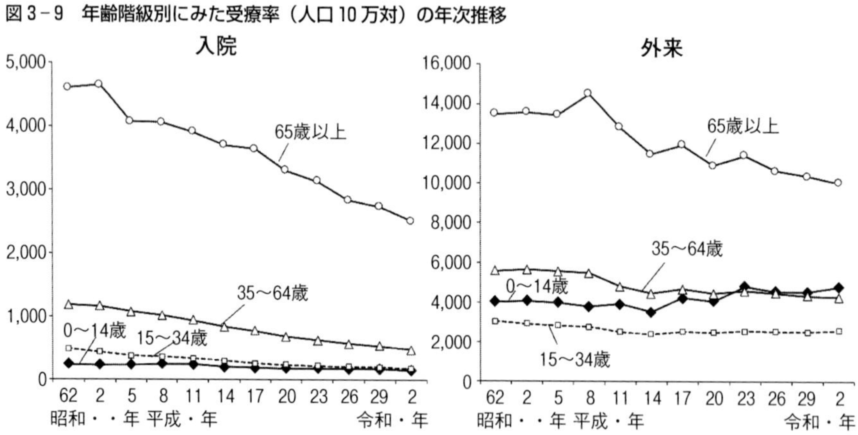

（注1）平成23年は、宮城県の石巻医療圏、気仙沼医療圏及び福島県を除いた数値である。
（出所）厚生労働省「年齢階級別にみた受療率（人口10万対）の年次推移」（『令和2年（2020）患者調査の概況』9頁）より引用。

表3－5　主な傷病別にみた受療率（人口10万対）

傷病名	入院			外来		
	総数	男	女	総数	男	女
新生物	100	115	87	196	178	212
精神及び行動の障害	188	185	190	211	198	224
循環器系の疾患	157	151	163	652	609	693
消化器系の疾患	48	53	43	1, 007	870	1, 137
筋骨格系及び結合組織の疾患	59	46	71	718	556	872

とともに長くなっている。傷病分類別では、精神及び行動の障害（294.2日）、神経系の疾患（83.5日）、循環系の疾患（41.5日）の順となっている。

③ 主な傷病の総患者数（傷病別推計）

高血圧性疾患993万7千人、歯科関連疾患813万3千人、2型糖尿病232万4千人となっている。

患者調査と並行して行われる**受療行動調査**は、医療施設を利用する患者について、受療の状況や受けた満足度等を調査することによって、医療に対する患者の認識や行動を明らかにし、今後の医療行政の基礎資料を得ることを目的とするものである。

受療行動調査

b 国民生活基礎調査

国民生活基礎調査は、統計法に基づく基幹統計で、保健、医療、福祉、年金、所得等の国民生活について基礎的事項を調査し、厚生労働行政の企画・運営に必要な基礎資料を得るとともに、各種調査の調査客体を抽出するための親標本を設定することを目的とし、層化無作為抽出による世帯及び世帯員を対象に、調査員が調査用紙を調査世帯に配布して本人の状況を記入してもらい、後日回収する。調査は厚生労働省が毎年実施するが、1986年を最初の年とし、以後3年毎に大規模な調査を実施し、中間の各年には小規模な調査を行う。

国民生活基礎調査

調査は、世帯票、所得票・貯蓄票、健康票、介護票からなり、簡易調査の年には世帯票と所得票のみが調査される。この調査では、医療施設から説明された診断名だけでなく本人の自己診断も含まれるので、正確な傷病分類はできないが、本人が調査時点で病気であると自覚しているものを知ることができる。

① 自覚症状の状況

世帯員（入院者を除く）のうち、病気やけが等で自覚症状のある者を有訴者という。人口1,000人に対する有訴者数を**有訴者率**という。

有訴者率

- 有訴者率＝（有訴者数／世帯人員数）× 1,000

2022年の有訴者率は276.5（男性246.7、女性304.2）で、女性の方が高くなっている。年齢階級別にみると、年齢が高くなるとともに上昇し、75歳以上では約半数が有訴者である。自覚症状で多いのは、男性では、腰痛、肩こり、頻尿（尿の出る回数が多い）、女性では、肩こり、腰痛、手足の関節が痛む、の順である。

② 通院者の状況

通院者とは、世帯員（入院者を除く）のうち、病気やけがで病院や診療所、老人保健施設、あんま、はり・きゅう、柔道整復師に通っている者をいう。人口1,000人に対する通院者数を、**通院者率**という。

通院者率

図 3－10　男女別年齢階級別通院者率

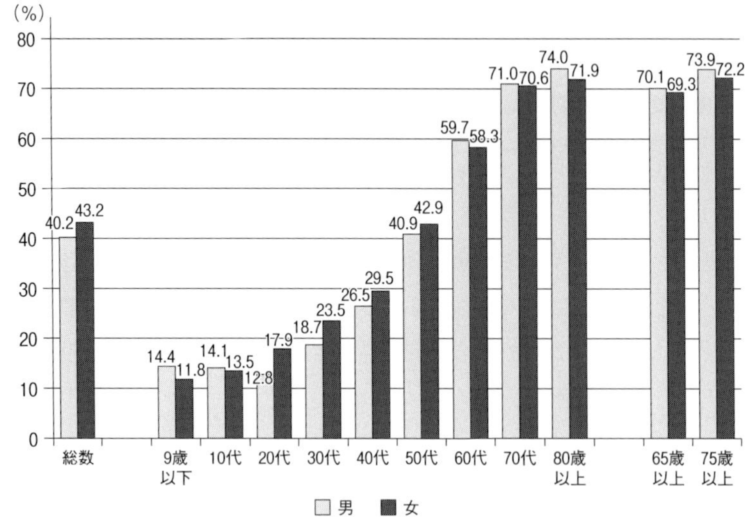

（資料）厚生労働省『2022（令和 4）年 国民生活基礎調査の概況』。

• 通院者率＝（通院者数／世帯人員数）× 1,000

2022 年の通院者率は 417.3（男性 401.9、女性 431.6）で、女性の方が高くなっている。年齢階級別にみると、年齢が高くなるとともに上昇し、75 歳以上では 7 割以上が通院している（図 3－10）。病気としては、男性では高血圧症、糖尿病、歯の病気の順、女性では高血圧症、眼の病気、歯の病気の順となっており、男女とも高血圧症が最も高い。また国民生活基礎調査からは、全国および都道府県別のがん検診受診率も推計される。

F　健康増進に関する統計

a　国民健康・栄養調査

健康増進法

国民健康・栄養調査

健康増進法により、厚生労働大臣は、国民の健康増進の総合的な推進を図るための基礎資料として、国民の身体の状況、栄養摂取量及び生活習慣の状況を明らかにするために**国民健康・栄養調査**を行うことが定められている。調査は毎年 11 月に実施され（2020 年と 2021 年は新型コロナウイルス感染症の影響により中止）、層化無作為抽出により選ばれた地区の世帯と世帯員が対象となる。都道府県は調査実施のために、国民健康・栄養調査員を置くことができる（図 3－11）。2020 年調査の結果によると、食習慣・運動習慣を「改善するつもりはない」者が 4 人に 1 人、喫煙及び受動喫煙の状況については改善傾向、非常食の用意の状況には地域差があること、などが明らかとなった。

図 3－11　国民健康・栄養調査

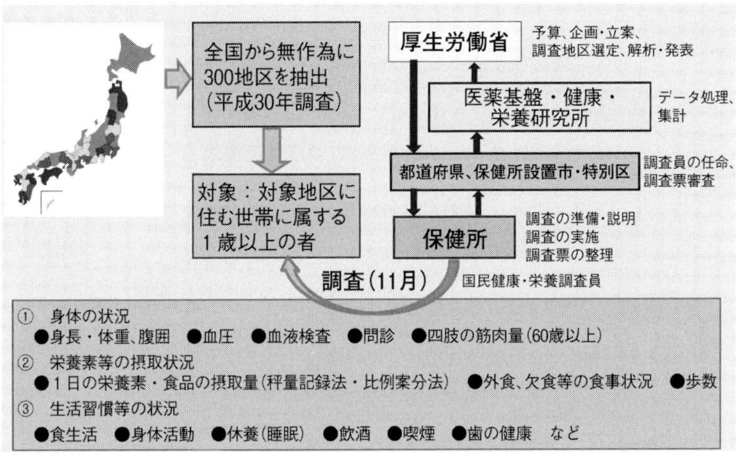

（出所）厚生労働統計協会『図説国民衛生の動向 2020/2021 国民健康・栄養調査』。

図 3－12　NDB オープンデータで公表されている項目

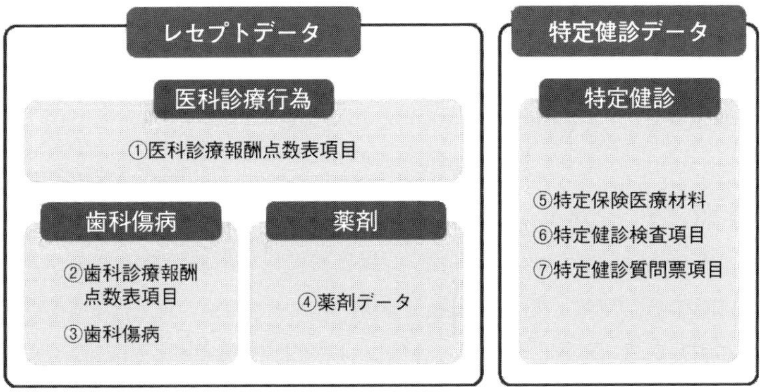

b　レセプト情報・特定健診等情報データベース（NDB）、国保データベース（KDB）

厚生労働省は、「**高齢者の医療の確保に関する法律**」に基づき、レセプト情報（2009年度分から）と特定健診等の情報（2008年度分から）を収集し、「**レセプト情報・特定健診等情報データベース**（NDB）」に格納を行ってきた。更に2011年以降、行政機関や研究者等に向けてこのNDBデータの提供を行ってきた（図3－12）。現在、NDBには医療保険のレセプトデータのかなりの部分が集められるとともに、年間2,000万件を超える特定健診・特定保健指導のデータが含まれており、国民の医療動向や健康等の実態を把握するための有用なデータとして活用されるようになってきた。

高齢者の医療の確保に関する法律

レセプト情報・特定健診等情報データベース

また2013年10月からは、**国保データベース**（KDB）システムが稼動開始されている。KDBとは、国保保険者や後期高齢者医療広域連合における保健事業の計画の作成や実施を支援するため、国保連合会が「健診・保健指導」、「医療」、「介護」の各種データを利活用して、①「統計情報」、②「個人の健康に関するデータ」を作成するシステムである（図3－13）。保険者はKDBシステムを活用することにより、その地域の健康状況（**特定健診**や**特定保健指導**の実施状況、疾病別医療費、一人当たり医療費等）を確認するとともに、他の地域の健康状況と比較することにより、自らの地域の特徴

国保データベース（KDB）

特定健診
特定保健指導

図3－13　国保データベース（KDB）システムの概要

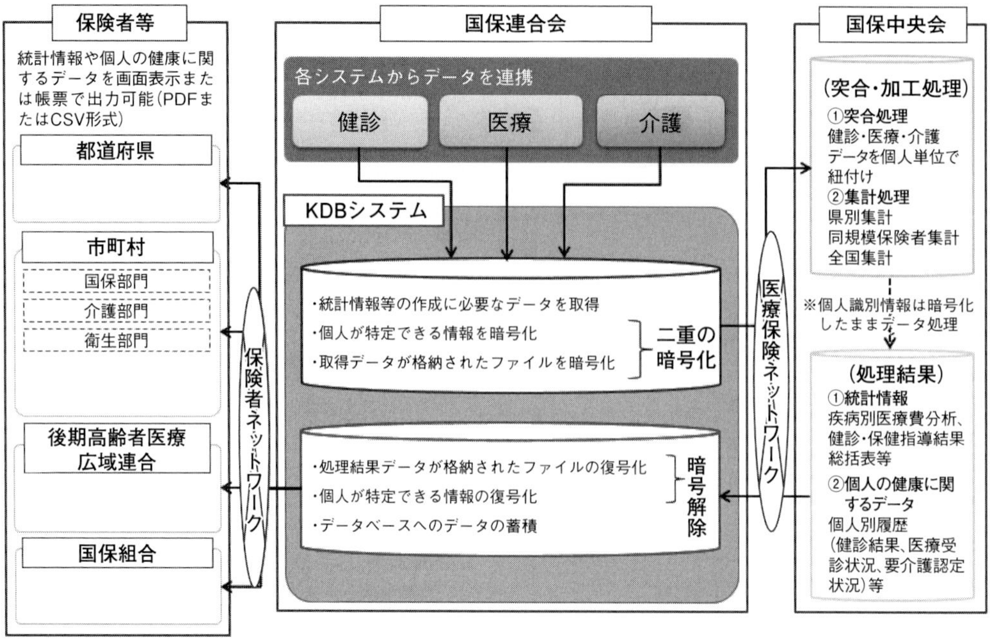

（出所）国民健康保険中央会『国保データベース（KDB）システム』。

を把握し、優先すべき課題（健診受診率向上、生活習慣病予防、重症化予防等）を明確化できる。また適正受診が望まれる者や、優先的に保健指導の対象とすべき者を判断し、個人に対する効率的・効果的な保健事業（糖尿病性腎症の重症化予防等）を実施することが可能となる。実施した事業の評価は、経年的なデータ等を活用しながら行い、次の課題解決に向けた計画の見直しを行っていくという、**PDCA サイクル**に沿った展開となる。

PDCA サイクル

4 健康状態・疾病の測定と評価

A 疫学の概念

a 疫学の定義、対象と領域

疫学（epidemiology）という言葉は、ギリシャ語で「～に関する」の意味に相当する“epi”と、「人々」という意味の“demos”、および「～の研究」という意味の“logos”からできている。疫学に関しては多くの定義が提案されているが、基本的原則と公衆衛生的精神をとらえたものとして、以下に示す定義が示されている。「疫学とは、ある特定の人口集団における健康に関連した状態や事象の分布と決定要因の研究、および健康管理への応用である。」元来、疫学は伝染性疾患の流行を扱っていたが、現在では生活習慣病、難病、事故・外傷、出生異常、母子保健、産業保健、環境保健など広い分野で応用されている。

臨床家は個人の健康を考えて、通常その個人の診療に責任をもつ。疫学者は、ある地域社会やその他の領域における人々の集合的な健康を考える。したがって、疫学者は疾病や健康障害に関連した要因への曝露、曝露を受けた人々の数、その集団における蔓延の可能性、および増加や再発を防ぐための介入などに焦点をあてる。疫学は単なる研究ではなく、公衆衛生活動を導くための科学的データを提供する。

疫学では曝露と疾病との因果関係を明らかにすることに関心が払われるが、疫学的方法で因果関係を立証することは容易ではない。これまで因果関係を表すための様々なモデルが提唱されてきた。感染性疾患の因果関係を示す伝統的な三角モデルでは、疾病の罹患に関連する要因は**病因**（agent）、**宿主**（host）、**環境**（environment）の3つの構成要素（**疫学3大要因**）から成る（図4－1）。感染症において病因は細菌、ウイルス、寄生虫などの感染性微生物を意味する。また環境要因には感染経路、宿主要因には個人にそなわった感受性や抵抗力・免疫が該当する。疫学の対象が非感染性疾患に応用されるようになるにつれて病因の概念も拡大され、化学的、物理的、心理的要因も含むようになってきた。宿主要因は病因への曝露、感受性、反応などに影響を与え

病因
宿主
環境
疫学3大要因

図4－1　疫学3大要因

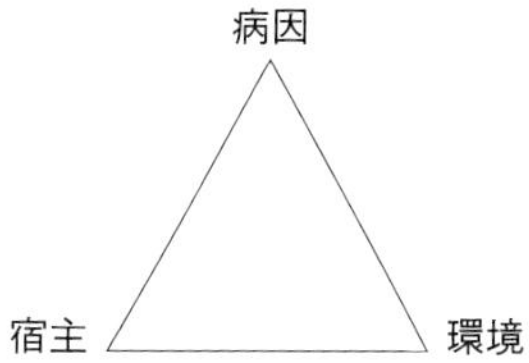

図 4－2　病気の成り立ちを説明する 2 つのモデル――車輪モデル（左）と因果の網モデル（右）

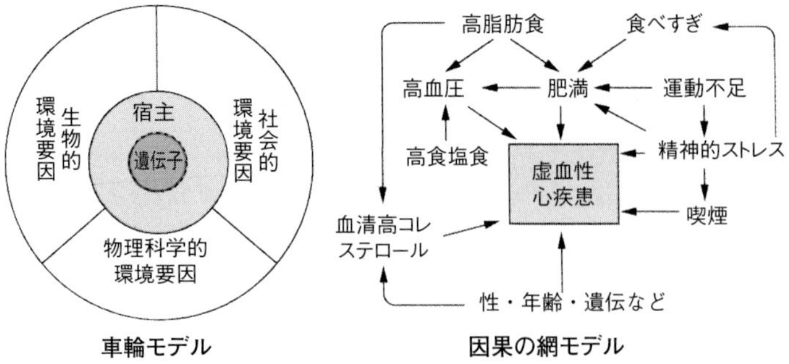

る内在要因であり、年齢、性別、人種、体格、社会経済的状態、行動（飲酒、喫煙、薬物、性行為、食習慣など）、遺伝的背景、疾病の既往歴、予防接種歴、心理的気質などが含まれる。環境要因は、病因や曝露機会に影響を与える外在要因である。気象、地形、地質などの物理的要因、媒介昆虫、家畜、ペットなどの生物学的要因、集合密度、保健サービスの利用しやすさなどの社会経済的要因に分類される。

これらの 3 大要因は多様で複雑な形で相互関係をなしており、そのバランスは疾病により異なる。しかしながら非感染性疾患では、ある特定の要因が病因か環境要因のどちらに分類されるべきかが明確でない場合が多く、3 大要因モデルは必ずしもうまく適用されないため、いくつかの異なるモデルが提唱されている（図 4－2）。感染性疾患では病原体は疾病の発症に必ず存在しなくてはならないが、このように特定の単一病因のみから特定の疾病が発症するという考え方が「**特異的病因論**」である。非感染性慢性疾患では、このような特異的病因となる要因が存在しない場合が多く、複数の構成要因の様々な組合せのもとで疾病が発症する（**多要因原因説**）。また各要因の作用は、相加的、相乗的、あるいは拮抗的である。ただし原因が多要因であっても、予防活動を起こすためにすべての要素を明らかにする必要はなく、1 つの要素でも阻止することで、その経路を介する発症を予防することは可能である。

特異的病因論

多要因原因説

b　疾病頻度：罹患率、累積罹患率、有病率、致命率、死亡率

集団における疾病の存在状態あるいは疾病発症の確率を記述するため、罹病に関する様々な指標が用いられる。

罹患率

罹患率（incidence rate）とは、特定期間における集団内での疾病の新規発症を測定する指標である。人口 10^n あたりの罹患率の計算式は次の通りである。

- 罹患率＝（ある期間における新規発症数／その期間における要因への曝露者）× 10^n

罹患率の分子は必ず新規に発症した者の数であり、期間以前に発症していた、あるいは診断を受けていた者が含まれていてはならない。分母集団は危険曝露人口（population at risk）とよばれ、分子となる罹患者は必ず危険曝露人口から発症した者である。危険曝露人口としては、①当該期間の平均的な人口、②当該期間の中央における人口、③当該期間の当初における人口、から状況に応じて適切なものが選ばれる。

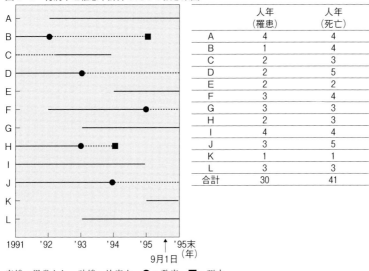

図 4－3　有病率と罹患率計算のための仮想集団

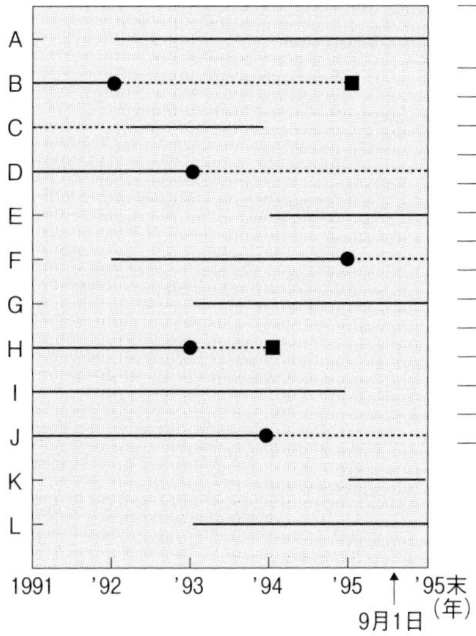

	人年 (罹患)	人年 (死亡)
A	4	4
B	1	4
C	2	3
D	2	5
E	2	2
F	3	4
G	3	3
H	2	3
I	4	4
J	3	5
K	1	1
L	3	3
合計	30	41

実線：異常なし　破線：治療中　●：発病　■：死亡

当該期間の当初人口を用いた場合、この指標は**累積罹患率**と呼ばれるが、累積罹患率では観察期間を明示する必要がある。しかしながら集団を対象に疾病の発症頻度を測定する場合、個人ごとに観察開始時期が異なったり、期間途中で観察から脱落したりすることにより、観察期間が異なることがある。このような場合には**人年法**（person-year method）を用いることで、データの有効活用が可能となり集団間の比較が行える。

累積罹患率

人年法

図 4－3 では 12 人の集団を 5 年間観察し、5 例の新規発症と 2 名の死亡が記録されたと仮定したものである。人年法では、1 人を 1 年間観察した場合の単位として 1 人年を設定する。この例では 1991 年当初から 1995 年末までの期間中、各人の発病にいたるまでの観察人年（即ち健康でいた年数）の合計は 30 人年となる。死亡率の計算でも同様に人年法を用い、各人の死亡にいたるまでの観察人年（即ち生存した年数）の合計は 41 人年となるので、

- 罹患率＝5/30 ＝ 0. 17
- 死亡率＝2/41 ＝ 0. 049

と計算される。

有病率（prevalence）とは特定時点でのある集団における特定の疾病をもつ者の割合を示す指標であり、人口 10^n あたりの有病率は、次の計算式で表される。

有病率

- 有病率
  ＝(ある時点における新規発症数および既罹患数の合計／その時点における人口)× 10^n

このように一時点で求めた有病率を特に（時）点有病率といい、単に有病率という場合は通常、点有病率をさす。これに対し、より長い時間的経過において、集団人口のうちで特定の疾病がどのくらい存在するかを知るためには、**期間有病率**が用いられることがある。期間有病率は、主に慢性疾患の統計に用いられる。

期間有病率

• 期間有病率＝(ある期間における新規発症数および既罹患数の合計／観察対象集団の全人口)×10^n

図4－3で1995年9月1日時点での有病率は

• 有病率＝3/8＝0.375

となる。また期間有病率は

• 期間有病率＝6/12＝0.5となる

致命率

致命率（case fatality rate）とは特定の疾病に罹患している者が、その疾病により死亡する割合であり、通常%で表示される。致命率では、観察期間の長さも明確にしておく必要がある。致命率は、慢性疾患に対しては有効な指標とはいえない。

c　曝露因子の環境評価：相対危険、ハザード比、オッズ比、寄与危険

リスク
相対危険度
リスク比

ある要因が生体に作用したときに、疾病に罹患する危険の度合いを数量的に表したものを**リスク**（risk）といい、対象者が一定期間内に罹患する確率として表すが、確率計算の分母には、人数を用いる場合と人年を用いる場合がある。**相対危険度**（relative risk, RR）は**リスク比**（risk ratio）とも呼ばれ、2つの集団間での疾病や死亡といった健康に関する事象のリスクを比較する指標である。通常は集団を疑わしい要因への曝露の有無により「曝露群」と「非曝露群」に分け、比較対照となる非曝露群のリスクを分母におく。

• 相対危険度
　＝注目している集団（曝露群）のリスク／比較対照集団（非曝露群）のリスク

このようにして求めた相対危険度は、曝露と疾病との関連の強さ（相関）を測定する指標となる。

寄与危険度
リスク差
寄与危険度割合
集団寄与危険度

相対危険度の算出に用いた曝露群のリスクから非曝露群のリスクを差し引いた値を、**寄与危険度**（attributable risk）または**リスク差**（risk difference）という。この指標では非曝露群の疾病リスクを基準として、それを上回る曝露群でのリスクの増加分は、注目する要因への曝露によって起こされたと考える。ただし、注目する要因以外の他の要因の影響は、曝露群、非曝露群とも同様であると仮定する。この寄与危険度が曝露群のリスクに占める割合を、**寄与危険度割合**（attributable risk percent, ARP）という。相対危険度からは、絶対的なリスクの強さを知ることはできない。たとえ相対危険度が大きくても、まれな疾病であれば絶対的なリスクは極めて小さい。また相対危険度が小さくても、社会に広く見られる要因であれば政策的見地から優先的に対策が考慮される。社会全体の健康にとって重要な要因を決定する場合は、人口集団における絶対的なリスクを評価する指標として**集団寄与危険度**（または人口寄与危険度）が用いられる。集団寄与危険度は、集団の中でのその要因への曝露群の割合と寄与危

険度との積であり、要因への曝露により増加した罹患率を意味する。またその曝露による増加が、集団で罹患した疾病の何％に相当するかを表すものが、集団寄与危険度割合（population attributable risk percent）である。いいかえれば、集団全体での曝露を除去することにより、罹患を予防できる人口割合である。

図4－4に示すように、ある集団での要因への曝露者の割合を Pe、罹患に対する相対危険度を RR とした場合、**集団寄与危険度割合**は次式で表される。

集団寄与危険度割合

- 集団寄与危険度割合

$$= 〔Pe \times (RR - 1) / \{1 + Pe \times (RR - 1)\}〕 \times 100\ (\%)$$

これは、図4－4で3つの四角形全面積に対する、網掛け部分（曝露により上乗せされた罹患に相当）の面積の割合となる。

罹患や死亡など新規イベントが発生するまでの一定期間、追跡を行う調査では、追跡期間を考慮した生存分析法が用いられることがあり、その場合は**ハザード比**が算出される。ハザード比とは「ある瞬間における発生率の比」であり、追跡期間中にはリスクが変化することも考慮される。ただしハザード比が、相対危険度やリスク比と表現される場合があることに留意する必要がある。

ハザード比

図4－4　集団寄与危険度割合の算出

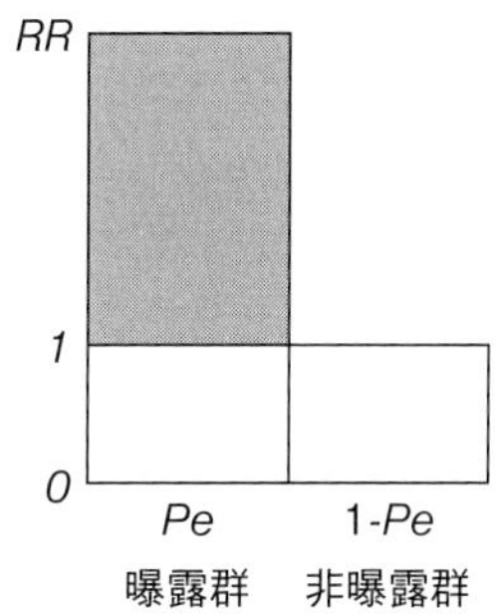

相対危険度を求めるためには、集団を追跡調査して発症を観察する必要がある。これに対し、ある疾病の患者群とその対照群（疾病に罹患していない集団）を設定し、過去にさかのぼって疑わしい要因への曝露状況を比較する方法がある。この場合、曝露と疾病との関連の強さを測定する指標として、**オッズ比**（odds ratio）が求められる。

オッズ比

B　疫学の方法

a　記述疫学（descriptive epidemiology）

記述疫学

時間、場所、人は疫学的変数とよばれるが、**記述疫学**はこれらの特性について集団からデータを集め、その特徴を明らかにすることである。たとえば地域でのがん登録データの記述疫学的研究から、がんのリスクを測定し仮説を導くことが可能となる。

時間的分布の記述からは、疾病の長期的趨勢、季節的変動、曜日や時刻との関連が明らかとなる。また疾病の発生や流行の時間的経過を示すために、流行曲線とよばれるグラフを作成することもある。疾病の発生を場所によって説明することで、問題の地理的広がりを洞察することができる。場所としては、居住地、出生地、雇用地、学区、医療福祉機関利用圏などが用いられる。またその地理的単位として、国、都道府県、市町村、さらに小さな地区など大きなものから小さなものまであり、都市部か農村部か、施設内か施設外かといった分類が有益なこともある。記述疫学で人の特性に

表 4－1　横断研究の例：肥満者と運動習慣との関連（仮想）

調査時の運動習慣	肥満度		計
	肥満群（BMI ≧ 25）	正常群	
なし	360 （30. 0）	840 （70. 0）	1, 200 （100. 0）
あり	120 （20. 0）	480 （80. 0）	600 （100. 0）
計	480	1, 320	1, 800

（注）（　）は肥満の有無別の割合（%）を示す。

よってデータを分析する場合、その分類には、生まれつきの特性（年齢、人種、性別)、後天的特性（結婚歴)、行動（職業、余暇活動、薬物使用、飲酒、喫煙)、生活条件（社会経済的状態、医療機関へのアクセス）などが用いられる。

記述疫学では疾病をもつ集団の特性を明らかにし、仮説をたてるには有用であるが、その特性が疾病と関連しているかという疑問には答えられない。これに対し、**分析疫学**（analytical epidemiology）はある特性をもたない集団との比較を行うことによって、曝露と結果との関連性を測定し、因果関係の仮説を検証するための手法である。

分析疫学

b　横断研究（cross-sectional study）

横断研究

有病率研究

横断研究では集団に属する個人を対象に、ある時点での疾病の有無と疑わしい要因の有無を調べる。短い期間で、比較的容易に調査を行える利点がある。疾病情報が有病率で把握されるため、**有病率研究**とも呼ばれるが、この方法で記録されるのは罹患ではなく、疾病の有病状態であり、疾病と要因の時間的な前後関係は不明である。したがって、横断研究は仮説を導くには有用だが、そこから曝露と罹患との因果関係を明らかにすることは困難である。表 4－1 は、肥満度と運動習慣の関係を示す横断研究（仮想）の結果であるが、この結果から、運動習慣の有無が肥満の有無の原因となるかを実証することはできない。

c　生態学的研究（ecological study）

生態学的研究

生態学的錯誤

生態学的研究は地域相関研究ともよばれ、観察単位は個人ではなく地域や集団となる。利用されるデータはその地域についてのある特性の割合（喫煙率など）や要約された値（平均家族収入など)、環境的あるいは物理的特性（大気汚染の程度や日照時間など)、あるいは地域の全体的特性（人口密度、政治体制など）である。生態学的研究では通常、既存の統計から情報を得るため、費用がかからない簡便な手法であるが、地域や集団内で個人への曝露を均一とみなすため、結果に偏りが生じやすい（ecological fallacy：**生態学的錯誤**)。図 4－5 は、わが国の胃がん死亡率と日本人の平均食塩消費量の関係を年次推移で示しているが、ここから個人単位で食塩摂取量と胃がん死亡との因果関係を検証することはできない。生態学的研究は、仮説導入というより、研究の端緒としての意義を持つ。

図 4－5　生態学的研究の例
（日本における胃がん死亡率と食塩消費量の年次推移）

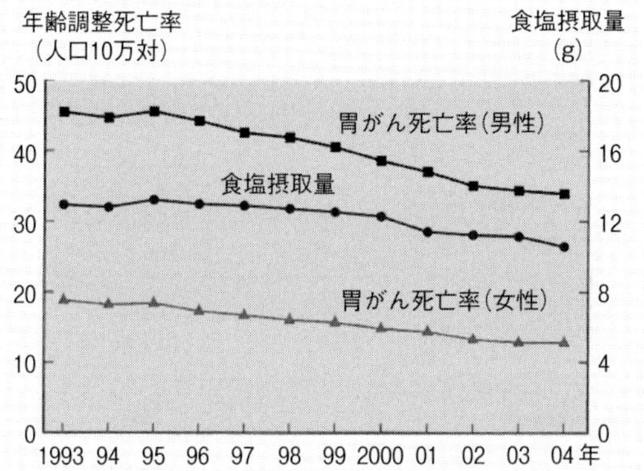

（資料）厚生労働省『平成 17 年 人口動態調査 悪性新生物の主な部位別にみた性・年次別年齢調整死亡率』『平成 16 年国民健康・栄養調査結果』から作成。

表 4－2　症例対照研究でのオッズ比の算出

		要因への曝露	
		あり	なし
疾　病	あり	a	b
	なし	c	d

・オッズ比 $=\dfrac{a}{c}\div\dfrac{b}{d}=(a\times d)/(b\times c)$

d　コホート研究（cohort study）

分析疫学は、観察研究と介入研究に分類される。さらに観察研究には、コホート*研究と症例対照研究の 2 つがある。**コホート研究**では、対象者を要因への曝露の有無に基づいて分類し、研究対象となる疾病が現れるか否かを追跡する。したがって、別名、**縦断研究**（longitudinal study）あるいは**前向き研究**（prospective study）ともよばれる。研究開始時に当該疾病に罹患している者は、観察コホートから除外しておく。また、過去の記録に基づいて集団を設定し、その時点から現在に向かっての追跡調査を**既往コホート研究**とよぶ。曝露群と非曝露群のそれぞれについて罹患率が求められるので、曝露と疾病との関連の強さは相対危険度として推定される。コホート研究では情報の偏り（バイアス）が生じにくいという長所があるが、多くの対象者が必要となるため、まれな疾病には利用できず、追跡観察には多額の費用と長い時間を要する。

＊コホート：本来は古代ローマ歩兵隊の単位として用いられ、疫学では出生年、居住地域、職業など、ある一定条件を有する固定集団をさす。

コホート研究
縦断研究
前向き研究
既往コホート研究

バイアス

e　症例対照研究（case-control study）

症例対照研究は、疾病をもつ人々の集団（症例群）と疾病のない集団（対照群）を比較し、過去にさかのぼって疑わしい要因への曝露状況を比較する、**後向き研究**（retrospective study）である。対照群を設定するにあたり、背景因子や臨床的特性等が症例群と同等の割合となるように対象者を選択する必要があり、この過程を**マッチング**（matching）とよぶ。症例対照研究では、曝露と疾病との関連性はオッズ比を用いて推定する（表 4－2）。この方法では罹患率が低いまれな疾病であっても、医療機関を拠点にして症例群を設定しやすく、また潜伏期間の長い疾病であっても、長期間追跡する必要がないという利点がある。しかし要因への曝露に関しては患者の記憶や既存の資料に頼ることからバイアスが生じやすく、また適切な対照群の設定は容易ではない（表 4－3）。

症例対照研究
後向き研究

マッチング

表4－3　分析疫学研究方法の比較

研究方法	長所	短所
症例対照研究	比較的まれな疾患を対象とするときに、比較的時間と費用をかけずに容易に実施し得る。	対照群の選択や調査時に種々のバイアスが入りやすく、対照群と患者群の比較性が問題となることが多い。疾患の結果の影響を受けやすい。
コホート研究	各種のバイアスが少なく、健康状態や疾患を包括的に調査し得る。	通常、多数の対象者を長期間観察しなければならないので、多額の研究費と長時間を要することが多い。

f　介入研究（intervention study）

介入
観察研究

介入研究は実験疫学研究であり、個人や地域社会に対して積極的に危険因子の除去や予防因子の適用などの**介入**を行い、その効果を探るために追跡を行う縦断研究の手法である。同じ追跡調査であっても、コホート研究は介入を伴わない**観察研究**であることが異なる。介入の内容としては、予防対策の導入、治療やリハビリテーションの実施などがある。介入研究には、インフォームド・コンセントを取得するなど特別な倫理的配慮が必要である。

g　ランダム化比較試験（randomized controlled trial, RCT）

ランダム化比較試験

ランダム化比較試験も一種の介入研究で、縦断研究に分類される。集団内の対象者は「実験群」と「対照群」に割り当てられる。研究者の予見や先入観を排除し、対象者の背景因子の偏りをできるだけ小さくするため、割り当ては無作為に行われる。実験群には予防や治療など有益と考えられる介入が行われ、介入を行わない対照群とともに、経過の追跡調査が行われる。そして結果として、疾病の発症、死亡、あるいは治癒などに関して両群の比較を行うことで、介入の効果を評価する。疫学的仮説検定としては、もっとも科学的に信頼できる方法と見なされている。医療現場で使用される薬剤の多くは、RCT により有用性が証明されたものである。

【例題】

表4－4はあるコホート研究において、観察開始時の最大血圧により2群にわけた集団で、12年間の追跡期間中に発症した虚血性心疾患数を調査した結果である。この例では、

- 最大血圧が 140 mmHg 以上の集団での発症リスク = 99/1016 = 0.097
- 最大血圧が 140 mmHg 未満の集団での発症リスク = 30/1653 = 0.018

と算出される。したがってこの例での相対危険度を RR とすると、

- $RR = 0.097/0.018 = 5.4$ となる。

また寄与危険度割合（ARP）は、

{(曝露群のリスク－非曝露群のリスク)／曝露群のリスク} × 100

$= \{(RR - 1)/RR\} \times 100$ (%)

表4-4　血圧と虚血性心疾患発症の関係（コホート研究）

最大血圧	追跡期間中の虚血性心疾患発症数	観察人年
140 mmHg 以上	99	1,016
140 mmHg 未満	33	1,653

表4-5　狭心症発作と脂質異常症の関係（症例対照研究）

		脂質異常症		計
		あり	なし	
狭心症発作	あり	60	40	100
	なし	20	80	100

であるので、表4-4のデータを用いて、このコホート集団での最大血圧 140 mmHg 以上の群の寄与危険度割合を ARP とすると、

• $ARP = \{(5.4 - 1)/5.4\} \times 100 = 81.4\ \%$ となる。即ち、両群間で最大血圧以外の要因に偏りがないと仮定すれば、虚血性心疾患の 81.4 %は最大血圧値が高いこと（ここでは 140 mmHg 以上）によるものと考えられる。

表4-5は、狭心症発作あり群（症例群）となし群（対照群）それぞれにおいて、これまでに脂質異常症を持っていたかを調査した症例対照研究の結果である。この例でのオッズ比を OR とすると、

• $OR = (60 \times 80)/(40 \times 20) = 6.0$

となる。

C　バイアスと交絡

a　バイアス：選択バイアス、情報バイアス

バイアスとは結果や推定値の真の値からの一定方向へのずれや、それを生じる過程をいう。バイアスはデータの選択、収集、分析、解釈、発行、データの見直しなどあらゆる段階で生じうるものであり、真の値から系統的にずれた結論を導きうる。バイアスのうち特に重要なものは、データ選択時のバイアスである「**選択バイアス**」、データ収集時に生じる「**情報バイアス**」、および「交絡」の3つである。

選択バイアス

情報バイアス

選択バイアスは、研究への参加者と非参加者の特性が系統的に異なることから生じるバイアスである。たとえば、研究対象者をボランティアに限定した場合、健康への関心が薄い者は研究参加後に脱落しやすい。あるいは医療機関の患者を対象にした場合、何らかの理由（病気の程度、費用負担、地理的距離など）で受診しない患者は除外されてしまう。情報バイアスは、要因への曝露の程度や結果の測定の質が、比較される集団間で異なることから生じる。たとえば病院のカルテから要因への曝露に関する情報を得る場合、疾病をもっている患者については対照群に比べてより詳細な情報が記録されている可能性がある。また病歴を持つ者は持たない者より過去の曝露に関する記憶が鮮明であったり、質問者が一方の群に偏って質問を繰り返したり回答を誘導する場合も情報バイアスが生じる。

b　交絡と標準化

図4－6　交絡因子

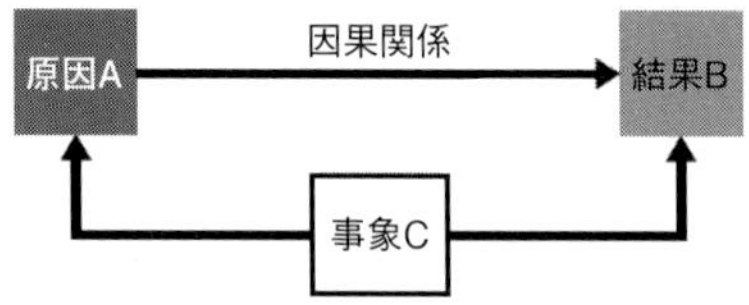

交絡

曝露が疾病にあたえる影響を評価する際、曝露要因と疾病発症の両者に関連する外部要因が存在することで、両者の関連がゆがめられることを「**交絡**」という。図4－6でAとBに見かけ上の因果関係が見られた場合、事象Cが、① 原因Aと関連をもつ、② 結果Bに影響を与える、③ AとBの間の経路に介在する**中間因子**ではない、という3条件を満たしていれば、Cは交絡要因の可能性がある。たとえば、飲酒歴（A）と肺がん発症（B）の間に、正の関連が示されることがある。しかし飲酒歴と喫煙歴（C）にも正の関連がある場合を想定してみると、実際には飲酒歴と肺がんの間に因果関係がなくても、喫煙歴が交絡要因となって、見かけ上、飲酒歴がある場合の肺がん発症率が高くなる。

中間因子

理想的には、注目する要因への曝露以外のすべての特性が近似した集団間で比較を行うことが望ましいが、現実には、そのような条件をえることは困難である。そこでバイアスの制御を行うために、研究の準備段階でとるべき方法がいくつかあげられる。ランダム化比較試験で行われる**無作為割り当て**は、その1つであり、観察されない未知の交絡要因についても制御が行われる。症例対照研究で行われる**マッチング**も、バイアス制御のための方法である。またデータの解析段階で、**層化**や**多変量解析**といった統計手法により、標準化を施すことでバイアスを制御することもある。

無作為割り当て
マッチング
層化
多変量解析

Hillの判定基準

c　Hillの判定基準

疫学研究の結果を解釈するにはバイアスや交絡、さらに測定値のランダムな変動によって研究結果が影響を受ける「偶然」による誤差も考慮しなければならない。疫学研究を行って、ある要因に曝露した集団の疾病リスクが曝露しない集団のリスクよりも高いという関連性が観察されても、この結果1つから即座にその曝露要因と疾病との因果関係が明らかにされたと考えることはできない。

オースチン・ブラッドフォード・ヒル（Austin Bradford Hill）は、ある疾病とリスク要因との関連を決定するさい、それが単なる関連なのか、**因果関係**と考え得るのかを判断するための特徴をいくつか提案した。そのうち特に重要な5項目が「米国喫煙と健康に関する検討委員会」により整理された（表4－6）。しかし関連が特異的でないからといって因果関係がないいう理由にはならず（肺がんの危険要因は喫煙のみでは

因果関係

表4－6　原因と結果の関連性を示す根拠（Hillの判定基準）

強固性（strength）	相対危険度やオッズ比が大きい
時間的関係（temporality）	要因の方が結果より時間的に前に作用する
一致性（consistency）	異なる地域、条件、時間での調査でも同じ結果が得られる
特異性（specificity）	その疾病はいつでも特定の要因によって起きる
整合性（coherence）	関連性がこれまでの医学知識と矛盾しない

ない)、現在では特異性はそれほど重視されていない。

D　スクリーニング

a　スクリーニングの目的と適用条件

スクリーニング

米国慢性疾患委員会（1951年）により、**スクリーニング**とは「迅速に実施可能な試験、検査、その他の手法を用いて、無自覚の疾病または欠陥を暫定的に識別すること」と定義されている。スクリーニングの目的は、一見健康そうに見えるが疾病に罹患していると思われる人を、罹患していないと思われる人とふるい分けることにあり、主に二次予防のための手段といえる。しかし診断を意図したものではないので、スクリーニングで異常所見が疑われた者はより精密な診断を受けるために医療機関に紹介されなければならない。スクリーニングは、その目的に応じていくつかの型に分類できる。集団検診は人口集団を対象にした大規模なスクリーニングである。多相スクリーニングは、同一の機会に複数の検査を組み合わせて行うスクリーニングである。

スクリーニング検査の集団への適用条件として、下記があげられる。

1）重要な健康問題である。
2）適切な治療法がある。
3）異常者を診断治療する施設があること。
4）疾病が進行する前の早期に発見できること。
5）集団的に実施可能な検査方法があること。
6）受け入れられやすい検査法があること。
7）**疾病の自然史**が明らかであること。
8）対策の効率化に役立つこと。
9）継続的に実施可能であること。
10）患者管理と経過観察のシステムが確立されていること。
11）スクリーニングの意味を受診者に周知すること。

疾病の自然史
＊疾病の経過は、初期の病理的変化から早期段階を経て、臨床的に明かな段階に至り、死亡、寛解、再発、回復といった転帰をとるが、この一連の過程を疾病の自然史という。

b　スクリーニングの精度：敏感度、特異度、陽性反応的中度、ROC曲線

有効性
妥当性
敏感度
特異度
偽陽性率

有効性（validity, **妥当性**ともいう）とは、本来測定しようとしているできごとを、実際のデータがどの程度正しく測定しているかを示す程度のことである。スクリーニングの有効性は、**敏感度**（sensitivity）と**特異度**（specificity）により評価される。敏感度は「疾病を有する者のうちスクリーニング検査で陽性である者の割合」と定義され、図4-7ではTP/（TP + FN）と計算される。特異度は「疾病を有さない者のうちスクリーニング検査で陰性である者の割合」と定義され、TN/（FP + TN）と計算される。また**偽陽性率**は、疾病を有さない者を検査で陽性とする割合、即ちFP/（FP +

図 4－7　スクリーニング検査成績と疾病の有無との関係

		疾病 あり	疾病 なし	
スクリーニング検査成績	陽性	真陽性（TP）	偽陽性（FP）	TP + FP
	陰性	偽陰性（FN）	真陰性（TN）	FN + TN
		TP+FN	FP+TN	TP+FP+FN+TN

TP：true positive
FP：false positive
FN：false negative
TN：true negative

表 4－7　糖尿病診断の敏感度と特異度のトレードオフ

食後2時間でのカットオフ血糖値（mg／dL）	敏感度	特異度
70	0.986	0.088
80	0.971	0.255
90	0.943	0.476
100	0.886	0.698
110	0.857	0.841
120	0.714	0.925
130	0.643	0.969
140	0.571	0.994
150	0.500	0.996
160	0.471	0.998
170	0.429	1
180	0.386	1
190	0.343	1
200	0.271	1

図 4－8　有病率の違いによる陽性反応的中度の変化

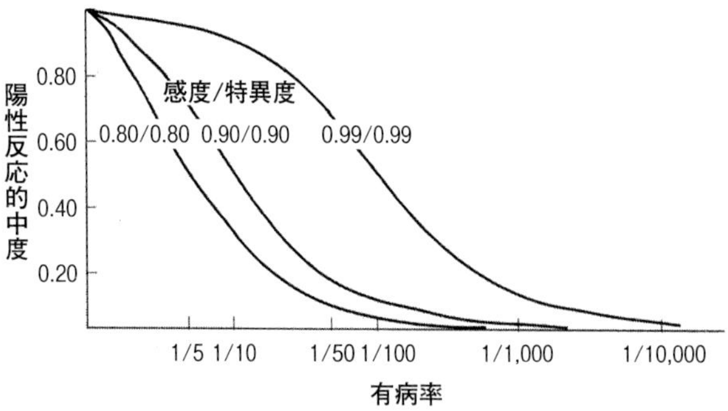

図 4－9　糖尿病診断の敏感度と特異度のトレードオフ

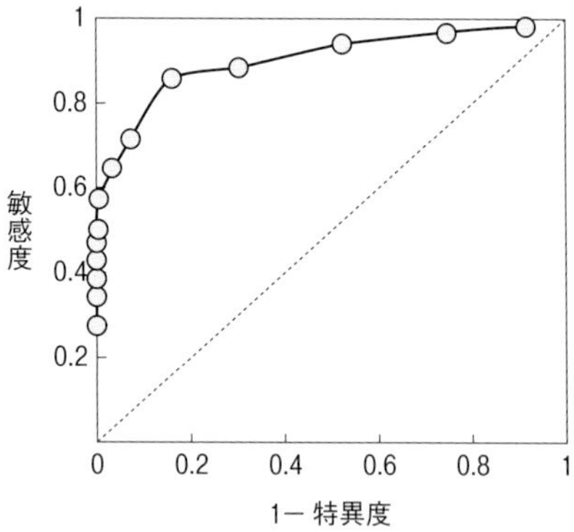

偽陰性率

TN）と定義され、「1－特異度」と一致する。**偽陰性率**は疾病を有する者を検査で陰性とする割合、即ちFN/（TP＋FN）と定義され、「1－敏感度」と一致する。

陽性反応的中度
陰性反応的中度
検査後確率
検査前確率

スクリーニング検査結果が陽性のときに検査対象者が疾病を有する割合を**陽性反応的中度**、検査結果が陰性のときに対象者が疾病を有しない割合を**陰性反応的中度**という。それぞれの計算式は、TP/（TP＋FP）、およびTN/（FN＋TN）である。これらの予測値は、検査結果が得られた後の疾病の有無を示す確率であることから、**検査後確率**とよばれる。敏感度と特異度は、検査を受ける集団での疾病の有病率（**検査前確率**）の影響を受けないが、陽性反応的中度は有病率が低い疾病では低くなる（図4－8）。たとえば有病率が1万人に1人というまれな疾病では、敏感度と特異度がともに0.95と高い方法であっても、1人の患者を見つけるのに5千人以上の偽陽性者が生じてしまう。したがってスクリーニング検査は、有病率が低い疾病よりも高い疾病に適している。

トレードオフ
カットオフ値
ROC曲線

敏感度と特異度は両者とも高いことが望ましいが、通常は一方の特性を高くすると他方が犠牲になる。いいかえれば、敏感度と特異度は**トレードオフ**（二律背反）の関係にある。表4－7にはさまざまな食後2時間血糖値を境界値（**カットオフ値**）とした場合の、糖尿病診断の敏感度と特異度の関係を示す。また敏感度と特異度の関係は、ROC（receiver operating characteristic）**曲線**として示すことができる。この表を用いてROC曲線を作成すると、図4－9のようになる。ROC曲線が左上の角に近いほど、即ちROC曲線下の面積が大きいほど、有効性に優れたスクリーニング検査である。最適なカットオフ値は、通常、左上隅との距離が最小となるポイントから求める。またスクリーニング検査の有効性は尤度比（ゆうどひ）（likelihood ratio）で示される。

- 陽性尤度比＝敏感度／(1－特異度)
- 陰性尤度比＝(1－敏感度)／特異度

陽性尤度比が10より大きくなるほど、また**陰性尤度比**が0.1より小さくなるほど、有効な検査法と判断できる。

陽性尤度比
陰性尤度比

スクリーニング検査は、同じ条件で同じ対象者に繰り返し行った場合に、一貫した結果がえられることが望ましい。そのためには検査結果の変動が少ないことと、測定者による変動が少ないことが必要で、これらを満たす検査法は**再現性**（信頼性）が高いといえる。

再現性

【例題】

1,000人の集団で、ある疾病の有病率が0.1（10％）であることがわかっていると仮定する。この疾病を有する者のうち90人がスクリーニング検査で陽性となり、疾病を有しないで者のうち720人が陰性反応となった。この集団で、疾病を有しない者は1,000×(1－0.1)＝900人であるから、偽陽性者数は900－720＝180人となる。したがって陽性反応的中度は、90／(90＋180)≅0.33と算出される。

E　根拠（エビデンス）に基づいた医療（EBM）および保健対策（EBPH）

a　エビデンスの質とレベル

EBM（evidence-based medicine）とは、「現時点で入手可能な最良の科学的根拠について、その信頼性や妥当性を批判的に検証吟味し、個々の経験や技術と統合させて現状に即しているか判断してその根拠を有効に活用し、理にかなった医療を行うための一連の行動指針」である。EBMの手続きでは、研究者や政策担当者は、疑問点を解決するのに役立つと思われる文献を効率的に偏りなく検索し、その評価を行うが、そこで用いられた研究方法からエビデンスレベルの高さを判断する（表4－8）。

EBM

b　系統的レビューとメタアナリシス（メタ解析）

ある問題に関する知識は1つの研究から決定されるのではなく、その問題に関する多数の研究結果から決定するのが一般的である。そのために集めた論文の収集法を明示し、論文で述べられている数値を総合的に評価する方法を示し、客観的に総説を行うのが**系統的レビュー**（systematic review）である。**メタアナリシス**（meta-analysis）

系統的レビュー
メタアナリシス

表4－8　研究方法とエビデンスの質との関係

エビデンスのレベル	方　法
もっとも高い	系統的レビュー、メタアナリシス
↑	ランダム化比較試験
	非ランダム化比較試験
	コホート研究
	症例対照研究、横断研究
↓	症例報告、生態学的研究
もっとも低い	患者データにもとづかない専門家・委員会などの意見や報告

図4－10　メタアナリシスの結果図示

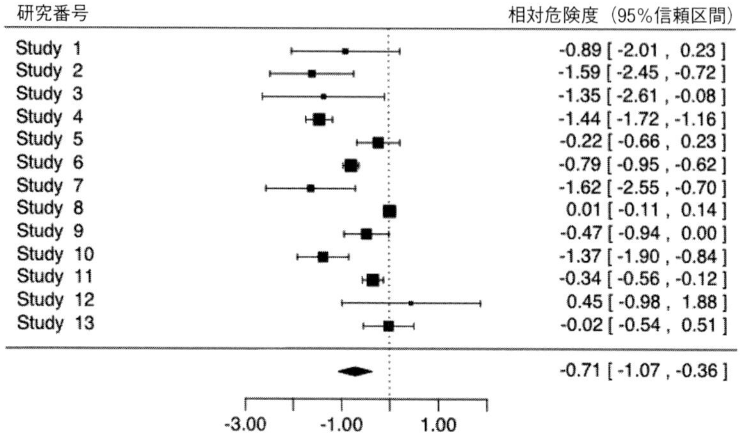

は系統的レビューとほぼ同じ意味であるが、論文の数値を要約する過程で用いた統計解析のことをさす場合もある。メタアナリシスでは、複数の研究で得られた生の対象者データを1つのデータセットにまとめるのではなく、それぞれを独立した研究とみなしたまま解析結果を合成する。メタアナリシスの結果は、図4－10のような**森林プロット**（forest plot）とよばれる図として描かれる。各研究結果の四角の大きさは対象者数に比例し、横線の広がりは誤差（信頼区間）を表す。計算結果は、一番下のダイアモンド型で示されている。

森林プロット

c　診療ガイドライン、保健政策におけるエビデンス

診療ガイドライン

診療ガイドラインとは診療上の重要度の高い医療行為について、エビデンスのシステマティックレビューとその総体評価、益と害のバランスなどを考量して、患者と医療者の意思決定を支援するために最適と考えられる推奨を提示することである。

高血圧は日常診療で最も多く遭遇する疾患であるが、日本高血圧学会による「高血圧治療ガイドライン2019（JHS2019）」が、医療を適正に行うための標準治療指針とその根拠を与えるものとなる。このガイドラインでは家庭血圧を指標に含めて利用することが推奨されている（表4－9）。

脂質異常症に関する診療ガイドラインとしては、日本動脈硬化学会より「動脈硬化性疾患予防ガイドライン2022年版」が発表されている（表6－4を参照）。なおガイド

表 4－9　成人における血圧値の分類

分類	診察室血圧（mmHg）			家庭血圧（mmHg）		
	収縮期血圧		拡張期血圧	収縮期血圧		拡張期血圧
正常血圧	＜ 120	かつ	＜ 80	＜ 115	かつ	＜ 75
正常高値血圧	120-129	かつ	＜ 80	115-124	かつ	＜ 75
高値血圧	130-139	かつ/または	80-89	125-134	かつ/または	75-84
Ⅰ度高血圧	140-159	かつ/または	90-99	135-144	かつ/または	85-89
Ⅱ度高血圧	160-179	かつ/または	100-109	145-159	かつ/または	90-99
Ⅲ度高血圧	≧ 180	かつ/または	≧ 110	≧ 160	かつ/または	≧ 100
(孤立性)収縮期高血圧	≧ 140	かつ	＜ 90	≧ 135	かつ	＜ 85

診察室血圧と家庭血圧の間に差がある場合、家庭血圧による判定を優先する。

表 4－10　空腹時血糖値および 75 g 糖負荷試験 2 時間値による判定区分と判定基準

	血糖測定時間			判定区分
	空腹時		負荷後 2 時間	
血糖値（静脈血漿値）	126 mg/dL 以上	◀ または ▶	200 mg/dL 以上	糖尿病型
	糖尿病型にも正常型にも属さないもの			境界型
	110 mg/dL 未満	◀ および ▶	140 mg/dL 未満	正常型（注 1）

（注 1）正常型であっても 1 時間値が 180 mg/dL 以上の場合は 180 mg/dL 未満のものに比べて糖尿病に悪化する危険が高いので、境界型に準じた取り扱い（経過観察など）が必要である。また、空腹時血糖値が 100 ～ 109 mg/dL は正常域ではあるが、「正常高値」とする。この集団は糖尿病への移行や OGTT 時の耐糖能障害の程度からみて多様な集団であるため、OGTT を行うことが勧められる。

ラインでは、総コレステロール値を診断基準から除外している。

糖尿病治療ガイドラインとしては、「日本糖尿病学会 糖尿病の分類と診断基準に関する委員会報告 2012」により、空腹時血糖値、75 g 糖負荷試験（75 gOGTT）2 時間値、随時血糖値から糖代謝の判定区分を定めている。これらの基準値は静脈血漿値であり、持続的に糖尿病型を示すものを糖尿病と診断する（表 4－10）。

EBM の原則を、集団を対象とした保健政策の分野にあてはめたものが、EBPH（evidence-based public health）である。保健政策では、限りある資源を有効に活用するため、どの健康課題が重要であるかを評価し優先順位を決定する必要があり、疾病負担、健康改善の可能性、経済的効率などがエビデンスに基づいて考慮される。その際、エビデンスレベルが高いものを活用するのが望ましいが、EBPH の取り組みにおいては純粋なランダム化比較試験を導入することは実現性や倫理面から困難な場合が多く、ランダム化比較試験以外の手法を用いた研究成果が必要となる。 EBPH

F　疫学研究と倫理

a　人を対象とした研究調査における倫理的配慮

疫学研究では、多数の研究対象者の心身の状態や周囲の環境、生活習慣などについて具体的な情報を取り扱う。また、疫学研究は医師以外にも多くの関係者が研究に携わるという特色を有する。疫学研究については、従来から、研究対象者のプライバシーに配慮しながら研究が行われてきたが、近年、研究対象者に説明し同意を得ることが重要と考えられるようになり、さらに、プライバシーの権利に関する意識の向上や、個人情報保護の社会的動向などの中で、疫学研究において拠るべき規範を明らかにすることが求められており、世界保健機構（WHO）は1992年に「疫学研究の倫理審査のための国際的指針」を策定した。わが国では、研究対象者の個人の尊厳と人権を守るとともに、研究者などがより円滑に研究を行うことができるよう、2002年から厚生労働省・文部科学省による「疫学研究に関する倫理指針」が施行されてきた。この指針では、研究者が遵守すべき基本原則として、①疫学研究の科学的合理性および倫理的妥当性の確保、②個人情報の保護、③インフォームド・コンセントの受領、④研究成果の公表があげられている。また研究機関の長には、倫理審査委員会の設置が義務づけられている。倫理審査委員会の構成は、医学・医療の専門家、法律学の専門家、人文社会学の有識者および一般の立場を代表する者からなり、外部委員を含むこと、男女両性で構成されることと定められている。

人を対象とする医学系研究に関する倫理指針

この疫学研究に関する指針は「臨床研究に関する倫理指針」と統合され、2015年からは「**人を対象とする医学系研究に関する倫理指針**」として施行されている。この指針では研究機関の長及び研究責任者等の責務に関する規定、研究に関する登録・公表に関する規定、倫理審査委員会の機能強化と審査の透明性確保に関する規定、死者の情報についての研究者等及び研究機関の長の責務規定などが見直され、インフォームド・コンセント等に関する手続きの整理や、利益相反に関して研究者がとるべき措置の明確化、研究に関する試料・情報等の保管やモニタリング・監査の実施などが求められている。

b　インフォームド・コンセント

インフォームド・コンセントが医療の歴史に登場するようになったのは、第二次世界大戦後である。ナチスを裁いたニュールンベルク裁判では、人体実験に対する厳しい倫理が強調され、10項目からなる「ニュールンベルク綱領」が提示された。綱領はナチスが行った人体実験を対象にしているため、健康人を対象にした人体実験の基準という面からは必ずしも十分とはいえなかった。しかしニュールンベルク綱領は医師の専門団体にも波紋をあたえ、世界医師会は1964年に「**ヘルシンキ宣言**」を公表した。この宣言では、医学の進歩のためには人体実験が不可欠であることを認めたうえで、被験者個人の利益と福祉を、社会や科学に対する寄与よりも優先すべきであるという原則に立って、臨床研究の倫理を守るための具体的な手続きを明らかにしている。宣言の中で特に強調されていることは、人間を対象とする研究で、被験者は、実験の目的、方法、予期される利益、起こりうる偶発事故や不快、研究への参加をこばむことや随時撤回することができる自由について、説明をうけたうえで研究に協力する同意をあたえることができるという点である。なお、ヘルシンキ宣言では医学研究の倫理が述べてられているが、1981年に世界医師会で採択された「**リスボン宣言**」

ヘルシンキ宣言

リスボン宣言

では、患者の持ちうる権利が明確にされている。

わが国でも、**医療法**第一条において医療の担い手は、医療を提供するに当たり、適切な説明を行い、医療を受ける者の理解を得るよう努めなければならないと定められているが、厚生労働省の「患者サービスの在り方に関する懇談会」の報告書（1989年）と日本医師会の「生命倫理懇談会」の報告書（1990年）が、インフォームド・コンセントを普及、定着させる必要性を指摘してきた。インフォームド・コンセントが医療にとって不可欠と考えられるようになった背景として、自己の身体に関することは自分の意思で決めるという自己決定権があげられる。また、医学には必ず不確実な面がともなうという現代医学の不確実性も、インフォームド・コンセントへの関心の背景にある。

医療法

一般に疫学研究は、臨床治験に比べて侵襲が少なく観察的な研究が中心であること、対象者数が多いこと、既存資料を利用することが多いなどの理由から、インフォームド・コンセント取得が困難であったり取得の必要性が明確でなかったりすることが多かった。したがって医療の場を想定してきた従来の原則だけでは対応できない場合が多い。「人を対象とする医学系研究に関する倫理指針」においても、研究類型に応じたインフォームド・コンセントの取得方法が提示されている。たとえば人体から採取された試料を用いる場合は、研究対象者から文書によるインフォームド・コンセントを得ることを必須としているが、既存資料のみを用いる観察研究では、必ずしもインフォームド・コンセントを要しない。このように侵襲や介入のない研究で、国が定めた倫理指針により対象者から個別のインフォームド・コンセントを得る必要がない場合でも、その研究に関する情報を公開し、対象者が拒否できる機会を保障することとなっている。この手法を**オプトアウト**という。たとえば「新型コロナウイルス感染症が医療機関の経営に及ぼす影響に関する調査（厚生労働行政推進調査事業）」では、患者個人が特定できないように加工された医療機関の**DPC データ**＊が提供される。事業に協力する医療機関では、内容について同意することができない事項が患者にある場合に備えて、オプトアウトの申し出を受け付ける窓口を設置し、申し出がなければ同意されたものとして取り扱う体制をとっている。

オプトアウト

DPC データ

＊ DPC（Diagnoss Procedure Combination）。傷病名と診療行為の組み合わせのこと。

c 利益相反

医学研究に携わる者には、研究者として資金及び利益提供者である企業などに対する義務を負うとともに、他方で被験者の生命の安全、人権擁護をはかる職業上の義務を負うことから、同一人における二つの義務が、相反、対立する場面が生ずることになる。1人の研究者をめぐって発生するこのような義務の衝突、利害関係の対立が**利益相反**（conflict of interest, COI）と呼ばれる状態である。

利益相反（COI）

「人を対象とする医学系研究に関する倫理指針」においても利益相反の管理に関する規定が設けられており、研究責任者が医薬品や医療機器に関する研究等、商業活動に関連し得る研究を実施する場合には、当該研究に係る利益相反に関する状況を把握し、研究計画書に記載するとともに、研究対象者等に説明しなければならないと定められている。この動向をふまえ、日本医学会はCOIマネージメントに関するガイドラインを作成し、2017年には「日本医学会COI管理ガイドライン」を公表した（2020年と2023年に一部改定）。現在、多くの学会や学術雑誌ではCOI管理に関する指針を設け、演題発表時および学術雑誌へ発表する場合に、COI自己申告書の開示を義務づけている。

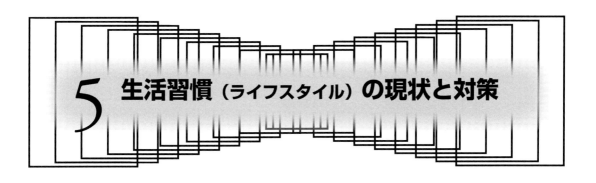

5 生活習慣（ライフスタイル）の現状と対策

A 健康に関連する行動と社会

a 健康の生物心理社会モデル

健康と疾病に関わる要因を包括的に扱う枠組みとして、**生物・心理・社会モデル**（biopsychosocial approach）が提唱されている。健康と疾病の関係を把握するために、

生物・心理・社会モデル

① 生物学的要因：細胞、遺伝子、病原微生物等
② 心理学的要因：思考、感情、行動等
③ 社会学的要因：社会経済、社会環境、文化等

を個別に検討するのではなく、これらを関連付けて組織化し、多面的に取り組もうとするものである。

心理学的要因の中で、ある疾患と因果関係を有する行動を**疾患関連行動**と呼ぶ。例えば、虚血性心疾患の発症には、食事、身体活動、喫煙が強く関連しており、これらの習慣的行動は虚血性心疾患の疾患関連行動になっている。長い進化の歴史の中で、人類は殆ど常に飢餓の状態にあり、糖質、脂肪、塩は不足していた。したがって、これらの物質が手に入る時には、積極的に食べて取り入れようとすることは**進化的適応**である。チョコレート、アイスクリーム、ケーキ等がありふれた環境では、大部分の人は自然の（品種改良されていない）果実よりも、さらに甘いこれらのもの（**超正常刺激**）を選ぶ。また、食料を取りに行く必要がなければ自ら進んで動かないのも、飢餓におけるエネルギー節約の適応である。現代日本人の過食、美食、運動不足等の生活習慣上の問題は、原始時代の条件で進化した我々の心身・行動と、それが現代の生活にもたらす影響との隔たりである。また、体と心は互いに影響を及ぼしあっており、疾患の原因となる行動特性と心身との関連を理解することは、生活習慣の現状を理解し、対策を立てるために有用である。

疾患関連行動

進化的適応

超正常刺激

強烈な目標達成欲求、異常に強い競争心、複数の仕事への没頭、性急さ、過激さ、高い評価の切望などによって特徴づけられる行動様式を**A型行動様式（タイプA行動パターン）**という（血液型とは無関係）。A型群では非A型群に比して有意に虚血性心疾患の発症率が高いとの報告があるが、必ずしも追認されていない。心理学的には、

A型行動様式（タイプA行動パターン）

A 型はストレス対処行動の1つと考えられており、自殺行動と並んで機能障害的な対処の型として分類されている。また、職域における過労死との関係でも注目されている。

b 生活習慣病とNCDsの概念

成人病

生活習慣病は、以前は成人病と呼ばれていた。**成人病**とは、「主として脳卒中、がん等の悪性腫瘍、心臓病などの40歳前後から急に死亡率が高くなり、しかも全死因の中でも高位を占め、40～60歳位の働き盛りに多い疾患」と定義された（1957年、成人病予防対策協議連絡会）。1996年に、国民に生活習慣の重要性を喚起し、健康に対する自発性を促し、生涯を通した生活習慣改善のための個人の努力を社会全体で支援する体制を整備するために、**生活習慣病**という用語が導入された（公衆衛生審議会）。即ち、生活習慣病の概念は、成人病対策として二次予防に重点をおいていたそれまでの対策に加え、生活習慣の改善を目指す一次予防を推進するために導入された。生活習慣病の特徴は、①非常に多い疾患であること、②発症に生活習慣が深く関与しており、生活習慣の改善により、ある程度の予防が可能であること、等である。

生活習慣病

WHOでは、不健康な食事、運動不足、喫煙、過度の飲酒、大気汚染などにより引き起こされる、がん・糖尿病・循環器疾患・呼吸器疾患・メンタルヘルスをはじめとする慢性疾患をまとめて**NCDs**（non-communicable diseases、非感染性疾患）と呼んでいる。その範囲についての厳密な定義はないが、厚生労働省では生活習慣病と同義として用いている。

NCDs

c 健康づくり対策

c－1 国民健康づくり対策の沿革

わが国においては、第二次世界大戦後、積極的に栄養改善の施策が行われてきたが、国による国民健康づくりのための本格的な施策は、1978年の**第一次国民健康づくり対策**に始まる。即ち、

第一次国民健康づくり対策

① 生涯を通じた予防・健診体制の整備：妊産婦､乳児等を対象とした健康診査、老人保健事業の総合的実施
② 市町村保健センターなどの設置と保健師などの人的資源確保による健康づくり基盤の整備
③ 財団法人健康・体力づくり事業団などの活動推進、健康づくりの啓発普及

が目標として掲げられた。

第二次国民健康づくり対策（アクティブ80ヘルスプラン）

続いて､1988年からの**第二次国民健康づくり対策**（アクティブ80ヘルスプラン）では、

① 栄養・運動・休養を柱とした、生活習慣の改善による疾病予防・健康増進の考え方
② 健康増進のための施設整備・人材養成（健康運動指導士等）

表5－1　健康日本21（第二次）の最終評価ＡとＤの項目

Ａ評価の項目
• 健康寿命の延伸（日常生活に制限のない期間の平均の延伸）
• 75歳未満のがんの年齢調整死亡率の減少
• 脳血管疾患・虚血性心疾患の年齢調整死亡率の減少
• 血糖コントロール指標におけるコントロール不良者の割合の減少
• 小児人口10万人当たりの小児科医・児童精神科医の割合の増加
• 認知症サポーター数の増加
• 低栄養傾向（BMI ≦ 20）の高齢者の割合増加の抑制
• 共食の増加（食事を１人で食べる子どもの割合の減少）
Ｄ評価の項目
• メタボリック・シンドロームの該当者及び予備群の減少
• 適正体重の子どもの増加 　ア　全出生数中の低出生体重児割合の減少 　イ　肥満傾向にある子どもの割合の減少
• 睡眠による休養を十分とれていない者の割合の減少
• 生活習慣病のリスクを高める量を飲酒している者（純アルコール摂取量、男性≧ 40 g/ 日、女性≧ 20 g/ 日）の割合の減少

③　健康をまちづくりの中心とした健康文化都市構想の普及

があげられた。

さらに、「21世紀における国民健康づくり運動（**健康日本21**）」（2000～2012年）では、全ての国民が健康で明るく元気に生活できる社会の実現のために、壮年死亡の減少、健康寿命の延伸と健康に関する生活の質の向上を目指し、一人ひとりが自己の選択に基づいて健康を増進し、個人の活動を社会全体が支援していくことを基本理念とした。 健康日本21

基本方針として、

①　一次予防の重視

②　健康づくり支援のための環境整備

③　目標の設定と評価

④　多様な実施主体による連携

があげられた。その根底には、

①　感染症から慢性疾患への疾病構造の変化、とくに生活習慣病の急激な増加

②　急性感染症の減少による若年者死亡率の大幅な低下、その結果としての人口構造の高齢化、慢性疾患の増大

③　国家財政を圧迫するほどの医療費の増大

④　疫学的な研究成果

などを基にした健康観の変化や疾病予防・健康増進に対する関心の高まりがあった。

健康日本21の最終評価をもとに、21世紀における第二次国民健康づくり運動、即ち**健康日本21（第二次）**（2013～2023年度）が行われた。その基本的な方向は、 健康日本21（第二次）

①　健康寿命（健康上の問題で日常生活が制限されることなく生活できる期間）の延伸と健康格差（地域や社会経済状況の違いによる集団間の健康状態の差）の縮小

②　生活習慣病の発症予防と重症化予防の徹底（NCDsの予防）：一次予防（生活習慣の改善による健康増進と生活習慣病発症予防）と重症化予防に重点

③　社会生活を営むために必要な機能の維持および向上

表5－2　健康日本21（第三次）の具体的な目標

（※目標値に年度の記載がない項目は、2032年度）

表5－2－1　健康寿命の延伸と健康格差の縮小に関する目標

目標	指標	目標値
健康寿命の延伸	日常生活に制限のない期間の平均	平均寿命の増加分を上回る健康寿命の増加
健康格差の縮小	日常生活に制限のない期間の平均の下位1/4の都道府県の平均	日常生活に制限のない期間の平均の上位1/4の都道府県の平均の増加分を上回る下位1/4の都道府県の平均の増加

表5－2－2a　個人の行動と健康状態の改善に関する目標：生活習慣の改善

目標	指標	目標値
栄養・食生活		
適正体重を維持している者の増加（肥満、若年女性のやせ、低栄養傾向の高齢者の減少）	18.5≦BMI＜25（≧65歳は、20＜BMI＜25）の者の割合（年齢調整値）	66 %
児童・生徒における肥満傾向児の減少	児童・生徒における肥満傾向児の割合	第2次成育医療等基本方針に合わせて設定
バランスの良い食事を摂っている者の増加	主食・主菜・副菜を組み合わせた食事が1日2回以上の日がほぼ毎日の者の割合	50 %
野菜摂取量の増加	野菜摂取量の平均値	350 g
果物摂取量の増加	果物摂取量の平均値	200 g
食塩摂取量の減少	食塩摂取量の平均値	7 g
身体活動・運動		
日常生活における歩数の増加	1日の歩数の平均値（年齢調整値）	7,100歩
運動習慣者の割合	運動習慣者の割合（年齢調整値）	40 %
運動やスポーツを習慣的に行っていない子どもの減少	1週間の総運動時間（体育授業を除く）が、＜60分の児童の割合	第2次成育医療等基本方針に合わせて設定
休養・睡眠		
睡眠で休養がとれている者の増加	睡眠で休養がとれている者の割合（年齢調整値）	80 %
睡眠が十分に確保されている者の増加	睡眠時間が6～9時間（≧60歳では、6～8時間）の者の割合（年齢調整値）	60 %
週労働時間60時間以上の被雇用者の減少	週労働時間≧40時間の被雇用者のうち、週労働時間≧60時間の被雇用者の割合	5 %（2026年）
飲酒		
生活習慣病（NCDs）のリスクを高める量を飲酒している者の減少	純アルコール摂取量、男性≧40 g、女性≧20 gの者の割合	10 %
20歳未満の飲酒をなくす	中学生・高校生の飲酒者の割合	0 %
喫煙		
喫煙率の減少（喫煙をやめたい者がやめる）	≧20歳の喫煙率	12 %
20歳未満の者の喫煙をなくす	中学生・高校生の喫煙者の割合	0 %
妊娠中の喫煙をなくす	妊婦の喫煙率	第2次成育医療等基本方針に合わせて設定
歯・口腔の健康		
歯周病を有する者の減少	≧40歳における歯周炎を有する者の割合（年齢調整値）	40 %
よく噛んで食べることができる者の増加	≧50歳の咀嚼良好者の割合（年齢調整値）	80 %
歯科検診の受診者の増加	過去1年間に歯科検診を受診した者の割合	95 %

表 5－2－2b　個人の行動と健康状態の改善に関する目標：生活習慣病（NCDs）の発症予防・重症化予防

目標	指標	目標値
がん		
がんの年齢調整罹患率の減少	がんの年齢調整罹患率	減少（2029 年度）
がんの年齢調整死亡率の減少	がんの年齢調整死亡率	減少（2029 年度）
がん検診の受診率の向上	がん検診の受診率	60 ％
循環器病		
脳血管疾患・心疾患の年齢調整死亡率の減少	脳血管疾患・心疾患の年齢調整死亡率	減少（2029 年度）
高血圧の改善	収縮期血圧の平均値（≧ 40 歳、内服加療中の者を含む）（年齢調整値）	5 mmHg 低下
脂質（LDL コレステロール）高値の者の減少	LDL コレステロール≧ 160 mg/dL の者の割合（≧ 40 歳、内服加療中の者を含む）（年齢調整値）	25 ％減少
メタボリック・シンドロームの該当者及び予備群の減少	メタボリック・シンドロームの該当者及び予備群の人数（年齢調整値）	第 4 期医療費適正化計画に合わせて設定
特定健康診査の実施率の向上	特定健康診査の実施率	第 4 期医療費適正化計画に合わせて設定
特定保健指導の実施率の向上	特定保健指導の実施率	第 4 期医療費適正化計画に合わせて設定
糖尿病		
糖尿病合併症（糖尿病腎症）の減少	糖尿病腎症の年間新規透析導入患者数	12,000 人
治療継続者の増加	治療継続者の割合	75 ％
血糖コントロール不良者の減少	HbA1c ≧ 8.0％の者の割合	1.0 ％
糖尿病有病者増加の抑制	糖尿病有病者（糖尿病が強く疑われる者）の推計値	1,350 万人
メタボリック・シンドロームの該当者及び予備群の減少	再掲	
特定健康診査の実施率の向上	再掲	
特定保健指導の実施率の向上	再掲	
COPD		
COPD の死亡率減少	COPD の死亡率	10.0 人 / 10 万人
生活機能の維持・向上		
ロコモティブ・シンドロームの減少	足腰に痛みのある高齢者（≧ 65 歳）の人数	210 人 / 千人
骨粗鬆症検診受診率の向上	骨粗鬆症検診受診率	15 ％
心理的苦痛を感じている者の減少	K6（こころの状態を評価する指標）の合計得点≧ 10 点の者の割合	9.4 ％

表 5－2－3　社会環境の質の向上に関する目標

目標	指標	目標値
社会とのつながり・こころの健康の維持及び向上		
地域の人々とのつながりが強いと思う者の増加	地域の人々とのつながりが強いと思う者の割合	45 ％
社会活動を行っている者の増加	いずれかの社会活動（就労･就学を含む）を行っている者の割合	5 ％増加
地域等で共食している者の増加	地域等で共食している者の割合	30 ％
メンタル・ヘルス対策に取り組む事業場の増加	メンタル・ヘルス対策に取り組む事業場の割合	80 ％
心のサポーター数の増加	心のサポーター数	100 万人（2033 年度）
自然に健康になれる環境づくり		
「健康的で持続可能な食環境づくりのための戦略的イニシアチブ」の推進	「健康的で持続可能な食環境づくりのための戦略的イニシアチブ」に登録されている都道府県数	47 都道府県
「居心地が良く歩きたくなる」まちなかづくりに取り組む市町村数の増加	滞在快適性等向上区域（まちなかウォーカブル区域）を設定している市町村数	100 市町村（2025 年度）
望まない受動喫煙の機会を有する者の減少	望まない受動喫煙（家庭・職場・飲食店）の機会を有する者の割合	望まない受動喫煙のない社会の実現
誰もがアクセスできる健康増進のための基盤の整備		
スマート・ライフ・プロジェクト活動企業・団体の増加	スマート・ライフ・プロジェクトへ参画し活動している企業・団体数	1,500 団体
健康経営の推進	保険者とともに健康経営に取り組む企業数	10 万社（2025 年度）
利用者に応じた食事提供をしている特定給食施設の増加	管理栄養士･栄養士を配置している施設（病院、介護老人保健施設、介護医療院を除く）の割合	75 ％
必要な産業保健サービスを提供している事業場の増加	必要な産業保健サービスを提供している事業場の割合	80 ％（2027 年度）

表5-2-4　ライフコース・アプローチを踏まえた健康づくりに関する目標

目標	指標	目標値
こども		
運動やスポーツを習慣的に行っていないこどもの減少	再掲	
児童・生徒における肥満傾向児の減少	再掲	
20歳未満の飲酒をなくす	再掲	
20歳未満の喫煙をなくす	再掲	
高齢者		
低栄養傾向の高齢者の減少	BMI ≦ 20の高齢者（≧ 65歳）の割合	13 %
ロコモティブ・シンドロームの減少	再掲	
社会活動を行っている高齢者の増加	いずれかの社会活動（就労・就学を含む）を行っている高齢者（≧ 65歳）の割合	10 %増加
女性		
若年女性のやせの減少	BMI ＜ 18.5の20歳～ 30歳代女性の割合	15 %
骨粗鬆症受診率の向上	再掲	
生活習慣病（NCDs）のリスクを高める量を飲酒している女性の減少	純アルコール摂取量≧ 20 g/日の女性の割合	6.4 %
妊娠中の喫煙をなくす	再掲	

④　健康を支え、守るための社会環境の整備

⑤　栄養・食生活、身体活動・運動、休養、飲酒、喫煙および歯・口腔疾患の健康に関する生活習慣および社会環境の改善

の5項目で、各項目について目標が掲げられた。

健康日本21（第二次）の最終評価では、策定時の値と直近値を比較し、A（目標値に達した）、B（現時点で目標値に達していないが、改善傾向にある。そのうち、目標年度までに目標達成が危ぶまれるものをB*）、C（変わらない）、D（悪化している）、E（評価困難、新型コロナウイルス感染症の影響で調査中止となった項目を含む）の5段階に分類された。このうちAは8項目、Dは4項目であった（表5-1）。

健康日本21
（第三次）

最終評価の結果を踏まえて、「21世紀における第三次国民健康づくり運動」、即ち、**健康日本21（第三次）**が始まった（2024～2035年度）。以下の4つの基本的な方向を基に、具体的な目標を定めている（表5-2）。

①　健康寿命の延伸と健康格差の縮小（表5-2-1）

②　個人の行動と健康状態の改善：生活習慣の改善（危険因子の低減）、生活習慣病（NCDs）の発症・重症化予防、既にがん等の疾患を抱えている人も含め、「誰一人取り残さない」健康づくり（表5-2-2a、b）

③　社会環境の質向上（表5-2-3）

④　ライフコース・アプローチ（胎児期から高齢期に至るまでの人の生涯を経時的に捉えた健康づくり）を踏まえた健康づくり（表5-2-4）

c-2　健康増進法

健康増進法
栄養改善法

健康増進法は、健康日本21の法的基盤として整備されたもので、それまでの**栄養改善法**を改正し、2002年に公布、2003年に施行された。その概要は以下の通りである。

①　目的：国民の健康増進の総合的な推進に関する基本的な事項を定めるとともに、栄養改善などの国民の健康増進を図るための措置を講じ、もって国民保

健の向上を図る。

② 国民の責務：国民は、健康な生活習慣の重要性に対する関心と理解を深め、生涯にわたって自らの健康状態を自覚し、健康の増進に努めなければならない。

③ 国、地方公共団体、健康増進事業実施者（保険者、事業者、市町村、学校等）の責務、関係者の協力

④ 基本方針、都道府県健康増進計画等及び健康診査の実施等に関する指針

- 厚生労働大臣は、国民の健康増進の総合的な推進を図るための基本方針を定める。
- 都道府県は、基本方針を勘案して、住民の健康増進推進に関する施策についての基本的計画（**都道府県健康増進計画**）を定める。市町村は、基本方針・都道府県健康増進計画を勘案して、住民の健康増進推進に関する施策についての計画を定めるよう努める。
- 厚生労働大臣は、健康診査の実施、結果の通知、健康手帳の交付等に関し、健康増進事業実施者に対する指針を定める。

⑤ 国民健康・栄養調査等

- 厚生労働大臣は、国民の健康増進の総合的な推進を図るための基礎資料として、国民の身体の状況、栄養摂取量及び生活習慣の状況を明らかにするために**国民健康・栄養調査**を行う。
- 都道府県は調査実施のために国民健康・栄養調査員を置くことができる。
- 市町村は、栄養等の生活習慣改善に関する住民からの相談に応じ、栄養指導、保健指導を行う。
- 都道府県知事は、都道府県、保健所設置市、特別区の栄養指導、保健指導、給食施設の栄養管理の指導・助言を行う者として**栄養指導員**（医師または管理栄養士の資格が必要）を任命する。

⑥ 特定給食施設等

- **特定給食施設**（特定かつ多数の者に対して継続的に食事を供給する施設のうち、栄養管理が必要なものとして厚生労働省令で定めるもの）の設置者は、栄養士または管理栄養士を置くよう努めなければならない（努力義務）。
- 特定給食施設であって、特別の栄養管理が必要なものとして厚生労働省令で定めるところにより、都道府県知事が指定するものの設置者は、管理栄養士を置かなければならない（設置義務）。

⑦ **受動喫煙**の防止

⑧ 特別用途表示および栄養表示基準

- 販売食品に、乳児用、幼児用、妊産婦用、病者用等、特別の用途に適する旨の表示（**特別用途表示**）をしようとする者は、厚生労働大臣の許可が必要。
- 販売食品（特別用途食品を除く）の栄養表示（栄養成分または熱量）をしようとする者は、厚生労働大臣の定める**栄養表示基準**に従い、必要な表示をしなければならない。

都道府県健康増進計画
国民健康・栄養調査
栄養指導員
特定給食施設
受動喫煙
特別用途表示
栄養表示基準

表5－3　食生活指針（2000年制定、2016年一部改定）

○食事を楽しみましょう。 ・毎日の食事で、健康寿命をのばしましょう。 ・おいしい食事を、味わいながらゆっくりよく噛んで食べましょう。 ・家族の団らんや人との交流を大切に、また、食事づくりに参加しましょう。 ○１日の食事のリズムから、健やかな生活リズムを。 ・朝食で、いきいきした１日を始めましょう。 ・夜食や間食はとりすぎないようにしましょう。 ・飲酒はほどほどにしましょう。 ○適度な運動とバランスのよい食事で、適正体重の維持を。 ・普段から体重を量り、食事量に気をつけましょう。 ・普段から意識して身体を動かすようにしましょう。 ・無理な減量はやめましょう。 ・特に若年女性のやせ、高齢者の低栄養にも気をつけましょう。 ○主食、主菜、副菜を基本に、食事のバランスを。 ・多様な食品を組み合わせましょう。 ・調理方法が偏らないようにしましょう。 ・手作りと外食や加工食品・調理食品を上手に組み合わせましょう。 ○ごはんなどの穀類をしっかりと。 ・穀類を毎食とって、糖質からのエネルギー摂取を適正に保ちましょう。 ・日本の気候・風土に適している米などの穀類を利用しましょう。 ○野菜・果物、牛乳・乳製品、豆類、魚なども組み合わせて。 ・たっぷり野菜と毎日の果物で、ビタミン、ミネラル、食物繊維をとりましょう。 ・牛乳・乳製品、緑黄色野菜、豆類、小魚などで、カルシウムを十分にとりましょう。 ○食塩は控えめに、脂肪は質と量を考えて。 ・食塩の多い食品や料理を控えめにしましょう。食塩摂取量の目標値は、男性で１日８ｇ未満、女性で７ｇ未満とされています。 ・動物、植物、魚由来の脂肪をバランスよくとりましょう。 ・栄養成分表示を見て、食品や外食を選ぶ習慣を身につけましょう。 ○日本の食文化や地域の産物を活かし、郷土の味の継承を。 ・「和食」をはじめとした日本の食文化を大切にして、日々の食生活に活かしましょう。 ・地域の産物や旬の素材を使うとともに、行事食を取り入れながら、自然の恵みや四季の変化を楽しみましょう。 ・食材に関する知識や調理技術を身につけましょう。 ・地域や家庭で受け継がれてきた料理や作法を伝えていきましょう。 ○食料資源を大切に、無駄や廃棄の少ない食生活を。 ・まだ食べられるのに廃棄されている食品ロスを減らしましょう。 ・調理や保存を上手にして、食べ残しのない適量を心がけましょう。 ・賞味期限や消費期限を考えて利用しましょう。 ○「食」に関する理解を深め、食生活を見直してみましょう。 ・子供のころから、食生活を大切にしましょう。 ・家庭や学校、地域で、食品の安全性を含めた「食」に関する知識や理解を深め、望ましい習慣を身につけましょう。 ・家族や仲間と、食生活を考えたり、話し合ったりしてみましょう。 ・自分たちの健康目標をつくり、よりよい食生活を目指しましょう。

B　食生活と食環境

食生活指針
食育基本法
食育

＊食育という語は、食に関する教育という意味であるが、**石塚左玄**（軍医、1851～1909）や**村井弦斎**（著述家、1864～1927）が明治時代から使用していた。しかし、広く用いられるようになったのは2000年頃からである。

栄養・食生活は、生活習慣病の多くと関わっており、また、生活の質との関連も深い。2000年に文部科学省・厚生労働省・農林水産省は合同で**食生活指針**を発表した（2016年、一部改定）（表5－3）。健康日本21（第三次）では、表5－2－2aの目標が設定されている。

近年、健全な食生活が失われつつあり、わが国の食をめぐる現状が危機的な状況にあるとの認識から、国民が生涯にわたって健全な心身を培い、豊かな人間性を育むことができるよう、食育を総合的かつ計画的に推進するために、2005年、食育基本法が施行された。**食育基本法**では、「**食育**」*を

① 生きる上での基本であり、知育、徳育および体育の基礎となるべきもの

② 様々な経験を通じて、「食」に関する知識と「食」を選択する力を習得し、健全な食生活を実践することができる人間を育てること

としている。食育の対象は、あらゆる世代の国民であるが、とくに子どもたちに対する食育は、心身の成長及び人格の形成に大きな影響を及ぼし、生涯にわたって健全な心と身体を培い、豊かな人間性を育んでいく基礎となるものとしている。課題として、栄養の偏り、不規則な食事、肥満や生活習慣病の増加、過度の痩身志向、「食」の安全、「食」の海外への依存、日本の「食」の危機、を挙げている。食育基本法の施行に伴って、**食育推進基本計画**が策定され、2021～2025年度には第4次計画が実施されている（表5-4）。また、2005年には「食事バランスガイド」が作成された。厚生労働大臣は、「日本人の食事摂取基準」を定め、5年毎に改定を行っており、現在は2020年版が使用されている。2020年版の改定の要点は以下のとおりである。

食育推進基本計画

- 高齢者のフレイル（frailty, 虚弱）予防の観点から、高齢者（≧65歳）の総エネルギーに占める蛋白質エネルギーの割合の下限を13％から15％に引き上げた。
- 食塩摂取量の成人目標値を男性＜7.5 g/日、女性＜6.5 g/日に引き下げた。高血圧や慢性腎臓病（CKD）の重症化予防を目的として、＜6 g/日を設定した。
- 脂質異常症の重症化予防を目的としたコレステロール摂取量として、＜200 mg/日に留めることが望ましいとした。

C 身体活動、運動

a 身体活動と運動の現状

国民健康・栄養調査では、身体活動と運動について調査している。2019年の主な結果は以下のとおりである（2020～2022年度は、新型コロナウイルス感染症の流行のため未実施）。

- 歩数の平均値（20歳以上）は、男性6,793歩、女性5,832歩で、最近10年間、男性では有意な変動はないが、女性では減少している。（図5-1a）
- 運動習慣のある者（1回30分以上の運動を週2回以上、1年以上継続している者）の割合は、男性33.4％、女性25.1％で、最近10年間、男性は殆ど変化していないが、女性では低下している。年齢階級別で見ると、男性では40歳代、女性では30歳代で最も低くなっている。（図5-1b）

b 体力と運動能力の現状

スポーツ庁は、国民の体力・運動能力の現状を明らかにするとともに、体育・スポーツの指導と行政上の基礎資料を得る目的で、**体力・運動能力調査**を毎年実施してい

体力･運動能力調査

表5－4　第4次食育推進基本計画の目標

目標	現状値（2020年度）	目標値（2025年度）
1　食育に関心を持っている国民を増やす		
①　食育に関心を持っている国民の割合	83.2 %	≧90 %
2　朝食又は夕食を家族と一緒に食べる「共食」の回数を増やす		
②　朝食又は夕食を家族と一緒に食べる「共食」の回数	週9.6回	週≧11回
3　地域等で共食したいと思う人が共食する割合を増やす		
③　地域等で共食したいと思う人が共食する割合	70.7 %	≧75 %
4　朝食を欠食する国民を減らす		
④　朝食を欠食する子供の割合	4.6 %	0 %
⑤　朝食を欠食する若い世代の割合	21.5 %	≦15 %
5　学校給食における地場産物を活用した取組等を増やす		
⑥　栄養教諭による地場産物に係る食に関する指導の平均取組回数	月9.1回	月≧12回
⑦　学校給食における地場産物を利用する割合	―	≧90 %
⑧　学校給食における国産食材を使用する割合	―	≧90 %
6　栄養バランスに配慮した食生活を実践する国民を増やす		
⑨　主食・主菜・副菜を組み合わせた食事を1日2回以上ほぼ毎日食べている国民の割合	36.4 %	≧50 %
⑩　主食・主菜・副菜を組み合わせた食事を1日2回以上ほぼ毎日食べている若い世代の割合	27.4 %	≧40 %
⑪　1日当たりの食塩摂取量の平均値	10.1 g	≦8 g
⑫　1日当たりの野菜摂取量の平均値	280.5 g	≧350 g
⑬　1日当たりの果物摂取量100 g未満の者の割合	61.6 %	≦30 %
7　生活習慣病の予防や改善のために、ふだんから適正体重の維持や減塩等に気をつけた食生活を実践する国民を増やす		
⑭　生活習慣病の予防や改善のために、ふだんから適正体重の維持や減塩等に気をつけた食生活を実践する国民の割合	64.3 %	≧75 %
8　ゆっくりよく噛んで食べる国民を増やす		
⑮　ゆっくりよく噛んで食べる国民の割合	47.3 %	≧55 %
9　食育の推進に関わるボランティアの数を増やす		
⑯　食育の推進に関わるボランティア団体等において活動している国民の数	36.2万人	≧37万人
10　農林漁業体験を経験した国民を増やす		
⑰　農林漁業体験を経験した国民（世帯）の割合	65.7 %	≧70 %
11　産地や生産地を意識して農林水産物・食品を選ぶ国民を増やす		
⑱　産地や生産地を意識して農林水産物・食品を選ぶ国民の割合	73.5 %	≧80 %
12　環境に配慮した農林水産物・食品を選ぶ国民を増やす		
⑲　環境に配慮した農林水産物・食品を選ぶ国民の割合	67.1 %	≧75 %
13　食品ロス削減のために何らかの行動をしている国民を増やす		
⑳　食品ロス削減のために何らかの行動をしている国民の割合	76.5 %	≧80 %
14　地域や家庭で受け継がれてきた伝統的な料理や作法等を継承し、伝えている国民を増やす		
㉑　地域や家庭で受け継がれてきた伝統的な料理や作法等を継承し、伝えている国民の割合	50.4 %	≧55 %
㉒　郷土料理や伝統料理を月1回以上食べている国民の割合	44.6 %	≧50 %
15　食品の安全性について基礎的な知識を持ち、自ら判断する国民を増やす		
㉓　食品の安全性について基礎的な知識を持ち、自ら判断する国民の割合	75.2 %	≧80 %
16　推進計画を作成・実施している市町村を増やす		
㉔　推進計画を作成・実施している市町村の割合	87.5 %	100 %

る。調査対象は小学生（6～11歳）、中学～大学生（12～19歳）、成年（20～64歳）、高齢者（65～79歳）である。2021年の結果の概要は、以下のようである。

・体力・運動能力の加齢に伴う変化

体力水準の全般的傾向は、女子では中学生年代に頂に達し、男子では20歳頃まで向上傾向を示す。握力は例外的で、男女ともに30歳代で頂に達する。その後は、男女とも加齢に伴って低下するが、低下の速度は項目によって異なる。

図5－1　身体活動・運動の状況（国民健康・栄養調査、2019年）

a　歩数の平均値（20歳以上、性・年齢階級別）

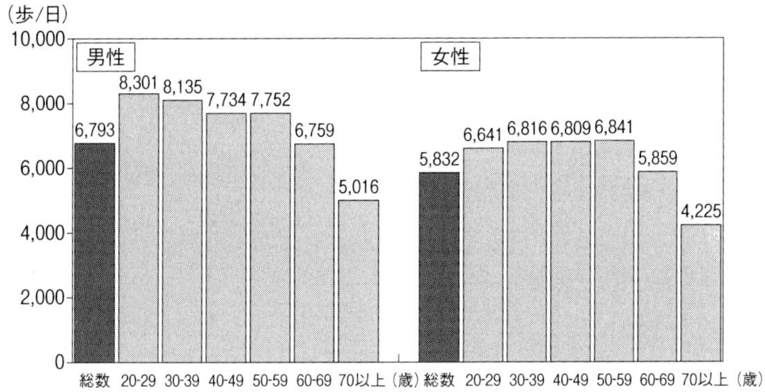

b　運動習慣のある者の割合（20歳以上、性・年齢階級別）

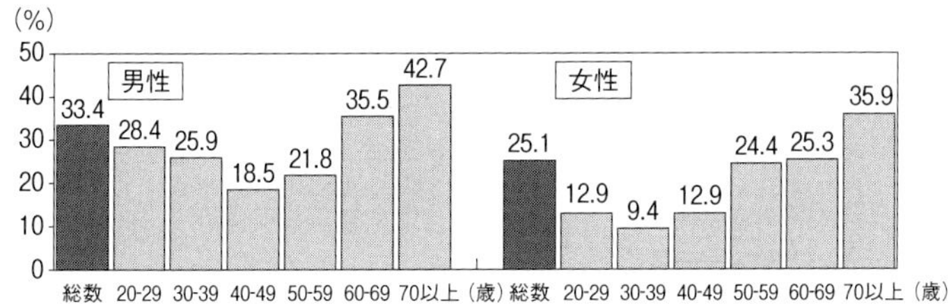

• 体力・運動能力の年次推移

① 青少年（6～19歳）

走（50 m走、持久走）、跳（立ち幅跳び）、投（ボール投げ）の基礎的運動能力は、体力水準の高かった1975～1985年頃と比較して、全般的に依然低い水準にある。

② 成年（20～64歳）

長期的に見て、反復横跳びは向上傾向にあるが、他の項目は低下傾向にあるものが多い。

③ 高齢者（65～79歳）

握力、上体起こし、長座体前屈、開眼片脚立ち、10 m障害物歩行、6分間歩行など、殆どの項目で横ばい、あるいは向上傾向を示している。

c　身体活動・運動と健康増進

最近では、運動・身体活動量の指標として歩数計を使用している者が増えている。身体活動量と死亡率などとの関連を調査した疫学研究の結果から、「1日1万歩」を確保することが理想的と考えられ、週当たり2,000 kcal（1日当たり約300 kcal）以上のエネルギー消費に相当する身体活動が推奨されている（高齢者は、8千歩程度でよいとされている）。歩行時のエネルギー消費量算出のための計算式（米国スポーツ医学協会）は、

- 水平歩行時の推定酸素摂取量（mL/kg/ 分）
  ＝安静時酸素摂取量（3.5 mL/kg/ 分）＋ 0.1 ×分速（m/ 分）

で与えられ、酸素１Ｌ当たりのエネルギー消費量＝５ kcal とすると、体重60 kgの人が、時速４ km（分速70 m）、歩幅70 cmで10分歩く（700 m、1000歩）場合は、

- （3.5 ＋ 0.1 × 70）× 60 × 10 ÷ 1000 × 5 ＝ 31.5 ≒ 30 kcal

で、消費エネルギーは約30 kcalとなる。したがって、１日当たり300 kcalの消費エネルギーは約１万歩に相当する。

健康づくりのための運動指導者の知識、技能の向上を図るため、1988年に健康・体力づくり事業財団は健康運動指導士と健康運動実践指導者の養成事業を始めた。2001年からは、地域保健法に基づいて、これらの養成を行っている。「アクティブ80ヘルスプラン」(第二次国民健康づくり対策）の一環として、民間の運動施設を活用して、国民に健康増進のための運動を適切に行える場所を提供し、健康増進対策の推進に資することを目的として、厚生労働大臣認定健康増進施設、即ち、運動型健康増進施設（健康増進のための運動を安全かつ適切に実践できる施設）と温泉利用型健康増進施設（健康増進のための温泉利用及び運動を安全かつ適切に実践できる施設）が整備された。

身体活動
健康づくりのための身体活動基準2013
＊メッツ（METs）とメッツ・時(METs・h)
METs（metabolic equivalent）＝身体活動によるエネルギー消費量÷座位安静時代謝量（酸素消費量で約3.5 mL/kg/min に相当）。身体活動の強度が安静時の何倍に相当するかを表す（座って安静にしている状態が1 MET)。
METs・h ＝身体活動の強度（METs）×身体活動の時間。
アクティブガイド
健康づくりのための身体活動・運動ガイド2023
身体活動
生活活動
運動

d　健康づくりのための運動の概念と運動指針

厚生省は、1989年に「健康づくりのための運動所要量」を策定し、安全性と有効性の両面から最大酸素摂取量の50％程度の運動を推奨した。1993年には、中高年者を対象として、「健康づくりのための運動指針」が策定された。また、「運動」よりも幅広い概念として、日常生活活動、趣味・レジャー活動、運動・スポーツなどを含めた「**身体活動**」が定義された（生涯を通じた健康づくりのための身体活動のあり方検討会報告書、1997年)。「健康づくりのための運動基準2006年～身体活動・運動・体力～」（厚生労働省）では、①身体活動量・運動量・体力（最大酸素摂取量）の基準値を示し、②生活習慣病予防と筋力を含むその他の体力との関係についても検討した。また、その内容をわかりやすく、広く国民に向けて発信するものとして、「健康づくりのための運動指針2006～生活習慣病予防のために～」(エクササイズガイド2006)(厚生労働省、2006)が作成された。さらに、ライフステージに応じた健康づくりのための身体活動(生活活動・運動）を推進することによって健康日本（第二次）の推進に資するように、「**健康づくりのための身体活動基準2013**」に改定され、身体活動の強度・量の目安としてメッツおよびメッツ・時が取り入れられ＊、それに基づき、国民向けに「**アクティブガイド～健康づくりのための身体活動指針～**」(表５-５）が作成された。さらに、2023年に改訂された「**健康づくりのための身体活動・運動ガイド2023**」では、「**身体活動**」を、安静にしている状態よりも多くのエネルギーを消費する、骨格筋の収縮を伴うすべての活動とし、その内、「**生活活動**」を、日常生活に伴う活動（家事・労働・通勤・通学など)、「**運動**」を、健康・体力の維持・増進を目的として計画的・定期的

表5－5　アクティブガイド――健康づくりのための身体活動指針（2013年）

毎日をアクティブに暮らすために　こうすれば＋10（プラステン）

地域で
- 家の近くに、散歩に適した歩道やサイクリングを楽しめる自転車レーンはありませんか？
- 家の近くの公園や運動施設を見つけて、利用しましょう。
- 地域のスポーツイベントに積極的に参加しましょう。
- ウィンドウショッピングなどに出かけて、楽しみながらからだを動かしましょう。

職場で
- 自転車や徒歩で通勤してみませんか？
- 職場環境を見直しましょう。からだを動かしやすい環境ですか？
- 健診や保健指導をきっかけに、からだを動かしましょう。

人々と
- 休日には、家族や友人と外出を楽しんでみては？
- 困ったことや知りたいことがあったら、市町村の健康増進センターや保健所に相談しましょう。
- 電話やメールだけでなく、顔をあわせたコミュニケーションを心がけると自然にからだも動きます。

表5－6　健康づくりのための身体活動・運動ガイド2023

<table>
<tr><th></th><th colspan="2">身体活動</th><th>座位行動</th></tr>
<tr><td>高齢者</td><td>歩行又はそれと同等以上の
（3メッツ以上の強度の）
身体活動を1日40分以上
（1日約6,000歩以上）
（=週15メッツ・時以上）</td><td>運動
有酸素運動・筋力トレーニング・バランス運動・柔軟運動など多要素な運動を週3日以上
【筋力トレーニング※1を週2～3日】</td><td rowspan="2">座りっぱなしの時間が長くなりすぎないように注意する
（立位困難な人も、じっとしている時間が長くなりすぎないように少しでも身体を動かす）</td></tr>
<tr><td>成人</td><td>歩行又はそれと同等以上の
（3メッツ以上の強度の）
身体活動を1日60分以上
（1日約8,000歩以上）
（=週23メッツ・時以上）</td><td>運動
息が弾み汗をかく程度以上の
（3メッツ以上の強度の）
運動を週60分以上
（=週4メッツ・時以上）
【筋力トレーニングを週2～3日】</td></tr>
<tr><td>こども
（※身体を動かす時間が少ないこどもが対象）</td><td colspan="3">（参考）
・中強度以上（3メッツ以上）の身体活動（主に有酸素性身体活動）を1日60分以上行う
・高強度の有酸素性身体活動や筋肉・骨を強化する身体活動を週3日以上行う
・身体を動かす時間の長短にかかわらず、座りっぱなしの時間を減らす。特に余暇のスクリーンタイム※2を減らす</td></tr>
</table>

※1　負荷をかけて筋力を向上させるための運動。筋トレマシンやダンベルなどを使用するウエイトトレーニングだけでなく、自重で行う腕立て伏せやスクワットなどの運動も含まれる。
※2　テレビやDVDを観ることや、テレビゲーム、スマートフォンの利用など、スクリーンの前で過ごす時間のこと。

に実施する活動（スポーツ、フィットネスなど）と定義するとともに、「**座位行動**」を、座ったり寝転んだりして過ごすこと（デスクワーク、テレビやスマートフォンを見る、車や電車・バス移動で座っているなど）とした＊＊。健康日本21（第三次）では、歩数・運動習慣者の割合等についての目標を設定している（表5－2－2a）。

2011年には、スポーツの推進を国の責務とする**スポーツ基本法**が成立し、全ての人がスポーツを楽しむ権利（スポーツ権）を謳い、競技スポーツに止まらず、地域スポーツの振興を重視している。その理念を具現化するものとして、2012年に**スポーツ基本計画**が策定され、2022年度からは第3期スポーツ推進計画が、①スポーツを「つくる／はぐくむ」、②スポーツで「あつまり、ともに、つながる」、③スポーツに「誰もがアクセスできる」の3つの視点で実施されている。

座位行動
＊＊座位、半臥位及び臥位で行われる1.5 METs以下の全ての覚醒行動。

スポーツ基本法

スポーツ基本計画

図5－2　現在習慣的に喫煙している者の割合（20歳以上）

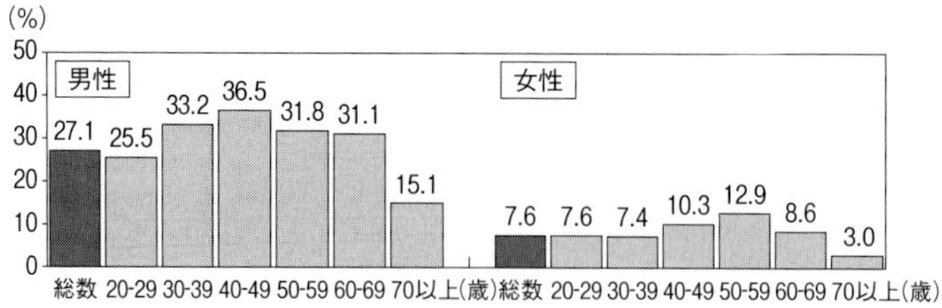

D　喫煙行動

a　喫煙の現状

喫煙率

国民健康・栄養調査の結果では、男性の**喫煙率**は長期的にみて減少傾向にあり、女性も全体としてみるとやや減少傾向にある。わが国では、他の先進諸国に比して、喫煙率は男性で高く、女性で低いという特徴がある。国民健康・栄養調査（2019年）では、現在習慣的に喫煙している者は、男性27.1％、女性7.6％で、徐々にではあるが低下してきている。男性では40歳代で36.5％と最も高く、それ以降は低下する。女性では50歳代で12.9％と最も高く、それ以降は年齢とともに低下する（図5－2）。

現在習慣的に喫煙している者のうち、たばこを止めたいと思う者は26.1％（男性24.6％、女性30.9％）で、女性の方が高くなっている。この10年間でみると、男性では、たばこを止めたいと思う者の割合は低下している。受動喫煙の機会を有する者（現在喫煙者を除く）について場所別にみると、飲食店が29.6％と最も高く、次いで遊技場、路上となっている。最近では、全ての場において、受動喫煙の機会は減少している。

b　喫煙の健康影響及び社会的問題

たばこは、肺がんをはじめとして、喉頭がん、口腔・咽頭がん、食道がん、胃がん、膀胱がん、腎盂・尿管がん、膵がんなど多くのがんや、虚血性心疾患、脳血管疾患、慢性閉塞性肺疾患（COPD）、歯周疾患など多くの疾患や、流・早産、低出生体重児、周産期死亡の増加など妊娠に関連した異常の危険因子である。男性の喫煙者は、非喫煙者に比べて、喉頭がんで32.5倍、肺がんで4.45倍死亡危険（相対危険度）が高く、喉頭がんの96％、肺がんの72％、全がんの32％は喫煙による過剰死（人口寄与危険度）と推定されている（平山の計画調査、1966～1982年）。

喫煙者の多くは、たばこの害を十分に認識しないで、未成年のうちに喫煙を開始しているが、未成年期に喫煙を開始した者では、成年になってから喫煙を開始した者に比べて、これらの疾患の危険はより大きい。さらに、本人の喫煙のみならず、喫煙者の周囲の者の受動喫煙も肺がん、虚血性心疾患、呼吸器疾患、乳幼児突然死症候群などの危険因子である。

たばこの主な有害物質は、たばこ葉の主成分である**ニコチン**と燃焼によって生ずる**タール**、**一酸化炭素**である。タールは数千にも及ぶ物質の総称であり、ベンゾピレン、各種ニトロソアミン化合物、ホルムアルデヒドなどの発癌物質が含まれている。発生量としては少ないものの、たばこ煙には一般の廃棄物焼却施設から発生する煙に比べて高濃度のダイオキシンが含まれている。また、ニコチンには**依存性**があり、自分の意志だけでは止めたくても止められないことが多い（ニコチン依存症）。しかし、禁煙に成功すれば、上記疾患の危険は確実に低下する。

ニコチン
タール
一酸化炭素
依存性

c 受動喫煙防止

喫煙者が自らの意思に基づいて喫煙する**能動喫煙**に対して、非喫煙者が自分の意思に反してたばこの煙に曝され、それを吸入することを**受動喫煙***という。現在では、喫煙者についても、自身以外の環境たばこ煙に曝されることも受動喫煙に含めるようになっている。たばこ煙には、喫煙者が口から直接吸入する**主流煙**と、たばこの先端から周囲環境に放出される**副流煙**がある。多くの有害物質は主流煙よりも副流煙に、より高濃度で含まれており、副流煙による受動喫煙に伴う健康被害は深刻な社会問題である。家庭内受動喫煙の問題も重大であり、喫煙者の妻では肺がん死亡の相対危険度が高いこと、父（母）が喫煙者の場合に子どもの気管支喘息が多いこと等が明らかにされている。受動喫煙の程度は血中コチニン濃度（ニコチンの代謝産物）を測定することによって客観的に評価することができる。

受動喫煙からの非喫煙者の保護を徹底し、「たばこのない社会」を確立するために、不特定多数の集合する公共空間（公共の場所及び歩行中を含む）や職場では禁煙を目指す。家庭内における受動喫煙についても普及啓発が必要である。健康増進法では、「学校、体育館、病院、劇場、観覧場、集会場、展示場、百貨店、事務所、官公庁施設、飲食店その他の多数の者が利用する施設を管理する者は、これらを利用する者について、受動喫煙（室内またはこれに準ずる環境において、他人のたばこの煙を吸わされることをいう）を防止するために必要な措置を講ずるように努めなければならない」と、受動喫煙の防止のための努力義務を規定している。2018 年の健康増進法改正において、学校・病院・児童福祉施設等、行政機関、自動車、航空機では、敷地内禁煙、多数の者が利用する、それ以外の施設（鉄道、船舶、飲食店）では原則室内禁煙とされた。

能動喫煙
受動喫煙
＊ WHO では、受動喫煙という語は、たばこ業界がたばこ煙に自発的に曝されることは許容されるとの立場を支持するために用いる場合があるとして、**二次喫煙**（secondhand smoke, SHS）や**環境たばこ煙**（environmental tobacco smoking, ETS）を使うことが望ましいとしている。
主流煙
副流煙

d 禁煙サポートと喫煙防止

禁煙あるいは節煙の希望をもっている者に対して様々な**禁煙サポート**（**禁煙支援**）が行われており、保健・医療の現場における個別指導・禁煙教室、健康診断の事後指導としての禁煙指導、職場・地域の禁煙コンテスト、インターネットによる双方向禁煙指導などがある。禁煙を強制するのではなく、人間の行動や生活習慣の背景にある認知構造に自らが気づき、自らが対処法を考え出すのを援助する**認知行動療法**が行われる。

禁煙サポート
（禁煙支援）
認知行動療法

学校教育や地域保健の現場における健康教育を充実させることも重要である。未成年者に対しては、たばこの危険に関する情報を十分に与えるとともに、社会環境の整備と規制によって喫煙を始めないように保護すること（**防煙**）が必要である。未成年者喫煙禁止法（1900年施行）は、2000年の改正で、罰金の最高額が50万円に引き上げられ、対象が販売行為者のみから、経営者、経営法人、役員、従業員などへと拡大され、販売者は未成年者の喫煙の防止に資するために年齢の確認その他必要な措置を講じるものとされた。同法は、2022年の民法改正（成年年齢の20歳から18歳への引き下げ）に伴い、**20歳未満者喫煙禁止法**に改称された。

防煙

20歳未満者喫煙禁止法

e　その他のたばこ対策

わが国の喫煙対策の取り組みは、1987年に厚生省の「喫煙と健康問題に関する報告書」によって本格化した。1995年には、たばこ行動計画検討会から「防煙」（主に未成年者の喫煙開始の防止と喫煙習慣化の防止）、「分煙」（受動喫煙の影響の排除、減少対策）、「禁煙支援」の3本柱からなる総合的施策「たばこ行動計画」が提案された。

2003年のWHO総会では、**たばこ規制枠組条約**が採択され、2005年に発効した（日本は2004年に批准）。たばこ包装の30％以上の面積を健康警告表示に充てること、消費者に誤解を招きやすい形容的表示等（「マイルド」、「ライト」など）の禁止、未成年者がたばこの自動販売機を使えないようにする措置（成人識別たばこ自動販売機。利用には成人識別ICカード「taspo（タスポ）」が必要）、たばこ広告の禁止などが盛り込まれている。しかし、WHOは、たばこ規制枠組条約発効以降も世界的には喫煙者は減少しておらず、開発途上国では増加傾向にあり、女性の喫煙率は増加しているとしている。

たばこ規制枠組条約

健康日本21では、WHOの**世界禁煙デー**（5月31日）を中心として、分かりやすい情報提供体制の整備と、たばこの健康影響についての十分な知識の普及を基本としつつ、①未成年者の喫煙防止（防煙）、②受動喫煙の害を排除・減少させるための環境づくり（分煙）、③禁煙希望者に対する禁煙支援および喫煙継続者の節度ある喫煙（禁煙支援・節煙）の3つの対策を推進した。しかし、成人の喫煙率を減らすという数値目標は、健康日本21の策定段階と中間評価のいずれにおいても、関連業界等の圧力によって削除され、がん対策推進基本計画（2007年）においても成人の喫煙率低下は目標に盛り込まれなかった。健康日本21の最終評価を受けて、健康日本21（第二次）において、漸く成人の喫煙率の低下が目標に盛り込まれた。また、2006年には、喫煙による**ニコチン依存症**が疾病として位置付けられ、禁煙の希望があるニコチン依存症患者に対する禁煙指導が健康保険適用となった。禁煙支援（認知行動療法によるカウンセリング療法）とともに、ニコチン貼付剤、ニコチン受容体部分作動薬（バレニクリン varenicline）などが用いられている。2020年度からは加熱式たばこも健康保険の対象として認められた。OTC（over-the-counter）医薬品（薬局・薬店・ドラッグストアなどで処方箋無しに購入できる医薬品）としては、ニコチンガムやニコチンパッチが用いられる。健康保険適用の要件は、① TDS（tobacco dependence screener）ニコチン依存度テスト≧5点で、ニコチン依存症と診断されること、②≧35歳では、ブリンク

世界禁煙デー

ニコチン依存症

マン（Brinkman）指数（＝1日の喫煙本数×喫煙年数）≧200、③直ちに禁煙することを希望していること、④「禁煙治療のための標準手順書」に則った禁煙治療の説明を受け、当該治療を受けることを同意していること、の全てを満たしていることである。健康日本21（第三次）では、喫煙率、20歳未満の喫煙、妊娠中の喫煙に関する目標を設定している（表5－2－2a）。

E　飲酒行動

a　飲酒の現状

国民健康・栄養調査（2019年）によると、飲酒習慣のある者（週≧3日飲酒し、日本酒換算で、≧1合／日）は、男性33.9％、女性8.8％で、長期的にみると、やや減少傾向にある。しかし、飲酒習慣のある者のうち、**生活習慣病のリスクを高める量**（純アルコール摂取量で、男性≧40 g／日、女性≧20 g／日）を飲酒している者の割合は男性14.9％、女性9.1％で、年齢階級別にみると、男性では40歳代、女性では50歳代で最も高く、減少傾向はみられない（図5－3）。

生活習慣病のリスクを高める量

b　飲酒の健康・栄養及び社会的問題

飲酒は、他の食品・飲料には見られない、次のような特性をもっている。

① **致酔性**

飲酒は意識の変容をきたし、交通事故や暴力事件等の原因となる他、短時間での大量飲酒は急性アルコール中毒をきたし、死亡することもある。

② **慢性影響による臓器障害**

肝疾患、脳卒中、がん等、多くの疾患がアルコール摂取と関連している。

- 肝疾患：日本人における肝硬変の10％程度は、アルコールの過剰摂取が原因となっている。
- 循環器疾患：日本人を対象とした疫学調査では、飲酒量が多いほど血圧がほぼ直線的に高くなるという報告が多い。多量の飲酒は高血圧の原因となり、脳血管疾患（特に脳出血）や虚血性心疾患のリスクを高める。少量飲酒者では虚血性心疾患の死亡危険度は低いとの報告もある。

図5－3　生活習慣病のリスクを高める量を飲酒している者の割合（20歳以上）

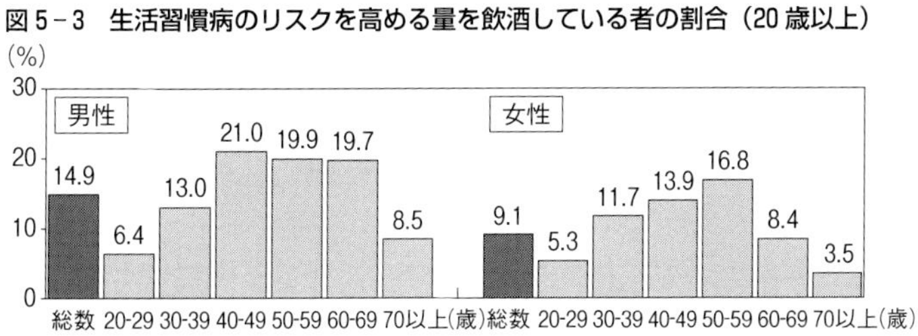

アルデヒド脱水素酵素

- 悪性新生物：飲酒は、食道、乳房、大腸、肝臓等のがんの危険を高めることが報告されている。とくに2型**アルデヒド脱水素酵素**（aldehyde dehydrogenase 2, ALDH2）（アセトアルデヒドを酢酸に分解する酵素）の活性が遺伝的に低い者（日本人の約40％を占め、少量の飲酒で顔面紅潮、心悸亢進、頭痛などのフラッシング flushing 反応を来たす）では、比較的少量の飲酒であっても、咽頭がん・食道がん・胃がんの危険が増すという報告がある。

③　依存性

長期にわたる多量飲酒はアルコールへの依存を形成し、本人の精神・身体的健康を損なうばかりでなく、家庭・社会にも重大な影響を与える。アルコール依存症の原因の50～60％は遺伝的素因によると推定されており、ALDH2の高活性型（酒に強い）が関与している。アルコールは精神依存と身体依存の両者を引き起こす。

④　未成年者への影響

20歳未満者飲酒禁止法

身体的・精神的に発育途上の未成年者においては、アルコールの心身に与える影響は大きく、未成年者飲酒禁止法（1922年）によって禁止され、2001年の改正により、罰則の強化、年齢確認等の措置、未成年者の利用を防止するように改良された酒類自動販売機以外の酒類自動販売機の撤廃等が盛り込まれた。同法は、2022年の民法改正に伴い、**20歳未満者飲酒禁止法**に改称された。

⑤　妊婦・授乳婦への影響

胎児アルコール症候群

妊娠女性の飲酒は催奇形性により、**胎児アルコール症候群**の原因となる。授乳婦の飲酒は母乳を介して乳児の発育に影響する。

c　適正飲酒とアルコール対策

適正飲酒

健康日本21では、「節度ある適度な飲酒（**適正飲酒**）」は純アルコールで1日平均約20 gとしているが（表5－7）、以下の点に留意する必要がある。

① 女性は男性よりも少ない量が適当である。体重あたり同量の飲酒であっても、男性に比べて、女性の方が肝障害が重症化しやすい。また、女性の方が短期間でアルコール依存症に発展しやすい傾向がある。

② 少量の飲酒で顔面紅潮をきたす等、アルコール代謝能力の低い者では、通常の代謝能を有する人よりも少ない量が適当である。

③ 高齢者（≧65歳）では、より少量の飲酒が適当である。

④ アルコール依存症者では、適切な支援のもとに完全断酒が必要である。アル

表5－7　主な酒類のアルコール量換算

種類	ビール・発泡酒	清酒	ウイスキー・ブランデー	焼酎（20度）	ワイン	酎ハイ（7度）
	中瓶1本 500 mL	1合 180 mL	ダブル 60 mL	1杯 125 mL	2杯 210 mL	1缶 350 mL
アルコール度数（％）	5	15	43	20	12	7
純アルコール量（g）	20	22	20	20	20	20

純アルコール（エタノール）量（g）＝酒量（mL）×アルコール度数（％）÷100×0.8
エタノールの比重は25℃で0.785なので、約0.8として算出する。

コール依存症の薬物治療としては、アルデヒド脱水素酵素阻害剤（シアナミド cyanamide、ジスルフィラム disulfiram）などが用いられる。

⑤ 飲酒習慣のない人に対して飲酒を推奨するものではない。

多量飲酒者の減少がみられていないことやアルコール依存症が増加する傾向を受けて、2013年には**アルコール健康障害対策基本法**が制定され、これをもとにアルコール健康障害対策推進基本計画が策定され、現在は第2期計画（2021～2025年度）が実施されている。その重点課題は、①将来にわたるアルコール健康障害発生の予防、②アルコール健康障害に関する相談から治療、回復支援に至る切れ目のない支援体制の構築、である。2023年には、アルコールによる健康障害の発生防止を目的として「健康に配慮した飲酒に関するガイドライン（**飲酒ガイドライン**）」が策定された。健康日本21（第三次）では生活習慣病のリスクを高める量と20歳未満の飲酒について表5-2-2aの目標を設定している。

アルコール健康障害対策基本法

飲酒ガイドライン

F 睡眠、休養とストレス

a 睡眠習慣と生活リズム

睡眠と覚醒は、24時間周期で繰り返す、人間生活における基本的リズムである。人間の**生物時計**の1日は、物理的な1日の24時間よりやや長く、30分程度のずれがあると言われているが、通常は外界の昼夜のリズムや社会のリズムによって生物時計が24時間周期に調整され、規則的な生活を送ることができる。しかし、外界のリズムによって生物時計が調整されないと、昼夜リズムと同調できずに社会生活との不適合が生ずる。

生物時計

b 睡眠不足・不眠の現状

2019年の国民健康・栄養調査によると、平均睡眠時間は、男女とも「6時間以上7時間未満」が最も多い（男性37.5％、女性40.6％）。睡眠の妨げになることは、20歳代では「就寝前に携帯電話、メール、ゲーム等に熱中すること」が最も多かった。健康日本21（第三次）では表5-2-2aの目標を掲げている。

c 睡眠指針

厚生労働省は、健康日本21の具体的な実践の手だてとして、2003年に「**健康づくりのための睡眠指針**」（睡眠12箇条）を策定し、2014年に改定した（表5-8）。

健康づくりのための睡眠指針

睡眠障害に関連して、以下の疾患が注目されている。これらは勉学や仕事の能率を低下させ、自動車運転などに際して生命の危険を齎すことがある。

表 5－8　健康づくりのための睡眠指針 2014（睡眠 12 箇条）

1 **良い睡眠で、からだもこころも健康に。**
　良い睡眠で、からだの健康づくり
　良い睡眠で、こころの健康づくり
　良い睡眠で、事故防止
2 **適度な運動、しっかり朝食、ねむりとめざめのメリハリを。**
　定期的な運動や規則正しい食生活は良い睡眠をもたらす
　朝食はからだとこころのめざめに重要
　睡眠薬代わりの寝酒は睡眠を悪くする
　就寝前の喫煙やカフェイン摂取を避ける
3 **良い睡眠は、生活習慣病予防につながります。**
　睡眠不足や不眠は生活習慣病の危険を高める
　睡眠時無呼吸は生活習慣病の原因になる
　肥満は睡眠時無呼吸のもと
4 **睡眠による休養感は、こころの健康に重要です。**
　眠れない、睡眠による休養感が得られない場合、こころのSOSの場合あり
　睡眠による休養感がなく、日中もつらい場合、うつ病の可能性も
5 **年齢や季節に応じて、ひるまの眠気で困らない程度の睡眠を。**
　必要な睡眠時間は人それぞれ
　睡眠時間は加齢で徐々に短縮
　年をとると朝型化 男性でより顕著
　日中の眠気で困らない程度の自然な睡眠が一番
6 **良い睡眠のためには、環境づくりも重要です。**
　自分にあったリラックス法が眠りへの心身の準備となる
　自分の睡眠に適した環境づくり
7 **若年世代は夜更かし避けて、体内時計のリズムを保つ。**
　子どもには規則正しい生活を
　休日に遅くまで寝床で過ごすと夜型化を促進
　朝目が覚めたら日光を取り入れる
　夜更かしは睡眠を悪くする
8 **勤労世代の疲労回復・能率アップに、毎日十分な睡眠を。**
　日中の眠気が睡眠不足のサイン
　睡眠不足は結果的に仕事の能率を低下させる
　睡眠不足が蓄積すると回復に時間がかかる
　午後の短い昼寝で眠気をやり過ごし能率改善
9 **熟年世代は朝晩メリハリ、ひるまに適度な運動で良い睡眠。**
　寝床で長く過ごしすぎると熟睡感が減る
　年齢にあった睡眠時間を大きく超えない習慣を
　適度な運動は睡眠を促進
10 **眠くなってから寝床に入り、起きる時間は遅らせない。**
　眠たくなってから寝床に就く、就床時刻にこだわりすぎない
　眠ろうとする意気込みが頭を冴えさせ寝つきを悪くする
　眠りが浅いときは、むしろ積極的に遅寝・早起きに
11 **いつもと違う睡眠には、要注意。**
　睡眠中の激しいいびき・呼吸停止、手足のぴくつき・むずむず感や歯ぎしりは要注意
　眠っても日中の眠気や居眠りで困っている場合は専門家に相談
12 **眠れない、その苦しみをかかえずに、専門家に相談を。**
　専門家に相談することが第一歩
　薬剤は専門家の指示で使用

①　睡眠時無呼吸症候群（sleep apnea syndrome, SAS）

大部分は閉塞型と言われるもので、睡眠中の間歇的な鼾（いびき）が特徴で、昼間の症状として起床時の頭痛、日中の傾眠などがある。他の原因では説明できない日中の傾眠、または①睡眠中の窒息感やあえぎ呼吸、②睡眠中の頻繁な完全覚醒、③熟眠感の欠如、④日中の倦怠感、⑤集中力の低下、のうち２項目以上に加えて、睡眠１時間あたり５回以上の閉塞型発作（無呼吸・低呼吸発作、呼吸努力関連覚醒）によって診断される。原因は、上気道の形態異常による内腔狭小化であり、肥満、メタボリック・シンド

ローム、上気道疾患などが増悪因子となる。睡眠時無呼吸症候群は、高血圧、虚血性心疾患、脳血管障害の危険因子にもなる。

② ナルコレプシー（narcolepsy、睡眠発作）

昼間の睡眠発作とともに、情動脱力発作（カタプレキシー cataplexy）、睡眠麻痺、就眠幻覚のうちの少なくとも1つを合併するもので、若年者に多い。睡眠発作は緊張感の少ないときに突然起こり、数分～15分持続し、覚醒後は清々しい気分になる。ナルコレプシーの原因は、視床下部外側部における神経伝達物質オレキシンの欠乏であることが明らかにされ、オレキシン受動体作働薬の開発が進められている。

③ 下肢静止不能症候群（むずむず脚症候群）

下肢の異常感覚を主体とする原因不明の疾患で、下肢の不快な異常感覚（ムズムズ感）に伴って、下肢を動かしたいという欲求が生ずる。異常感覚は、安静時や就眠時に増悪し、運動によって軽減する。夕方から夜間に増悪する日内変動を示す。

d 休養の概念と休養指針

休養には2つの側面がある。

① 「休む」こと、即ち、仕事や活動によって生じた心身の疲労を回復し、もとの活力ある状態にもどすこと（消極的休養）

② 「養う」こと、即ち、明日に向かっての鋭気を養い、身体的・精神的・社会的な健康能力を高めること（積極的休養）

である。休養を達成するためには、まず十分な時間を確保することが必要である。とくに長期休暇を積極的に取ることが重要である。しかし、過剰労働を防止し、長期休暇を取るだけでは、「休」のみで真の休養とは言えない。積極的に「養」、即ち、リラックスする、自分を見つめ直す、趣味・スポーツ・ボランティア活動などで積極的に過ごす、家族との関係や心身を調整する、将来への準備をする等によって、はじめて真の休養を達成できる。厚生省は1994年に「**健康づくりのための休養指針**」を策定し、生活リズム、時間のゆとり、生活空間、社会参加などから見た休養のあり方を示した（表5－9）。健康日本21（第三次）では、睡眠で休養がとれている者の増加、睡眠が十分確保されている者の増加、および週労働時間60時間以上の被雇用者の減少について表5－2－2aの目標を掲げている。

健康づくりのための休養指針

e ストレスの概念とストレス・マネジメント

個人を取りまく外界が変化すると、その変化に対して新たに対応することが要求される。このような外界の変化は**ストレス因子**（ストレッサー stressor）と呼ばれる。外界に起きた変化に適応しようとして、内部に**ストレス反応**と呼ばれる緊張状態が誘起される。これは誰にでも起こることで、いろいろな障害から身を守るなど、課題に挑

ストレス因子（ストレッサー）
ストレス反応

表５－９　健康づくりのための休養指針（厚生省、1994年）

① 生活にリズムを
早めに気付こう、自分のストレスに
睡眠は気持ちよい目覚めがバロメータ
入浴で、からだも心もリフレッシュ
旅に出かけて、心の切り換えを
休養と仕事のバランスで能率アップと過労防止
② ゆとりの時間でみのりのある休養を
1日30分、自分の時間を見つけよう
活かそう、休暇を真の休養に
ゆとりの中に、楽しみや生きがいを
③ 生活の中にオアシスを
身近な中にもいこいの大切さ
食事空間にもバラエティを
自然とのふれあいで感じよう、健康の息ぶきを
④ 出会いときずなで豊かな人生を
見出そう、楽しく無理のない社会参加
きずなの中ではぐくむ、クリエイティブ・ライフ

戦する際に必要な反応である。しかし、ストレスの影響の程度には個人差があり、過度のストレスが続くと、精神的・身体的健康に影響を及ぼすことになる。

ストレス対策（ストレス・マネジメント）の基本方針は、

① 日常生活や習慣の重視（全人的なアプローチ）

② 行動科学に基づいたセルフケアの推進

③ 心の病気への早期対応

である。

具体的な対策として、以下のような方策が進められる。

① 心の健康を保つための対策として、
- ストレスに対する個人の対処能力を高めること
- 個人を取り巻く周囲のサポートを充実させること
- ストレスの少ない社会をつくること

② 個人がストレスに対処する能力を高めるための具体的な方法として、
- ストレスの正しい知識をもつ
- 健康的な睡眠・運動・食習慣によって心身の健康を維持する
- 自分自身のストレス状態を正確に理解する
- リラックスできるようになる
- ものごとを現実的で柔軟に捉える
- 自分の感情や考えを上手に表現する
- 時間を有効に使ってゆとりをもつ
- 趣味や旅行などの気分転換をはかる

③ 心の病気への対策として、
- 自殺が生ずる前に対策を講じ、予防につなげること（予防）
- 差し迫った自殺の危険に対して介入し、自殺を防止すること（介入）
- 不幸にして自殺がおこった場合に、遺された人々に対する影響を少なくすること（自殺後の対応）

G 歯科保健行動

a 歯の健康と食生活

甘味食品・飲料の摂取頻度が**う蝕**（**う歯**、俗に虫歯）に強く関わっていることは明らかである。糖質・糖類、特に砂糖（ショ糖）は口腔内に常在するう蝕細菌（*Streptococcus mutans*）によって、不溶性グルカンを含む粘着性のバイオフィルムを歯面に形成し、う蝕の誘発に強く関与していることが示されている。従って、甘味食品・飲料の摂取回数が多くなるほど、う蝕の危険は高まると考えられるが、健康日本21では、1日2回程度の間食習慣は広く普及しているとして、幼児の健全な発育の観点から、1日3回以上の摂取を高頻度群と捉え、危険低減の目標と位置づけた。また、間食内容を工夫し、時間を決めて飲食する習慣を普及していく必要があるとしている。フッ素や代替甘味料の適切な使用、食品の材質なども考慮すべきである。

う蝕（う歯）

平均永久歯う蝕歯数（DMFT指数）は、着実に改善してきている（厚生労働省：**歯科疾患実態調査**）。歯の喪失の原因は、若年者では多くがう蝕であるが、中年以降は歯周疾患が増えてくる。成人や高齢者では、加齢とともに歯肉が退縮し、歯根が口腔内に露出してくる。そのため表面がう蝕（**根面う蝕**）となり、成人歯科保健の重要な課題になっている。

歯科疾患実態調査

根面う蝕

歯の周りの組織（歯肉・セメント質・歯根膜・歯槽骨）に生ずる病変を**歯周疾患**といい、歯肉炎と歯周炎がある。**歯肉炎**は、炎症が歯肉組織に限局しているもの、**歯周炎**は、歯と付着している歯肉の上皮（接合上皮）が破壊され、炎症が歯周組織に及ぶものである。歯周疾患の悪化には特定の細菌種が関与していることが明らかにされている。歯周疾患の危険因子として、年齢（加齢）の他、歯石、喫煙などが挙げられている。

歯周疾患

歯肉炎

歯周炎

b 歯と全身の健康

口腔内には多種の微生物が存在し、口腔清掃の不良によって容易に微生物が増加し、全身に様々な影響を及ぼす。う蝕や歯周疾患の進行は種々の全身疾患と関連している。う蝕の主な原因菌 *S. mutans* は、感染性心内膜炎、心臓弁膜症、脳出血との関連が指摘されている。一方、歯周疾患は、多種のグラム陰性桿菌による混合感染であるが、とくに *Porphyromonas gingivalis* が最も毒性が強いといわれている。*P. gingivalis* は、動脈硬化・虚血性心疾患や関節リウマチとの関連が指摘されている。**糖尿病**は歯周疾患を悪化させ、逆に歯周疾患はインスリン抵抗性を介して糖尿病を悪化させるという悪循環を形成する。高齢者においては、**誤嚥性肺炎**の予防のための口腔ケアも重要である。

糖尿病

誤嚥性肺炎

c　歯科保健行動

図 5－4　歯みがきの状況（歯をみがく回数）

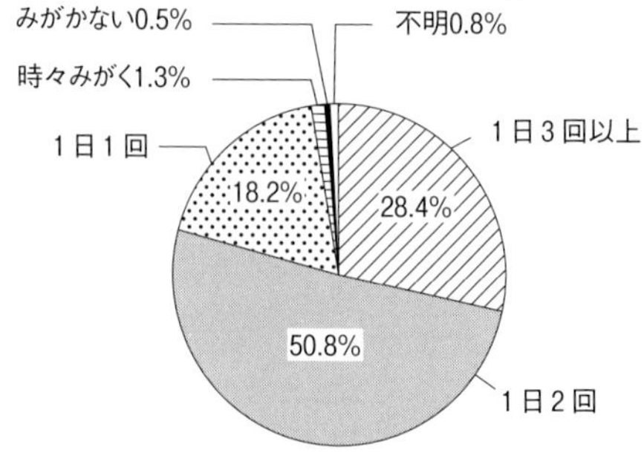

（歯科疾患実態調査、2022）

8020（ハチマルニイマル）運動

歯科保健の分野では、高齢者においても歯の喪失が10歯以下であれば食生活に大きな支障を生じないという研究結果に基づき、80歳になるまで自分の歯を20歯以上保つことにより、健全な咀嚼能力を維持し、健やかで楽しい生活を過ごそうという**8020（ハチマルニイマル）運動**が提唱・推進されてきた。2022年の歯科疾患実態調査によると、8020達成者（80歳で20本以上の歯を有する者の割合）は51.6％で、着実に増加してきている。また、「食べたら歯を磨く」習慣が国民の間に定着しつつあり、歯科保健行動には改善が見られる（図5－4）。

b　歯科保健対策

歯科保健対策は、従来、う蝕に重点が置かれ、う蝕の好発年齢である幼児を中心に1歳6ヵ月児歯科健診、3歳児歯科健診、乳幼児・妊産婦の口腔・保健指導などが行われてきたが、最近は歯周疾患に重点が置かれ、成人・高齢者に対する歯科保健事業の推進が図られている。

歯科保健対策としての一次予防には、

① 個人の生活習慣の改善を通した健康増進：毎日の食品の素材や栄養の選択の他に、家庭での歯磨き、デンタルフロス（糸ようじ）の習慣、歯周病予防のための禁煙対策等

② 環境における危険因子の削減を目的とした健康保護：正確な食品成分表示の義務づけ、上水道に含まれるフッ素濃度の適正化等

③ う蝕と歯周病の発生予防を目的とした疾病予防プログラムの提供

等がある。

歯の喪失の防止は、食物の咀嚼のほか、食事や会話を楽しむ等による生活の質の確保の基礎となるものである。また、う蝕及び歯周病は歯の喪失に繋がるため、その予防が重要である。健康日本21（第三次）では歯周病を有する者、よく噛んで食べることが出来る者、歯科検診の受診者について、表5－2－2aの目標を設定している。

6 主要疾患の疫学と予防対策

A がん

a 主要部位のがん

がん（悪性新生物、悪性腫瘍）は、1981年以来、我が国における死亡原因の第1位を占めている（図6-1）。高齢者人口の増加により、多くのがんの死亡数や粗死亡率は上昇傾向にある。しかし、年齢調整死亡率でみると、様相は異なっており、全体としては、やや低下傾向にある（図6-2）。部位別の年齢調整死亡率を見ると、男性では、

図6-1　主要死因別粗死亡率の推移（人口10万対）（人口動態統計）

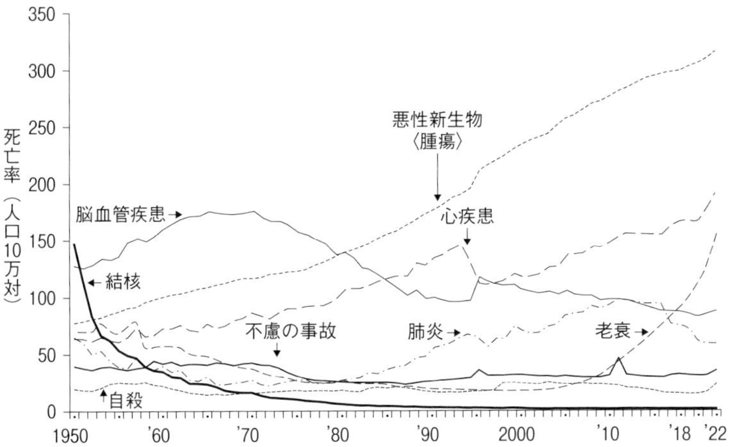

図6-2　男女別・主要死因別年齢調整死亡率の推移（人口10万対）（人口動態統計）

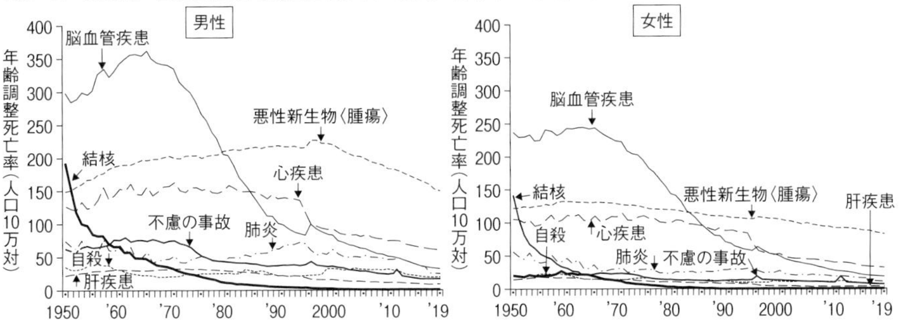

図6－3　悪性腫瘍の男女別・主要部位別年齢構成死亡率の推移（人口10万対）（人口動態統計）

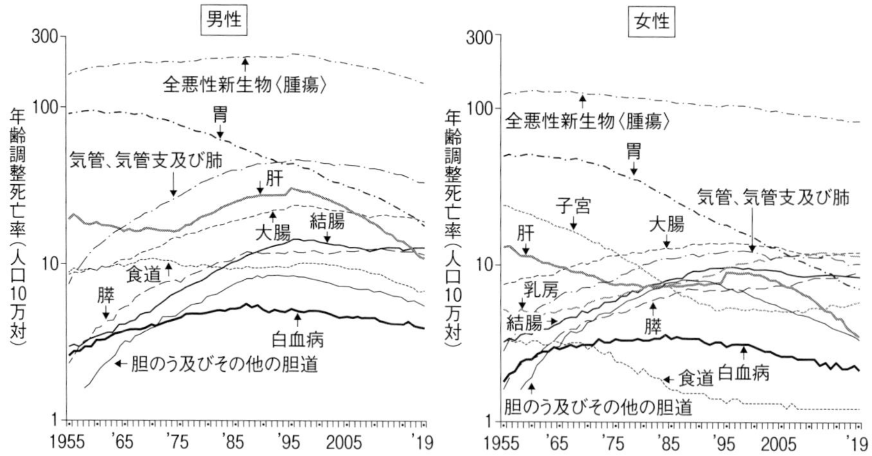

肺、大腸、胃の順、女性では、大腸、肺、膵、乳房が接近している（図6－3）。粗死亡率あるいは死亡数で見ても傾向は変わらない。年齢調整死亡率で見ると、胃がんは男女とも一貫して低下傾向を示している。肺がんと大腸がんは男女とも上昇傾向が続いていたが、近年は頭打ちないしやや低下傾向になっている。肝がん、胆嚢およびその他の胆道がんは、男女とも低下傾向にある。膵がんは、男女ともに上昇傾向にある。女性の乳がんは上昇が続いているのに対し、子宮がんは低下傾向から横ばいになっている。男性の前立腺がんは、高齢化に伴って死亡数と粗死亡率は増加傾向にあるが、年齢調整死亡率でみると、上昇傾向からやや低下傾向になっている。

従来のわが国は、欧米と比較して男女とも胃がんの年齢調整死亡率が高く、肺がんや乳がんは低いのが特徴であったが、近年におけるわが国のがん死亡は欧米化する傾向にある。一般に生存率の高いがん（胃・大腸・子宮・乳房・前立腺）は死亡率よりも発症率が高いが、生存率の低いがん（肺・膵）は死亡率と発症率との差は小さい。

b　がん対策とがん検診

がん対策基本法

がん対策基本法が2007年に施行され、（2016年、一部改正）、国はがん対策基本計画を策定し、それに基づき、都道府県は都道府県がん対策推進計画を策定することとなった（図6－4）。その基本的施策は、①がんの予防と早期発見の推進、②がん医療の**均てん化**（全国どこでも、がんの標準的な専門医療を受けられるよう医療技術の格差を是正すること）の促進、③研究の推進、④がん登録の推進（がん登録等の推進に関する法律、2013年）、である。第4期がん対策基本計画（2023～2028年度）では、全体目標として、「誰一人取り残さないがん対策を推進し、全ての国民とがんの克服を目指す」としている。分野別目標では、①がん予防（がんの一次予防、二次予防＝がん検診の充実――がんを知り、がんを予防する）、②がん医療の充実、③がんとの共生（がんになっても安心して生活し、尊厳をもって生きることのできる地域共生社会の実現、全てのがん患者及びその家族の療養生活の質の向上）、を掲げている。健康日本21（第三次）では、がんの年齢調整罹患率・死亡率の減少とがん検診の受診率向上を掲げている（表5－2－

均てん化

図 6-4　がん対策基本法の概要

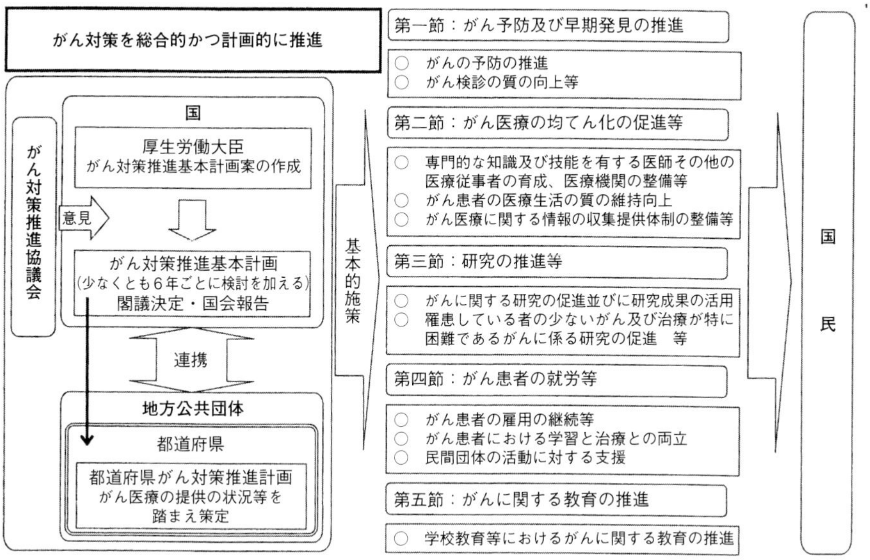

2b)。がん検診は、健康増進法に基づき、市町村によって実施されている。

B　循環器疾患

2022 年における日本人の死因の第 2 位は心疾患、第 4 位は脳血管疾患であり（第 3 位は老衰）、循環器疾患はがんと並んで日本人の主要な死因となっている（図 6-1）。これらの多くは高血圧や動脈硬化が基盤となって生ずる血管機能の破綻の結果（梗塞または出血）として発症する。

2019 年には「健康寿命の延伸等を図るための脳卒中、心臓病その他の循環器病に係る対策に関する基本法」（循環器病基本法）が施行され、それに基づき循環器病対策基本計画が策定されている。2023 年度からは第 2 期計画が実施されており、2040 年度までに 3 年以上の健康寿命延伸と循環器病の年齢調整死亡率減少を目標としている。

a　高血圧

2019 年の国民健康・栄養調査では、最高血圧の平均値は男性 132 mmHg、女性 126.5 mmHg であり、徐々にではあるが、低下傾向にある。成人における血圧の判定基準は表 6-1 のとおりで、最近では家庭血圧が重視されている。外食等による食塩の過剰摂取、肥満、メタボリック・シンドローム、運動不足、ストレスなど、今後とも生活習慣の改善、とくに減塩の啓発が重要である。国民健康・栄養調査によると、1 日当たり食塩摂取量は、成人（≧ 20 歳）で 10.1 g（男性 10.9 g、女性 9.3 g）となっている。健康日本 21（第三次）では、高血圧の改善（**収縮期血圧**平均値の低下）を目標としており、**食塩摂取量**は 7 g を目標として設定している（表 5-2-2a)。日本人の

収縮期血圧
食塩摂取量

表6－1　成人における血圧の判定基準（日本高血圧学会）

分類	診察室血圧（mmHg）			家庭血圧（mmHg）		
	収縮期血圧		拡張期血圧	収縮期血圧		拡張期血圧
正常血圧	＜120	かつ	＜80	＜115	かつ	＜75
正常高値血圧	120～129	かつ	＜80	115～124	かつ	＜75
高値血圧	130～139	かつ／または	80～89	125～134	かつ／または	75～84
Ⅰ度高血圧	140～159	かつ／または	90～99	135～144	かつ／または	85～89
Ⅱ度高血圧	160～179	かつ／または	100～109	145～159	かつ／または	90～99
Ⅲ度高血圧	≧180	かつ／または	≧110	≧160	かつ／または	≧100
（孤立性）収縮期高血圧	≧140	かつ	＜90	≧135	かつ	＜85

診察室血圧と家庭血圧に差がある場合には、家庭血圧による判定を優先する。

食事摂取基準2020年版では、目標量を男性＜7.5 g、女性＜6.5 gとしている。しかし、これらの目標値はいずれも暫定的であり、真の目標は＜5～6 gとすべきである。

図6－5　介護が必要となった原因（国民生活基礎調査、2019）

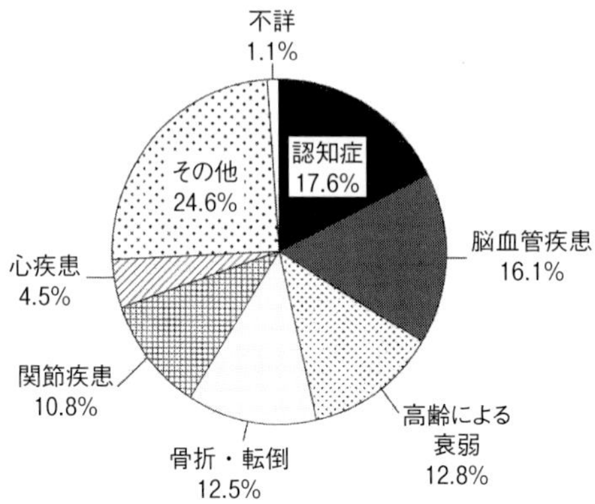

b　脳血管疾患

脳血管疾患

脳血管疾患の年齢調整死亡率は、1965年頃を頂点として低下し続けている。脳血管疾患は、1951～1980年には我が国の死亡原因の第1位を占めていたが、2022年には4位となっている。脳血管疾患の病型には、**脳出血**、**脳梗塞**（脳血栓と脳塞栓）、**くも膜下出血**があるが、とくに脳出血の年齢調整死亡率低下が著明で、1975年以降は、脳梗塞の方が脳出血よりも多くなっている。脳梗塞は、最近では減少傾向にある。くも膜下出血による死亡は脳梗塞や脳出血に比べて低く、近年は横ばい傾向である。しかし、脳血管疾患は介護が必要になる主要な原因の1つとなっている（図6－5）。脳血管疾患の最大の危険因子は高血圧であるが、くも膜下出血においては、喫煙と飲酒は危険因子となるが、高血圧の関与は他の病型に比べて小さい。健康日本21（第三次）では、脳血管疾患の年齢調整死亡率低下を目標としている（表5－2－2b）。

脳出血
脳梗塞
くも膜下出血

c　心疾患

虚血性心疾患
（冠動脈性心疾患）

人口動態統計の心疾患には、心筋梗塞や狭心症などの**虚血性心疾患（冠動脈性心疾患）**のみでなく、心不全、リウマチ性心疾患なども含まれる（高血圧性心不全などの高血圧性心疾患は、高血圧性疾患として別に分類され、心疾患には含まれない）。虚血性心疾患および心不全による死亡・粗死亡率は、やや上昇傾向にあり、各々が心疾患全体の約1/4～1/3を占めている。欧米では心疾患が死亡原因の第1位を占めている国が多い。虚血性心疾患の死亡率は、わが国においては欧米に比べて低いが、生活の欧米化に伴って上昇が懸念されている。今後は一次予防、即ち、喫煙、脂質異常症、糖尿病、メタボリック・シンドローム、高血圧などの危険因子に対する対策が重要である。また、虚血性心疾患においては、発症後の蘇生、医療機関への搬送などの迅速な初期対応も肝要である。2004年からは、一般市民も**自動体外式除細動器**（automated external defibrillator, AED）を用いて救命処置を行うことが認められている。健康日本21（第三次）では、心疾患の年齢調整死亡率低下の目標を掲げている（表5-2-2b）。

自動体外式除細動器（AED）

C 代謝疾患

a 肥満とメタボリック・シンドローム

肥満*は、脂肪組織に脂肪が過剰に蓄積した状態で、体重指数（BMI）≧25のものと定義される（表6-2）。2019年の国民健康・栄養調査によると、肥満者（BMI≧25）の割合は、男性33.0％、女性22.3％である。男性では、肥満者の割合は上昇傾向にあり、とくに40～59歳代で高くなっている。女性は、年齢とともに肥満者の割合が上昇している。一方、低体重（やせ）（BMI＜18.5）は男性3.9％、女性11.5％である。若い女性のやせは依然として高率である（20歳代で20.7％）。健康日本21（第三次）においても、適正体重を維持している者の増加（肥満、やせの減少）を目標としている（表5-2-2a）。また、こどもに対しては、肥満傾向児の減少を目標に設定している（表5-2-2a、5-2-4）。

肥満は、必ずしも医学的に減量を要する状態とは限らない。肥満に起因ないし関連する健康障害を合併するか、その合併が予測され、医学的に減量を必要とする場合を**肥満症**と名付け、疾患としている。皮下脂肪の蓄積による肥満に比べて、内臓脂肪の蓄積による肥満は生活習慣病との関連が深い。健康障害と肥満との関係を明確にするために、高血糖・インスリン抵抗性、高トリグリセライド血症・低HDLコレステロール血症、高血圧などの危険因子が集積し、動脈硬化・血栓性疾患の危険が高い病態として**メタボリック・シンドローム****の概念が用いられている。これら危険因子の集積は単なる偶然ではなく、共通の発症基盤である内臓脂肪（正確には腹腔内脂肪）蓄積の下に存在している。わが国では、2005年にメタボリック・シンドロームの診断基準がまとめられた（表6-3）。健康日本21（第三次）では、メタボリック・シンドロームおよびその予備群の減少を掲げている（表5-2-2b）。

肥満
＊日本肥満学会（2000年）では、①BMI≧25で、男性ウエスト周囲径≧85 cm、女性ウエスト周囲径≧90 cmを上半身肥満の疑い、②上半身肥満の疑いと判定され、腹部CT法による内臓脂肪面積≧100 cm²（男女ともに）を**内臓脂肪型肥満**としている。なお、ウエスト周囲径と国民健康・栄養調査で用いられる腹囲は同じと考えてよく、いずれも正確には臍高腹囲と呼ぶべきものである。

肥満症

メタボリック・シンドローム
＊＊メタボリック・シンドローム診断基準検討委員会は欧米での呼称をそのままカタカナ書きにしたメタボリック・シンドローム（metabolic syndrome）とした。メタボリック・シンドロームは「代謝症候群」という意味である。

b 糖尿病

我が国の糖尿病患者数は生活習慣の変化にともなって増加してきた。図6-6に糖尿病の診断基準を示す。糖尿病は一度発症すると治癒することは望めず、放置すると細小血管障害による所謂**三大合併症**（網膜症、腎症、末梢神経障害）を引き起こし、ついには失明、透析治療、下肢切断などの重大な結果をもたらす。また、糖尿病は動脈硬化を促進し、脳血管障害、虚血性心疾患などの重要な危険因子となる。糖尿病の病

三大合併症

表6－2　肥満度分類（日本肥満学会：肥満症診療ガイドライン 2022）

BMI（kg/m²）	判定		WHO 基準
BMI ＜ 18.5	低体重		Underweight
18.5 ≦ BMI ＜ 25	普通体重		Normal range
25 ≦ BMI ＜ 30	肥満（1 度）		Pre-obese
30 ≦ BMI ＜ 35	肥満（2 度）		Obese class I
35 ≦ BMI ＜ 40	高度肥満	肥満（3 度）	Obese class II
40 ≦ BMI		肥満（4 度）	Obese class III

WHO では、BMI ≧ 30 を肥満としているが、日本人は過体重による健康障害を生じやすいことを考慮して、BMI ≧ 25 を肥満と判定する。

表6－3　メタボリック・シンドロームの診断基準（2005）

内臓脂肪（腹腔内脂肪）蓄積	
ウエスト周囲径	男性≧ 85 cm 女性≧ 90 cm （内臓脂肪面積　男女とも≧ 100 cm² に相当）
上記に加え以下のうち 2 項目以上	
高トリグリセライド血症（空腹時） かつ／または 低 HDL コレステロール血症	≧ 150 mg/dL かつ／または ＜ 40 mg/dL
収縮期血圧 かつ／または 拡張期血圧	≧ 130 mmHg かつ／または ≧ 85 mmHg
空腹時高血糖	≧ 110 mg/dL

（注）
- ウエスト周囲径は立位、軽呼気時、臍（へそ）レベルで測定する。脂肪蓄積が著明で臍が下方に偏位している場合は肋骨下縁と前上腸骨棘の中点の高さで測定する。
- CT スキャンなどで内臓脂肪量測定を行うことが望ましい。
- メタボリック・シンドロームと診断された場合、糖負荷試験が薦められるが診断には必須ではない。
- 高トリグリセライド血症、低 HDL コレステロール血症、高血圧、糖尿病に対する薬剤治療を受けている場合は、それぞれの項目に含める。
- 糖尿病、高コレステロール血症の存在はメタボリック・シンドロームの診断から除外されない。

図6－6　糖尿病の判定基準（日本糖尿病学会）

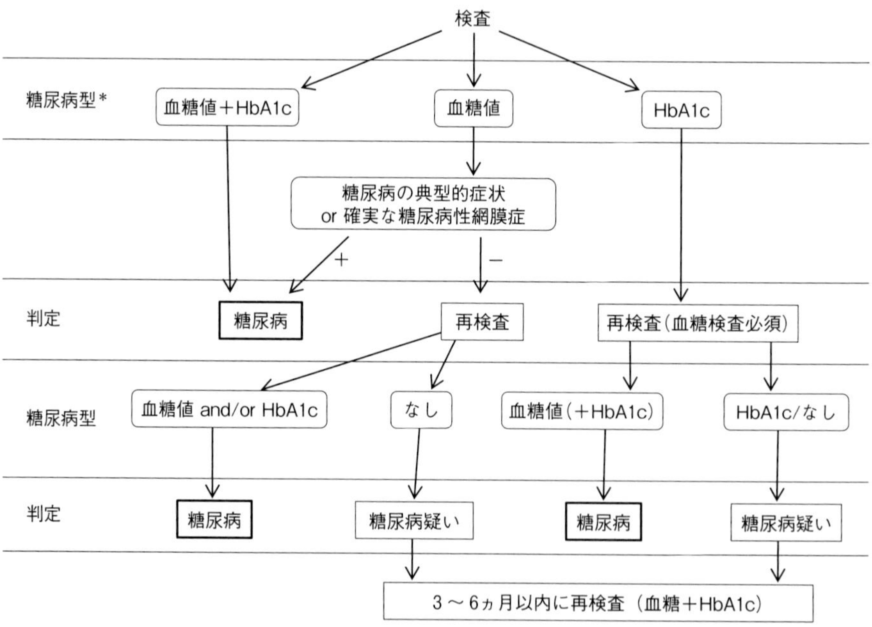

＊糖尿病型：血糖値（空腹時血糖値≧126 mg/dL or 随時血糖値≧200 mg/dL）、HbA1c≧6.5％

表6－4　脂質異常症の診断基準（動脈硬化性疾患予防ガイドライン 2022年版）

LDL-C	≥140 mg/dL	高 LDL-C 血症
	120～139 mg/dL	境界域高 LDL-C 血症
HDL-C	<40 mg/dL	低 HDL-C 血症
TG	≥150 mg/dL（空腹時採血）	高 TG 血症
	≥175 mg/dL（随時採血）	
non-HDL-C	≥170 mg/dL	高 non-HDL-C 血症
	150～169 mg/dL	境界域高 non-HDL-C 血症

LDL-C：LDL コレステロール、HDL-C：HDL コレステロール、
TG：トリグリセライド、non-HDL-C：non-HDL コレステロール

型は、①**1型糖尿病**、②**2型糖尿病**、③**妊娠糖尿病**、④その他に分けられる。糖尿病の発症要因としては、遺伝的要因と環境要因が関与するが、生活習慣病として重要なのは2型糖尿病であり、わが国の糖尿病の大部分を占めている。わが国における糖尿病自体の年齢調整死亡率は、他の先進諸国に比して低率であり、死因の第10位以下となっている。

2016年の国民健康・栄養調査では糖尿病が重点調査項目として取り上げられた。それによると、

- 「糖尿病が強く疑われる者」*は12.1％（男性16.3％、女性9.3％）、「糖尿病の可能性を否定できない者」は12.1％（男性12.2％、女性12.1％）であった。
- 「糖尿病が強く疑われる者」、「糖尿病の可能性を否定できない者」は各約1,000万人、合計約2,000万人と推計され、2007年以降は、やや減少傾向にある。
- 「糖尿病が強く疑われる者」のうち、現在治療を受けている者の割合は76.6％（男性78.7％、女性74.1％）であり、男女とも上昇している。

健康日本21（第三次）においても「糖尿病腎症の減少」「血糖コントロール不良者の減少」「糖尿病有病者増加の抑制」などの目標が掲げられている（表5－2－2b）。

c　脂質異常症（高脂血症）

高脂血症は、血液中のコレステロール、トリグリセライド（中性脂肪）のどちらか一方、あるいは両方が異常に増加した状態である（表6－4）。また、低HDL（高密度リポタンパク質）コレステロール血症も動脈硬化の危険因子となるため、これを含めて**脂質異常症**と呼ぶ。脂質異常症は、虚血性心疾患、脳梗塞等の動脈硬化性疾患の重要な危険因子である。生活習慣の欧米化にともなって血清コレステロール値は上昇し、高脂血症（高コレステロール血症）者は増加してきたが、最近10年間では大きな変動は見られていない。

高コレステロール血症の指標として、従来の疫学調査では総コレステロール値のみが測定されることが多かったが、動脈硬化の危険因子として重要なのは、その中のLDL（低密度リポタンパク質）コレステロール値、あるいは、**non-HDL コレステロール値**である**。健康日本21では、**LDL コレステロール**のみを取り上げている（表5－2－2b）。**高トリグリセライド血症**については、健康日本21では取り上げていないが、肥満やメタボリック・シンドロームとの関連で重要である。

1型糖尿病
2型糖尿病
妊娠糖尿病

＊「糖尿病が強く疑われる者」：ヘモグロビン A1c ≥ 6.5％または糖尿病と診断されている者。
「糖尿病の可能性を否定できない者」：ヘモグロビン A1c）6.1～6.4％で、「糖尿病が強く疑われる者」以外の者。

高脂血症
脂質異常症
non-HDL コレステロール値

＊＊LDL-C と non-HDL-C の算出法。
TC：総コレステロール、TG：トリグリセライド、単位：mg/dL LDL-C は、Friedewald 式で算出するか、直接法で測定する。
- Friedewald 式：LDL-C ＝ TC － HDL-C－0.2×TG

空腹時には TG の大半は VLDL 中に含まれており、VLDL 中の約20％がコレステロールと概算される。
但し、TG ＜400 mg/dL の場合に限る。食後採血や TG ≥400 mg/dL の場合には、直接法で測定する。
non-HDL-C は、以下の式で算出する。
- non-HDL-C ＝ TC－HDL-C

LDL コレステロール

高トリグリセライド血症

表 6－5　原発性骨粗鬆症の診断基準（日本骨粗鬆症学会）

低骨量をきたす骨粗鬆症以外の疾患または続発性骨粗鬆症を認めず、骨評価の結果が以下の基準を満たす場合に、原発性骨粗鬆症と診断する。

脆弱性骨折あり
椎体または大腿骨近位部骨折あり
または
その他の脆弱性骨折があり、骨密度が YAM の 80 ％未満
脆弱性骨折なし
骨密度が YAM の 70 ％以下、または−2.5 SD 以下

骨密度は、原則として腰椎または大腿骨近位部で測定する。
YAM（young adult mean）：若年成人の平均値。腰椎では 20 ～ 44 歳、大腿骨近位部では 20 ～ 29 歳の値を用いる。
脆弱性骨折：軽微な外力によって発生した非外傷性骨折。軽微な外力とは、立った姿勢からの転倒か、それ以下の外力。

国民健康・栄養調査では、血清総コレステロール値の平均は、男性 196.3 mg/dL、女性 207.6 mg/dL であった（2016 年）。また、2019 年には、血清総コレステロール値≧ 240 mg/dL の者は、男性 12.9 %、女性 22.4 %で、non-HDL コレステロール値（表 6－4）が指標として加えられ、男性 141.9 mg/dL、女性 145.2 mg/dL であった。女性では、いずれもやや上昇傾向にある。

D　運動器疾患

人口の高齢化進展にともなって、運動器（骨・関節・骨格筋）疾患は益々重要な課題となっている。健康日本 21（第三次）では、「ロコモティブ・シンドロームの減少」と「骨粗鬆症検診受診率の向上」を目標に掲げている（表 5－2－2b）。

a　骨粗鬆症と骨折

骨粗鬆症
日常生活動作（ADL）
＊人が独立して生活するために必要な基本的動作。移動（寝返り、起き上がり、座位、立ち上がり、立位、歩行）、食事、排泄、更衣、整容（身だしなみ）、入浴。基本的日常生活動作（basic ADL）ともいう。
大腿骨近位部骨折

骨粗鬆症は、骨量が減少し、かつ骨組織の微細構造が変化し、そのため骨が脆く骨折しやすくなった状態で、原発性と続発性に分類される（表 6－5）。原発性は、退行期骨粗鬆症（閉経後骨粗鬆症と老人性骨粗鬆症）と特発性骨粗鬆症（妊娠後骨粗鬆症等）に分けられる。続発性には、内分泌性、栄養性、薬物性、不動性、先天性等がある。骨粗鬆症は多くの疾患の基礎となる病態であり、その結果としての大腿骨近位部骨折、脊椎椎体骨折が**日常生活動作**（activities of daily life or living, ADL）＊を損なうものとして重要である。骨密度・骨量は、思春期から 20 歳頃までに最大値に達し、40 歳頃までは維持されるが、その後は減少する。どの年齢層でも男性より女性のほうが低い。女性では閉経後数年ないし 10 年の間に最も骨量減少が亢進する。我が国の**大腿骨近位部骨折**の毎年の発生数は高齢化にともなって増加しており、とくに女性に多い。予防対策として、生活習慣の改善と転倒防止が重要である。

①　生活習慣の改善

骨粗鬆症予防には十分なカルシウム、ビタミン D、および蛋白質の摂取が必要である。その他、適正体重の維持、禁煙、節酒、適度の運動習慣が有用である。

② 転倒防止

骨折の原因の大部分は転倒であるので、これを防止することが必要である。そのために、

- 転倒防止のための環境整備（バリアフリー化、即ち転倒しやすい障壁の除去）
- 運動能力とくに平衡感覚の維持強化（荷重運動は骨量維持にも効果がある）
- 基礎疾患の管理

等の対策が考えられる。

b 変形性関節症

関節疾患には、変形性関節症、関節リウマチ等があるが、生活習慣病として重要なのは**変形性関節症**である。変形性関節症は、関節軟骨が摩耗し、関節の変形、疼痛、腫脹等をきたす疾患である。とくに膝関節に多く、**変形性膝（しつ）関節症**という。有病率は加齢とともに上昇し、男性よりも女性に多い。危険因子として、加齢の他、肥満、運動不足等があげられる。

変形性関節症

変形性膝（しつ）関節症

c ロコモティブ・シンドローム

ロコモティブ・シンドローム（ロコモ、運動器症候群）は、日本整形外科学会によって提唱された運動器（骨・関節・骨格筋）の障害により、立つ、歩くという移動機能の低下をきたした状態である。評価のために、ロコモーションチェック（ロコチェック）、ロコモ度テスト（立ち上がりテスト、２ステップテスト）が行われる。

ロコモティブ・シンドローム

類似の概念としてサルコペニアとフレイルがある。**サルコペニア**（sarcopenia，骨格筋減少症）は、下腿周囲長、握力、椅子立ち上がり、歩行速度などによって評価される（AWGS2019）。サルコペニアの簡易な評価法として「指輪っかテスト」が提唱されている。**フレイル**（frailty，虚弱）は、体重減少、筋力低下、疲労感、歩行速度の低下、身体活動量減少によって評価される（J－CHS）。

サルコペニア

フレイル

E 感染症

a 主要な感染症

a－1 感染症とその成立の３要因

感染症とは、病原体（＝病気を起こす小さな生物）が体に侵入して増殖し、何らかの症状が出る（発症する）疾病を指す。病原体には細菌、ウイルス、真菌、寄生虫などがある。しかし、病原体に感染しても症状が出ない場合があり、それは不顕性感染と

呼ばれる。

目の前に病原体があっても、人間は必ず感染症を発症するわけではない。感染症が成立するには次の３つの要因（**感染症成立の３要因**）が必要になる。

感染症成立の３要因

①感染源（病原体）があること：病原体の多くは、感染した人間に寄生して増殖している。そのため、まわりに感染者が一人もいなければ、人から人へ感染する伝染病には感染しないことになる。WHO は 1980 年に天然痘の絶滅宣言をしているが、これは新規感染者が世界中でゼロになったためである（天然痘ウィルスそのものは、特定の研究室で保管されており、本当に絶滅したわけではない）。また、人から感染しない感染症（家畜や野生動物、土壌や水、あるいは食品など）も多く存在している。

②感染経路（媒介経路）があること：増殖した微生物は、何らかの方法や経路を使ってヒトの体内に侵入する。人から人への感染であれば、接触感染、血液感染、飛沫感染（咳やくしゃみから出る飛沫で感染）、空気感染（飛沫が長時間空気中を漂って感染）、経口感染（水や食べ物を介して感染）などがある。人から人への感染であっても、蚊やダニ、シラミなどの節足動物や、犬、猫、ネズミなどの哺乳動物が、人から人へ病原体を運んで（媒介して）、感染させる疾患がある（マラリア、日本脳炎、狂犬病、ペストなど）。この場合も、それぞれの動物は感染源ではなく、感染経路とみなされる。

③宿主（人間）に感染する要因（感受性）があること：宿主とは人間を指す。人間には免疫力があり、もともと病原体の侵入を防ぐ力を持っている。そのため、その免疫力が強ければ、感染（あるいは発症）しないことになる。ワクチンによって新たに免疫力を獲得したり、体を鍛えることで抵抗力をつけたりすると感染しにくくなるが、逆にストレスや過労、大きな手術などで免疫力が低下していると感染しやすくなる（これを、感受性がある状態と言う）。

a－2　感染症の予防

感染症の予防

公衆衛生上重要な課題である種々の**感染症の予防**に共通する原則は、上記の感染症成立の３要因ごとにすべての対策をとることは、必ずしも必要なく、どれか１つを確実に実施できれば感染症は成立しないので、それにより感染症の予防ができるということである。

たとえば、先に述べた天然痘では、現在、世界中に新たな感染者がいない（つまり①感染源がない）状態なので、予防のために②や③を行う必要がない。日本でもかつて予防接種として実施されていた「種痘」を中止した。ただし、このような例は極めて少ないため、３要因の１つだけの予防対策に偏るのは危険が大きい。

COVID－19

2020 年ごろから世界中で猛威をふるった新型コロナウイルス感染症（COVID－19）の対策では、③の宿主要因対策に該当するワクチン開発が遅れたため、①の感染源対策となる外出制限やリモート会議、学校の休校等の対策が国の指導で実施され、②の感染経路対策である消毒や手洗い、マスク着用などが推奨された。それぞれがどの程度効果を上げたかについては、後の検証を待たなければならないが、未知の感染症の予防の難しさを改めて認識させられる事案であった。

様々な感染症は、それぞれ感染源となる病原体が異なり、その感染経路なども同じではない。そのため、原則として、それぞれの感染症ごとに予防法を検討しなければならない。主な感染症に対する公衆衛生や医療現場での知見は十分にあり、それに沿って予防や治療が行われているが、問題となるのは、新興感染症と呼ばれる比較的新しい感染症や、再興感染症と呼ばれる、発症が一時期は減少していたが再び増加して注目されるようになった感染症である。

a－3　主な感染症とその予防

①結核

結核は、結核菌によって発生する感染症で、菌が主に肺の内部で増えるため、咳、痰、発熱、呼吸困難等、風邪のような症状を呈することが多いが、肺以外の腎臓、リンパ節、骨、脳など身体のあらゆる部分に影響が及ぶことがある。罹患期間や完治までの期間が長期に及ぶことも特徴で、慢性の感染症と呼ばれる。

結核

かつては、亡国病と呼ばれ1950年までは日本の死因の第1位であったが、予防や治療が進み、徐々に減少していった。しかし、今でも年間10,000人以上の新しい患者が発生し、約2,000人が命を落としている。

結核の予防では、BCGと呼ばれる予防接種があり、日本で1歳になるまでの乳児に接種すること推奨されている。また保健所の予防活動の中では、感染者を発見した後その接触者特定して検診を行う、**接触者健診**が重視されている。ここでさらに別の感染者を早期発見し、早期治療につなげることは、重要な感染源対策となる。さらに、2016年（平成28年）に国の「結核に関する特定感染症予防指針」が改訂され、DOTS（Directly Observed Treatment, Short-course：**直接服薬確認治療**）と呼ばれる患者支援を充実させる方針を打ち出した。結核の治療で抗結核薬の服用は長期に渡るため、薬を中断せずに完治することは、他に感染を広げないという点で重要であり、また、薬の効かない耐性菌を増やさないためにも（中途半端な治療では耐性菌が生き残る可能性が高まると言われている）、大切な支援となっている。

接触者健診

DOTS
（直接服薬確認治療）

②インフルエンザ

インフルエンザは、インフルエンザウイルスを病原とする気道感染症（喉や鼻、気管支や肺の炎症を起こす感染症）である。一般に「かぜ」（あるいは上気道炎）と呼ばれる状態を起こすウィルスはいくつかあるが、重症化しやすい点と感染力の高さから、特に注意が必要な疾患である。

インフルエンザ

インフルエンザウイルスにはA型、B型およびC型の3つの型があるが、現在流行しているのは主にA型とB型で、ウイルス表面にはHA（赤血球凝集素：ヘマグルチニン）とNA（ノイラミニダーゼ）という突起がある（図6－7）。特にA型のHAは16種類、NAは9種類の型があると言われており、それらが様々に組み合わさって、新しいインフルエンザウイルスが出現し、時には、世界中で大流行を起こす。

インフルエンザは鳥や豚などの動物も感染するが、通常はこれらのインフルエンザは人間に感染しない。しかし1997年に香港で発見された鳥インフルエンザA（N5H1）は、人が感染し、その後、東南アジア各地で感染者から他の人へ感染させる事例も見られたので、人が感染する感染症と認定された。その後、豚と鳥のインフルエンザか

図6－7　インフルエンザの構造

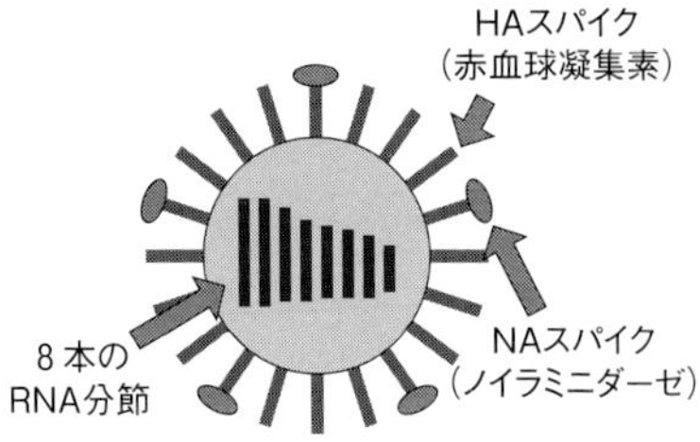

新型インフルエンザ

ら派生した新しいインフルエンザA（H1N1）は、人に感染するインフルエンザとして2009年世界的に大流行し、日本でも当初「**新型インフルエンザ**」として扱われ、多くの感染者を生み出した。しかし結果的には、感染者の致死率が既存の季節性インフルエンザと同程度であったため、2011年からは、季節性インフルエンザの一種として扱うことになった。

インフルエンザ
ワクチン

インフルエンザの予防としては、手洗い、換気、加湿等の感染経路対策の他、人に感染させない感染源対策としての自宅療養の推奨や、児童生徒の出席停止や学校閉鎖などがある。また、予防接種では、冬に流行すると思われるインフルエンザ（複数種）を予測して作成された**インフルエンザワクチン**が毎年製造され、その有効性はある程度確認されている（有効率は約60％）が、ワクチンだけで感染を完全に予防することはできないので、その他の予防策も併用する必要がある。

③新興感染症

新興感染症

20世紀になると、ワクチンや抗生物質の開発により予防や治療が進んだことから、感染症の流行もほとんどなくなると思われていたが、1980年代後半になり、それまで人類が遭遇したことのなかったエボラウイルスによるエボラ出血熱、HIVによるエイズ（後天性免疫不全症候群）などが出現した。これを受けて、WHOは1990年、「かつては知られていなかったが近年新しく認識された感染症で、局地的あるいは国際的に公衆衛生上の問題となる感染症」を**新興感染症**（Emerging Infectious Diseases）と定義し、注意を呼びかけた。

人獣共通感染症

新興感染症の多くは、動物からヒト、またはヒトから動物にも感染する**人獣共通感染症**であり、さまざまな動物と人間との関わり方が変化したことにより発生したと考えられている。先に述べた「新型インフルエンザ」もこのような感染症の一種であった。

主な感染症を列挙すると、

- 出血熱と呼ばれるウィルス性疾患（エボラ出血熱、クリミア・コンゴ出血熱、マールブルグ病、ラッサ熱など）
- 後天性免疫不全症候群（HIV感染症：エイズ）
- 蚊が媒介する感染症（ウエストナイル熱、デング熱、チクングニア熱、ジカ熱）
- ダニが媒介する感染症（日本紅斑熱、ツツガムシ病、重症熱性血小板減少症候群（SFTS）、回帰熱）
- コロナウィルスによる感染症（SARS（重症急性呼吸器症候群）、MERS（中東呼吸器症候群）、新型コロナウイルス感染症（COVID－19））などがある。

新興感染症の場合、最初は原因や感染経路が分からず、また、ワクチンや治療薬ができるまでには長い時間がかかるため、発症の予防や治療が難しい病気となる。発生や流行の予測がつかない新興感染症の感染拡大を防ぐには、これらの疾患に関する適確な情報収集と、日常的な衛生管理によって感染を防ぐことが重要となる。

b　感染症法

日本の感染症予防政策は、1998年（平成10年）に制定された**感染症法**（感染症の予防及び感染症の患者に対する医療に関する法律）に基づいて行われている。　感染症法

感染症の前身である伝染病予防法（1897年（明治30年）制定）では、伝染病の予防対策の中心を伝染病患者の隔離（かくり）におき、患者の人権への配慮に欠けていた。その後、様々な感染症に固有の法律（結核予防法、らい予防法、性病予防法など）が作られていたが、新たな新興感染症が生まれる時代に合わない法体系を抜本的に見直すため、伝染病予防法を改正して感染症法が制定され、他の個別の法律も、これに吸収される形となった。

感染症法では、疾患の重篤性等から5つの類型を設けている（表6－6）。このうち1類から4類の疾患を診断した医師は、その発生状況を保健所に届ける義務が生じる。5類感染症は、発症があれば全部の症例の届けを必要とする疾患（**全数把握疾患**）と、すべての医療機関ではなく特定の決められた医療機関が週または月に1回、人数等を報告する**定点把握疾患**に分かれる。定点把握疾患は、医療機関受診者数が多く、また日常診療でよく見かける疾患であるので、保健医療関係者は、その動向には常に注意すべきである。　全数把握疾患　定点把握疾患

新型コロナウィルス感染症（COVID－19）は、流行当初は感染症法2類相当（新型インフルエンザ等感染症）として全数把握を行ってきたが、2023年5月から5類の定点把握疾患への移行が行われたため、それ以降は感染者数の発表は行われなくなった。

c　検疫

検疫とは、感染症が流行するのを防ぐため、ある地域に出入りする人や物を検査し、必要な処置をとることである。検疫所は、海や空の玄関口で、海外から来航する全ての人、貨物及び航空機や船舶に対して検疫を行い、海港や空港で患者を発見した場合には、隔離、停留、消毒等の防疫措置を行う。また、国内に流通する輸入食品の安全性を確保するため、輸入食品の審査及び検査も行っている。　検疫

検疫所が検疫の対象とする感染症を**検疫感染症**といい、**検疫法**第2条に掲げられている次の感染症がそれに該当する。①感染症法の1類感染症（7疾患）②感染症法の2類感染症のうち中東呼吸器症候群（MERS）、鳥インフルエンザA（H5N1）及び鳥インフルエンザA（H7N9）の2疾患、③感染症法の4類感染症のうち、デング熱、マラリア、チクングニア熱、ジカウイルス感染症の4疾患の合計13疾患で、さらに④感染症法の新型インフルエンザ等感染症（現在は指定なし）が該当する。新型コロナウィルス感染症（COVID－19）は、当初、新型インフルエンザ等感染症とみなして検疫の対象となっていたが、2023年5月から感染症法の5類に移行してからは対象から外れた。　検疫感染症　検疫法

表 6-6　感染症法における感染症の分類

2023 年 6 月現在

感染症類型	定義	疾病名（主なもの）	医療機関の届出 種別	医療機関の届出 時期
1 類	感染力や罹患した場合の重篤性などに基づく総合的な観点からみた危険性が極めて高い感染症（7 疾患）	エボラ出血熱、クリミア・コンゴ出血熱、痘そう、南米出血熱、ペスト、マールブルグ病、ラッサ熱	（全数）	直ちに
2 類	感染力や罹患した場合の重篤性などに基づく総合的な観点からみた危険性が高い感染症（7 疾患）	急性灰白髄炎、結核、ジフテリア、重症急性呼吸器症候群（病原体がベータコロナウイルス属 SARS コロナウイルスであるものに限る。）、中東呼吸器症候群（病原体がベータコロナウイルス属 MERS コロナウイルスであるものに限る。）、鳥インフルエンザ（H5N1）、鳥インフルエンザ（H7N9）	（全数）	直ちに
3 類	感染力や罹患した場合の重篤性などに基づく総合的な観点からみた危険性は高くないものの、特定の職業に就業することにより感染症の集団発生を起こしうる感染症（5 疾患）	コレラ、細菌性赤痢、腸管出血性大腸菌感染症、腸チフス、パラチフス	（全数）	直ちに
4 類	人から人への感染はほとんどないが、動物、飲食物などの物件を介して人に感染し、国民の健康に影響を与えるおそれのある感染症（44 疾患）	E 型肝炎、A 型肝炎、オウム病、狂犬病、サル痘（→エムポックス）、ジカウィルス感染症、重症熱性血小板減少症候群（病原体がフレボウイルス属 SFTS ウイルスであるものに限る。）、チクングニア熱、つつが虫病、デング熱、鳥インフルエンザ（H5N1 及び H7N9 を除く。）、日本紅斑熱、日本脳炎、ボツリヌス症、マラリア、レジオネラ症、など	（全数）	直ちに
5 類（全数把握疾患）	国が感染症発生動向調査を行い、その結果に基づき必要な情報を国民や医療関係者などに提供・公開していくことによって、発生・拡大を防止すべき感染症のうち、医療機関が全数報告すべき疾患（25 疾患）	アメーバ赤痢、ウイルス性肝炎（E 型肝炎及び A 型肝炎を除く。）、クリプトスポリジウム症、クロイツフェルト・ヤコブ病、劇症型溶血性レンサ球菌感染症、後天性免疫不全症候群、水痘（患者が入院を要すると認められるものに限る。）、先天性風しん症候群、梅毒、破傷風、バンコマイシン耐性腸球菌感染症、百日咳、など	（全数）	7 日以内
		侵襲性髄膜炎菌感染症、風しん、麻しん		直ちに
5 類（定点把握疾患）	国が感染症発生動向調査を行い、その結果に基づき必要な情報を国民や医療関係者などに提供･公開していくことによって、発生･拡大を防止すべき感染症のうち、定点となる医療機関から人数等の報告をもらい流行を把握する疾患 ※都道府県は、以下の疾病の枠組みごとに指定届出機関を選定して、発生人数等を報告してもらい集計する。 ・インフルエンザ等定点および基幹病院（2 疾患） ・小児科定点（10 疾患） ・眼科定点（2 疾患） ・性感染症定点（4 疾患） ・基幹病院（300 床以上）定点（8 疾患）	インフルエンザ（鳥インフルエンザ及び新型インフルエンザ等感染症を除く。）、新型コロナウイルス感染症（病原体がベータコロナウイルス属のコロナウイルス（令和 2 年 1 月に中華人民共和国から世界保健機関に対して、人に伝染する能力を有することが新たに報告されたものに限る。）であるものに限る。）	インフルエンザ等および基幹	次の月曜
		R S ウイルス感染症、咽頭結膜熱、A 群溶血性レンサ球菌咽頭炎、感染性胃腸炎、水痘、手足口病、伝染性紅斑、突発性発しん、ヘルパンギーナ、流行性耳下腺炎	小児科	次の月曜
		急性出血性結膜炎、流行性角結膜炎	眼科	次の月曜
		性器クラミジア感染症、性器ヘルペスウイルス感染症、尖圭コンジローマ、淋菌感染症	性感染症	翌月初日
		感染性胃腸炎（病原体がロタウイルスであるものに限る。）、クラミジア肺炎（オウム病を除く。）、細菌性髄膜炎（インフルエンザ菌、髄膜炎菌、肺炎球菌を原因として同定された場合を除く。）、マイコプラズマ肺炎、無菌性髄膜炎	基幹	次の月曜
		ペニシリン耐性肺炎球菌感染症、メチシリン耐性黄色ブドウ球菌感染症、薬剤耐性緑膿菌感染症		翌月初日
危機管理のための類型	多くの国民が当該感染症に対する免疫を獲得していないインフルエンザを指定する	新型インフルエンザ等感染症（現在、指定なし）	（全数）	直ちに
	1～3 類および新型インフルエンザ等感染症に分類されない既知の感染症の中で、これに準ずる対応の必要が生じた感染症（政令で指定、1 年限定）	指定感染症（現在、指定なし）		
	1 類感染症に相当するまだ未知の感染症を指定する	新感染症（現在、指定なし）		

（注）全数届出が必要な疾患の場合、保健所への届出義務があるのは診断した医師だが、5 類定点把握疾患は医療機関の管理者に報告義務がある。

d　予防接種

予防接種法が制定されたのは1948年（昭和23年）で、当時は感染症の流行を防ぐために、国や地方公共団体が主体となって、保健所や学校などで集団接種する体制が整えられたが、その後、予防接種による副反応や健康被害が社会的に問題となり、多くの訴訟などが起こった。また、集団予防接種では多くの人に対して短時間に接種するので、当初は注射器の針や筒の交換などが適切に行われず、多くのB型肝炎感染者を生み出した。国は現在その非を認めて、救済制度を設けている。

予防接種法

予防接種には個人の疾病予防としての意味と、集団の流行を防ぐという目的（これを**社会防衛**という）があるが、予防接種における集団接種は、この社会防衛的な意味が強く、学校では、すべての児童・生徒を対象にして実施されていた。1977年から1987年まで実施された学校におけるインフルエンザワクチンの集団接種では、副反応の問題と有効性の低さが社会問題となって1988年に中止され、1994年の予防接種法改正により、インフルエンザワクチンは、個別に医療機関へ出向いて接種を受ける任意接種へと切り替わった。現在は、すべての予防接種が個人への「推奨」であり、個別に医療機関で接種する方法に変わった。

社会防衛

予防接種法の**A類疾病**は、感染力や重篤性の大きいことからまん延予防に比重を置いた疾病で、公費負担で予防接種を実施している（表6－7）。国が推奨し、本人または保護者には接種の「努力義務」がある（これは社会防衛も意図している）が、あくまでも任意の接種ワクチンである。基本的に、免疫力のない小児を対象としたものが多いが、多数の種類のワクチンが推奨されているため、保護者が適切にスケジュールを組んで接種しないと、すべてを打つことができない。一方、**B類疾病**（インフルエンザと肺炎球菌）は、個人の発病や重症化予防に比重を置いた疾病で、誰もが有料で打つことができるが、対象者（65歳以上の高齢者など）には公的な補助がある。

A類疾病

B類疾病

新型コロナウィルス感染症（COVID－19）に対するワクチン接種は、予防接種法第6条の規定にある「臨時接種」の扱いで実施されたが、今後は定期接種（B類疾病）に移行することになった。

e　学校感染症

学校感染症とは、「学校において予防すべき感染症」の通称である。**学校保健安全法**では、学校での感染症の流行を防ぐため、校長が、感染症にかかっている児童生徒等の学校への出席を停止することできる（これを**出席停止**という）と規定とされているが、ここで出席停止の基準がある疾病が学校感染症である。感染症の1類、2類感染症（結核を除く）は治癒するまで出席停止となり、それ以外の疾患では、児童生徒が感染する可能性がある疾患が選ばれ、それぞれの感染予防の面から必要な出席停止の基準が定められている。（→詳しく第7章J「学校保健」（表7－20）参照）

学校感染症
学校保健安全法
出席停止

表6－7　予防接種法による定期接種対象ワクチン一覧（2023年8月現在）

	対象疾病	対象者（接種時期）	標準的接種期間
A類疾病	Hib感染症	生後2月から生後60月に至るまで	初回接種：生後2月から生後7月に至るまでに開始（3回） 追加接種：初回接種終了後7月から13月までの間隔をおく（1回）
A類疾病	小児の肺炎球菌感染症	生後2月から生後60月に至るまで	初回接種：生後2月から7月に至るまでに開始（3回） 追加接種：初回接種終了後60日以上の間隔をおいて生後12月から生後15月に至るまで（1回）
A類疾病	B型肝炎〈政令〉	1歳に至るまで	生後2月に至った時から生後9月に至るまでの期間（3回）
A類疾病	ジフテリア・百日せき・急性灰白髄炎（ポリオ）・破傷風	第1期：生後3月から生後90月に至るまで	第1期初回:生後3月に達した時から生後12月に達するまでの期間（3回） 第1期追加:第1期初回接種終了後12月から18月までの間隔をおく（1回）
		第2期：11歳以上13歳未満 （第2期はジフテリア･破傷風のみ）	第2期：11歳に達した時から12歳に達するまでの期間（1回）
A類疾病	結核（BCG）	1歳に至るまで	生後5月に達した時から生後8月に達するまでの期間（1回）
A類疾病	麻しん・風しん	第1期：生後12月から生後24月に至るまで	第1期：生後12月から生後24月に至るまで（1回）
		第2期:5歳以上7歳未満のうち、就学前1年	第2期：5歳以上7歳未満のうち、就学前1年（1回）
A類疾病	水痘〈政令〉	生後12月から生後36月に至るまで	1回目：生後12月から生後15月に達するまで 2回目：1回目の注射終了後6月から12月の間隔をおく
A類疾病	日本脳炎	第1期：生後6月から生後90月に至るまで	第1期初回：3歳に達した時から4歳に達するまでの期間（2回） 第1期追加：4歳に達した時から5歳に達するまでの期間（1回）
		第2期：9歳以上13歳未満	第2期：9歳に達した時から10歳に達するまでの期間（1回）
A類疾病	ヒトパピローマウィルス感染症	12歳となる日の属する年度の初日から16歳となる日の属する年度の末日まで	13歳となる日の属する年度の初日から当該年度の末日までの間（3回）
B類疾病	インフルエンザ	①65歳以上の者 ②60歳から65歳未満の慢性高度心・腎・呼吸器機能不全者等	
B類疾病	高齢者の肺炎球菌感染症〈政令〉	①65歳以上の者 ②60歳から65歳未満の慢性高度心・腎・呼吸器機能不全者等	

（注）〈政令〉とは、法律ではなく、予防接種法施行令（政令）で指定されている疾患

F　精神疾患

精神障害者
障害者

精神障害者は、統合失調症、中毒性精神病、知的障害、精神病質、その他の精神疾患を有するものと定義されている（精神保健福祉法）。また、**障害者**とは、身体障害、知的障害又は精神障害があるため、長期にわたり日常生活又は社会生活に相当な制限を受けるものをいう（障害者基本法）。

a　主要疾患

精神障害の原因となる主要な疾患には下記のようなものがある。

a－1　うつ病と気分障害

うつ病

うつ病は気分障害に分類され、診断の基準として、①抑うつ気分、②興味や喜びの喪失、③食欲・体重の著明な減少または増加、④不眠または過眠、⑤精神運動性焦燥または制止、⑥疲労または気分の減退、⑦無価値観または過度の罪責感、⑧思考力または集中力の減退、決断困難、⑨希死念慮（具体的な理由はないのに死を願う状態）、死に関する反復思考、があげられる。気分障害は、持続する気分（感情）の変調によっ

て苦痛を感じたり、日常生活に支障をきたしたりする状態である。**抑うつ気分**が強い状態を**抑うつ状態**（**うつ状態**）といい、ある程度以上重症な場合をうつ病という。また、躁状態がある場合には双極性障害（以前は躁うつ病と呼んでいた）といい、別に取り扱う。

抑うつ気分
抑うつ状態
（うつ状態）

原因から、うつ病を身体因性、内因性、心因性に分けることもある。身体因性は、他の疾患や治療に伴うものである（例：甲状腺機能低下症、副腎皮質ステロイド剤服用）。内因性うつ病は心理的要因が明らかでないが、心因性うつ病は、性格や環境がうつ状態に関連している場合で、**抑うつ神経症**（**神経症性うつ**）とも言われ、環境の影響が強い場合には**反応性うつ病**とも言われ、ストレスに対する反応であると考えられており、心身相関の代表である。**A 型行動パターン**の者がうつ状態に陥ると重症化する危険性が示唆されている。うつ病は自殺の最も重要な因子であり、うつ病を早期発見し適切に治療することは自殺予防の大きな鍵である。

抑うつ神経症
（神経症性うつ）
反応性うつ病
A 型行動パターン

a－2　統合失調症

統合失調症

以前は精神分裂病と呼んでいた。幻覚や妄想を特徴とし、それによって家庭・社会生活を営む機能が障害を受け（生活の障害）、「感覚・思考・行動が病気のために歪んでいる」ことを自分で理解することが困難（病識の障害）となる。幻覚と妄想を陽性症状、生活の障害を陰性症状と呼ぶことがある。**幻覚**は、実際にないのに感覚として感じるもので、統合失調症の幻覚で最も多いのは、人の声が聞こえてくるという幻聴（幻声）である。**妄想**は、誤っていることであるのに信じてしまい、訂正不能な考えであり、被害妄想が多い。被害妄想は、内容によって、迫害妄想、関係妄想、注察妄想、追跡妄想などがある。

幻覚
妄想

a－3　神経症性障害

以前はノイローゼ、神経症と呼んでいたが、現在では**神経症性障害**、ストレス関連障害、身体表現性障害などと呼ばれる。パニック障害、外傷後ストレス障害、強迫性障害、恐怖症など、多様な病態が含まれる。

神経症性障害

- **パニック障害**：以前は不安神経症と呼んでいた。パニック発作、予期不安、広場恐怖が三大症状である。予期せぬパニック発作が必須症状であり、突然の激しい動悸、胸苦しさ、息苦しさ、めまいなどの身体症状を伴った強い不安に襲われる。それに伴って二次的な不安症状として、予期不安、広場恐怖を生ずる。予期不安は、発作を予期することによる不安である。広場恐怖は、パニック発作が起きたときに、そこから逃れられない状況を避けることで、広場とは限らず、1 人での外出、乗り物に乗る、人混みなどがある。

パニック障害

- **心的外傷後ストレス障害**（posttraumatic stress disorder, PTSD）：実際に生死に関わるような体験をしたり、死傷の現場を目撃したりする等の経験によって強い恐怖を感じ、それが記憶に残って心の傷（トラウマ trauma）となり、繰り返し思い出されて恐怖を感じる。

心的外傷後ストレス障害
（PTSD）

- **強迫性障害**：以前は強迫神経症と呼んでいた。強迫観念と強迫行為によって特徴づ

強迫性障害

強迫観念
強迫行為

けられる。**強迫観念**は、無意味あるいは不適切と判断され、無視あるいは抑制しようとしても頭から離れない思考・衝動である。**強迫行為**は、強迫観念によって高まる不安を解消しようとする行為で、無意味であることを自覚し、やめたいと思いながらも、駆り立てられるようにしてしまう行為である。

恐怖症

- **恐怖症**：広場恐怖症、高所恐怖症、対人恐怖症などがある。

a－4　薬物依存

薬物依存
薬物乱用
身体的依存
離脱症状（禁断症状）
精神的依存
薬物探索行動

薬物の効果が切れてくると、薬物が欲しいという強い欲求（渇望）を制御できず、薬物を使ってしまう状態を**薬物依存**という。社会規範に反する目的・方法で薬物を自ら使用することを**薬物乱用**（薬物の有害な使用）といい、薬物乱用を繰り返すことで薬物依存に陥る。薬物依存には、身体的依存と精神的依存がある。**身体的依存**は薬物の効果が切れてくると**離脱症状**（**禁断症状**）を呈するものである。一方、**精神的依存**は、渇望に抗しきれずに自制が効かない状態で、何とかして薬物を手に入れようとする（**薬物探索行動**）ものである。薬物依存を起こす薬物には、精神的依存のみを引き起こすもの（ニコチン、覚醒剤、コカインなど）と、精神的依存と身体的依存の両方を引き起こすもの（アルコール、モルヒネ、ヘロインなど）がある。

麻薬や覚醒剤等の乱用は、個人の心身に重大な危害を与えるのみでなく、社会的にも大きな弊害となる。薬物乱用は第二次世界大戦終戦直後の混乱期に発生し、覚醒剤乱用の蔓延、麻薬乱用の大流行という大きな波があり、近年では、乱用薬物の種類の拡大、外国人犯罪の増加、若年化の傾向がみられる。わが国では、メタンフェタミン（覚醒剤）、シンナー（有機溶剤）に続いて、大麻、阿片、ヘロイン、コカイン、さらに向精神薬、マジックマッシュルーム、危険ドラッグ（以前は脱法ドラッグ、合法ハーブ等と称されていた）などが問題となってきた。現在では、覚醒剤、次いで大麻の検挙者が多い。これらの取り締まりは、麻薬及び向精神薬取締法、大麻取締法、覚醒剤取締法、あへん法に基づいて行われている。

国連薬物乱用根絶宣言
国際麻薬乱用撲滅デー

薬物乱用問題は全世界的な広がりを見せ、人間の生命はもとより、社会の安定を脅かす深刻な社会問題になっている。国連は、地球規模で拡大する薬物乱用問題の解決に国際社会が一丸となって取り組むための「**国連薬物乱用根絶宣言**」（1998～2008年）を採択し、6月26日を「**国際麻薬乱用撲滅デー**」として薬物乱用の根絶を目指してきた。2009年には「新国連薬物乱用根絶宣言」が採択された。わが国では、「ダメ。ゼッタイ。」普及運動が実施されている。

a－5　ゲーム障害（gaming disorder）

ゲーム障害

WHOは、「疾病および関連保健問題の国際統計分類（ICD－11）」（2022年）に、**ゲーム障害**（gaming disorder）を認定した。以下の状態が連続的または再発的に12ヵ月にわたって継続する場合、ゲーム障害と診断する。

① ゲームに対する制御の欠如（時間、場所など）
② 他の生活上の利益や日常の活動よりもゲームを優先する
③ 個人、家族、社会、教育、職業などにおいて、重大な障害をもたらすにも関

わらず、ゲームをやめられない

そのほか、摂食障害（神経性やせ症、神経性過食症など）、認知症等も精神保健で扱われる。

b　精神保健

わが国の精神保健の基礎は1950年の**精神衛生法**にはじまり、1987年には**精神保健法**に改められた。1993年の精神保健法見直しにおいて、精神障害者の地域社会への復帰促進が謳われ、グループホームが法定化されるとともに、調理師、栄養士などの資格制度における除外規定の緩和（相対的欠格事由への改正）がなされた。また、この年には**障害者基本法**が制定され、精神障害者も知的障害、身体障害と並んで障害者として位置づけられた。さらに、福祉施策の充実のために1995年に法改正が行われて、**精神保健福祉法**となった。これによって精神障害者福祉手帳制度が始まり、1997年には精神保健福祉士が国家資格化された。1995年には、リハビリテーションと**ノーマライゼーション***を理念とする「障害者プラン～ノーマライゼーション7ヵ年戦略～」（1996～2002年度）が策定された。2006年には**障害者自立支援法**が施行され、障害の種別（身体障害、知的障害、精神障害）に関わらず、身近な市町村が一元的にサービスを提供する枠組がつくられた。2013年には、障害者自立支援法は**障害者総合支援法**と改称され、共生社会を実現するために、障害者の範囲に難病等が加わり、障害支援区分が創設され、2014年からは重度訪問介護の対象拡大、共同生活介護（ケアホーム）の共同生活援助（グループホーム）への一元化が図られた。

2005年施行の発達障害者支援法では、**発達障害**を広汎性発達障害（自閉症等）、学習障害、注意欠陥・多動性障害、その他通常低年齢で発症する脳機能障害と定義し、発達障害者支援センターを都道府県に設置した。また、**高次脳機能障害**は、外傷性脳損傷、脳血管障害等によって脳に損傷を受け、その後遺症として生じた記憶障害・注意障害・遂行機能障害・社会的行動障害等を指している。発達障害と高次脳機能障害は、ともに精神障害として障害者総合支援法の対象である。

精神衛生法
精神保健法
障害者基本法
精神保健福祉法
ノーマライゼーション
*ノーマライゼーション（normalization）：障害者が、可能な限り、障害のない人と同じ生活を送れるような社会づくり。等しく生きる社会の実現。等生化。
障害者自立支援法
障害者総合支援法
発達障害
高次脳機能障害

b－1　入院医療

1987年の精神保健法で精神保健指定医制度が設けられた。一定の経験年数と定められた精神科臨床経験をもち、研修を受けた医師を厚生労働大臣が**精神保健指定医**に指定する。指定医は精神障害者の入院に重要な責務を担っている。精神保健福祉法には次の入院形態がある。

❶ **任意入院**：本人の同意の下での入院。指定医が認めたときには、本人に知らせた上で72時間を限度として退院制限をすることができる。

❷ **措置入院**：入院させなければ自傷他害（自らを傷つけ、あるいは他人を害する）の恐れがある患者に対して、都道府県知事または指定都市の市長の権限で行われる入院である。入院には2人以上の指定医の判断が一致する必要がある。急を要す

精神保健指定医
任意入院
措置入院

る場合には、指定医１人の診察結果に基づき、72時間に限って緊急措置入院させることができる。

医療保護入院

❸ **医療保護入院**：自傷他害の恐れはないが、患者本人の同意が得られない場合、指定医の診察の結果、医療と保護のために入院が必要と認められたとき、保護者（法律に規定された精神障害者の受療促進や日常生活の支援、権利擁護の役割を担う者）の同意によって行われる入院である。本人の同意に基づかない入院であるため、精神病院の管理者から保護者の同意書を添えて、入院から10日以内に都道府県知事または指定都市の市長に入院届けを提出し、**精神医療審査会**での審査を経る必要がある。

精神医療審査会

応急入院

❹ **応急入院**：本人および保護者の同意が得られない（保護者に連絡が取れないなど）が、直ちに入院させなければ本人の医療および保護に著しい支障があると指定医が判断して行われる入院であり、72時間に限られる。

措置入院では６ヵ月ごと、医療保護入院では１年ごとの定期病状報告が義務付けられている。都道府県と指定都市には精神医療審査会を設置することが定められている。

b－2　精神障害者福祉手帳

精神障害者福祉手帳

1995年の精神保健福祉法改正によって、**精神障害者福祉手帳**制度が導入された。障害等級は次の３段階からなる。

- １級：精神障害があり、日常生活の用を弁ずることが不能なもの
- ２級：日常生活が著しい制限を受けるか制限を必要とするもの
- ３級：日常生活や社会生活が制限を受けるか制限を必要とするもの

である。精神障害者本人の申請に基づき、市町村を通じて申請し、判定を経て、都道府県知事または政令指定市の市長が交付する。有効期限２年で、障害の状態を再認定して更新する。

b－3　精神保健の現状

2020年の患者調査によると、精神障害の入院受療率は人口10万対188で、循環器系疾患（157）よりも高い。入院患者では統合失調症が最も多いが、外来では気分障害の方が多い。2021年の「病院報告」によると、精神病床の平均在院日数は275.1日であり、一般病床の平均在院日数（16.1日）と比較して極端に長い。入院形態別患者数の内訳（2021年）は、医療保護入院49.8％、任意入院49.1％、措置入院0.6％となっている。

c　認知症

認知症は、一旦発達した知能が後天的原因によって低下し、感情・人格障害を伴う病態である。認知症の原因は種々であるが、アルツハイマー型認知症（アルツハイマー病）についで、脳血管性認知症が多い。認知症は、介護が必要となる主要な原因の１つとなっている（図６－５）。2023年に成立した認知症基本法（正式名：共生社会の

実現を推進するための認知症基本法）では、認知症の人に対する基本的人権の尊重が謳われている。

G　その他の疾患

a　慢性腎臓病（CKD）

慢性腎臓病（CKD）

腎疾患の原因には、慢性糸球体腎炎、糖尿病性腎症、高血圧性腎硬化症などがあるが、原因に関わらず、慢性に経過する腎疾患全般を**慢性腎臓病**（chronic kidney disease, CKD）と称する。

末期腎不全に陥った場合の腎代替療法には血液透析・腹膜透析・腎移植があるが、わが国では血液透析が主体である。新規に透析療法を開始する人数は毎年増加している。透析導入の原因疾患としては、以前は慢性糸球体腎炎が最も多かったが、現在は糖尿病性腎症が第1位となっている。腎移植件数も増加してきている。維持透析療法（腎不全治療のため、日常的に透析を継続すること）は増え続けており、年間約4万人新規導入、患者数約35万人である（2021年）。健康日本21（第三次）では、糖尿病性腎症による新規透析導入患者数の減少を目標に掲げている（表5－2－2b）。

b　呼吸器疾患

慢性閉塞性肺疾患（COPD）

慢性閉塞性肺疾患（chronic obstructive pulmonary disease, COPD）は、肺の進行性気流制限を呈する疾患である。喫煙が最も重要な危険因子であり、喫煙歴の長い中高年男性に多い。健康日本21（第三次）では、COPDの死亡率減少を目標に掲げている（表5－2－2b）。

c　肝疾患

肝臓は、身体に必要な様々な物質をつくり（代謝）、不要あるいは有害な物質を無毒化（解毒）するなど、生きていくために必須の臓器である。肝臓は再生する能力が高く、病気がある程度進行しないと自覚症状が現れないため、「沈黙の臓器」と呼ばれているが、症状が出るころには、肝硬変など病気が進行した状態となっている場合がある。

主な肝疾患として、ウィルス性肝炎、アルコール性肝障害、非アルコール性脂肪性肝疾患などがある。ウィルス性肝炎は、発症すると一部が劇症化して死に至ることもあるが多くは治癒し、その一部は慢性化して肝硬変や肝がんを発症する。アルコール性肝障害、非アルコール性脂肪肝疾患は、飲酒や肥満、脂質異常症、高血糖などを引き起こす生活習慣によって発症し、進行すれば不可逆的な肝硬変や肝がんの状態となる。

①ウィルス性肝炎

ウイルス性肝炎のうち、A型は食物や水による経口感染によるもので慢性化しないが、B型とC型は主に血液を介して感染し、慢性肝炎、肝硬変、肝癌に移行し得る。B型肝炎ウイルスの感染経路には、血液の他、母子感染や性行為がある。C型肝炎は血液感染以外の可能性は極めて低いと言われている。1950年代からのWHOの指摘にもかかわらず、わが国では予防接種などでの注射器の使い回しを続けることによって、これらの肝炎ウイルスの感染が拡大した。C型肝炎の肝硬変、肝癌への移行はB型肝炎に比べて3倍といわれ、わが国の肝硬変、肝癌による死亡の7割以上がC型肝炎ウイルスの持続感染に起因している。B型肝炎については母子感染対策がとられた結果、新規の感染は減少している（B型肝炎母子感染防止事業）。B型肝炎ウイルスに感染して持続感染者（キャリア）になるのは垂直感染（母子感染）や乳幼児期に感染した場合が多いとされ、成人での水平感染は大部分、一過性感染で終わると考えられている。わが国の持続感染者数は100～130万人と推定されている。一方、C型肝炎は感染した年齢に関わらず持続感染となる場合が多く、わが国には150～190万人の持続感染者がいると推定されている。A型およびB型に対しては、予防接種による予防が可能となっているが、C型に対する予防接種は完成していない。慢性肝炎に対する抗ウイルス療法は最近、格段の進歩が見られている。

その他のウイルス性肝炎として急性E型肝炎がある。E型肝炎ウイルス（HEV）の感染で起きる急性肝炎で、多くは一過性で治癒するが、稀に劇症化することがある。予防接種はない。HEVは肝炎ウイルスの中で唯一の動物由来感染症である。世界の熱帯・亜熱帯で散発・集団発生している。以前は海外の流行地で食物、水を介して経口感染し、帰国後に発症する例がほとんどであったが、最近では、日本国内でシカ、イノシシ、ブタの生肉を食べたことによる感染・死亡例が報告されている。開発途上国では主に水系感染である。輸血による感染も確認されている。妊婦が感染すると劇症化するという報告がある。動物の生肉摂取を控えることが肝要である。

②アルコール性肝障害

アルコール性肝障害

アルコール性肝障害とは、長期（通常は5年以上）にわたる過剰の飲酒が肝障害の主な原因と考えられる病態である。過剰の飲酒とは、1日に純エタノールに換算して60 g以上の飲酒（常習飲酒家）を言うが、女性や遺伝的に酒に弱い者は、1日40 g程度の飲酒でもアルコール性肝障害を起こしうると言われている。アルコール性脂肪肝からアルコール性肝炎に至り、アルコール性肝硬変から肝がんを発症することもある。

③非アルコール性脂肪性肝疾患

非アルコール性脂肪肝
（NAFL）

アルコールを飲まない人も肝臓に脂肪がたまる肝障害（脂肪肝）が問題になることがあるが、その多くは肥満や糖尿病などと関連しており、全身疾患として捉える必要がある。この脂肪肝のほとんどは病態の進行することのない、**非アルコール性脂肪肝**

(nonalcoholic fatty liver; NAFL：ナッフル）であるが、その10～20％は、肝硬変や肝細胞癌に進行する**非アルコール性脂肪肝炎**（nonalcoholic steatohepatitis; NASH：ナッシュ）になると言われている。これらは総称して**非アルコール性脂肪性肝疾患** nonalcoholic fatty liver disease（NAFLD：ナッフルド）と呼ばれている。

非アルコール性脂肪肝炎（NASH）
非アルコール性脂肪性肝疾患（NAFLD）

現在、健診や人間ドックを受ける人でNAFLDに罹患している人がおよそ25％であることから、推定で2,000万人前後の潜在患者がいると考えられている。重症化予防には、運動と食事の改善が不可欠であり、今後は、医師や保健師、管理栄養士等による積極的な支援が求められている。

d　アレルギー疾患

国民の約2人に1人が気管支ぜん息、アトピー性皮膚炎、花粉症等のアレルギー疾患を有していると言われている。アレルギー疾患には、急激な症状の悪化を繰り返したりするものもあり、学校や職場などのあらゆる場面で、日常生活に大きな影響を及ぼしている。

2018年に成立した**アレルギー疾患対策基本法**では、アレルギー疾患として、気管支ぜん息、アトピー性皮膚炎、アレルギー性鼻炎、アレルギー性結膜炎、花粉症、食物アレルギーの6疾患を挙げている。

アレルギー疾患対策基本法

①気管支ぜん息

気管支ぜん息

気管支ぜん息は、気道の慢性的な炎症、気道狭窄により、繰り返しの咳やぜん鳴（ゼーゼー、ヒューヒュー）、呼吸困難が生じる疾患である。ハウスダスト、イヌやネコなどの動物のフケや毛などアレルゲンとなるものは無数にある。治療では、気道のアレルギー性の炎症をしずめる治療（吸入による抗炎症治療）が普及している。また、ダニやホコリを減らす環境整備も重要である。

②アトピー性皮膚炎

アトピー性皮膚炎

アトピー性皮膚炎は、かゆみのある湿疹が、目や耳のまわり、首、肘や膝の関節の内側、裏側の皮膚に現れ、ひどくなると全身に広がる疾患である。皮膚の乾燥やバリア機能の低下により発症し、ダニやカビ等のアレルゲン、刺激物質が皮膚炎を悪化させる原因になる。治療では、薬物療法やスキンケアが行われ、悪化因子の対策も必要である。

③アレルギー性鼻炎

アレルギー性鼻炎

アレルギー性鼻炎は、くしゃみと鼻水、鼻づまりが主な症状の疾患で、主なアレルゲンは、通年において症状を引き起こすダニやホコリ、季節性のスギやヒノキなどの花粉によるものがある。治療には、薬物療法の他に、アレルゲンを負荷する免疫療法等がある。症状の原因となるダニやスギ花粉などのアレルゲンを回避する環境整備も重要である。

アレルギー性結膜炎

④アレルギー性結膜炎

アレルギー性結膜炎は、主な症状は目のかゆみで、充血、異物感、涙目などを伴う疾患である。ハウスダストやダニのほか、季節性では花粉が原因になる。アレルギー性結膜炎の治療は、薬物療法が中心となっており、重症度に応じて薬剤が処方される。

花粉症

⑤花粉症

現在、日本人の約4人に1人が花粉症と言われている。花粉症はスギやヒノキなどの花粉が原因で、主にくしゃみ・鼻水・鼻づまり（アレルギー性鼻炎）、あるいは目のかゆみ（アレルギー性結膜炎）が生じるアレルギーである。上記の治療や対策が進められているが、発症者数は年々増加している。

食物アレルギー

⑥食物アレルギー

食物アレルギーは、ある特定の食べ物を摂ったあとにアレルギー反応があらわれる疾患である。乳幼児の5～10％、学童期の1～3％に食物アレルギーがあると考えられている。食物アレルギーの抗原は、主に食べ物に含まれるタンパク質で、乳幼児期には小麦や大豆、鶏卵、牛乳などが、学童以降では甲殻類や果物、そば、魚類、ピーナッツなどの原因に変わっていくという特徴がある。

容器包装された加工食品・添加物については、重い症状を引き起こしやすい、あるいは、症例数が多い8品目（えび、かに、くるみ、小麦、そば、卵、乳、落花生）を「特定原材料」と定めて、食品表示法のルールに基づき表示を義務付けている。

アナフィラキシー

食物アレルギーの症状は身体の一部に表れる場合もあるが、全身に複数の症状が表れることもあり、この複数に症状が同時現れる状態を**アナフィラキシー**と呼ぶ。一般に、皮膚症状（蕁麻疹、発赤など）、消化器（腹痛、下痢、嘔吐など）、目（充血など）、呼吸器（くしゃみ、鼻水、咳、呼吸困難など）、神経（頭痛など）などが同時に起こり、これらの症状が強くあらわれて、さらに血圧の低下や意識障害などを伴う場合を「アナフィラキシーショック」と呼ぶ。この場合は、生命が極めて危険な状態であり、一刻の猶予もなく適切に対応すべきである。このようなショック状態に陥ったら、すぐにアドレナリン自己注射薬（エピペン®）を打って（本人だけでなく周りの人も注射可）応急処置をする必要があるが、機を逸すると死に至ることがある。

難病
スモン
（亜急性脊髄視神経障害、SMON）

＊スモン：下痢、腹痛などの腹部症状に対してキノホルムを投与された患者に発症し、両下肢の運動麻痺、視神経障害などを生ずる。1970年にキノホルムの使用が禁止されて以後、新規患者の発生はない。

e　難病法と難病対策

難病は、一般に不治の病と捉えられることが多く、当然、その時代の医療水準や社会事情によって変化するものであるが、**難病**（特定疾患）の定義は、難病対策要綱によって確立した。きっかけは、1955年頃より原因不明の奇病**スモン**（**亜急性脊髄視神経障害**、subacute myelo-optico-neuropathy、SMON）＊が発生し、1967～1968年には全国的規模で多発し、大きな社会問題となったことである。そこで、厚生省はスモンに対する研究体制を確立するとともに、難病対策に着手し、1972年に難病対策要綱を定めた。2014年には、難病に関わる医療、その他難病に関する施策を総合的に推進するために、基本的な方針を作成する目的で、難病の患者に対する医療等に関する法律（**難病法**）が成立した。そこでは、難病を、発病の機構が明らかでなく、かつ治療法が確立していない希少な疾患であって、その疾病に罹ることによって長期にわたり療養を必要とするもの、と定義した。現在、338疾病が指定されている（指定難病）。指定医療機関において、難病指定医（難病診療に5年以上の経験があり、専門医資格を有するか、研修を修了した者）に限り新規の申請（臨床調査個人票の記載）ができる。ただし、毎年の更新は、協力難病指定医（難病診療に5年以上の経験があり、簡易な研修を修了した者）でも記載可能である。

難病法

H　自殺、不慮の事故、虐待、暴力

a　自殺

2022年の人口動態統計によると、**自殺**による死亡者数は21,238人（男性14,352人、女性6,886人）で、全死亡の約1.4％を占めている。我が国においては、自殺による死亡は常に男性の方が女性より多い。自殺による死亡者数は、不慮の事故による総死亡者数約4.3万人（死因の第7位）よりは少ないが、交通事故死（3～4千人）よりも遥かに多い。わが国は世界的に見て、自殺死亡率の高い国に属している。2022年の警察庁統計によると、自殺のうち原因・動機が特定できた者は87.6％で、そのうち健康問題65.3％、経済・生活問題22.4％、家庭問題21.2％の順になっている（遺書等の自殺を裏付ける資料により明らかに推定できる原因・動機を自殺者1人につき3つまで計上可能としているので、合計は100％を超える）。

自殺

2006年には**自殺対策基本法**が成立し、①自殺防止の調査研究、②自殺問題の普及・啓発、人材の育成、③医療体制の整備、④自殺未遂者や自殺者の遺族、民間団体への支援、⑤政府による自殺対策大綱の作成、⑥自殺総合対策会議の設置などが盛り込まれた。2007年には**自殺総合対策大綱**が策定され、①自殺は、その多くが追い込まれた末の死、②自殺は、その多くが防ぐことができる社会的な問題、③自殺を考えている人は何らかのサインを発していることが多い、という基本認識に立ち、一人ひとりがかけがえのない個人として尊重され、誰も自殺に追い込まれることのない社会の実現を目指している。2016年の改正では、都道府県と市町村に自殺対策計画の策定が義務付けられた。

自殺対策基本法

自殺総合対策大綱

b　不慮の事故

不慮の事故による死亡数は、阪神淡路大震災（1995年）、東日本大震災（2011年）のような大災害の年を除いて、4万人前後である。不慮の事故の種類別では、転倒・転落・墜落（10,202人）、**窒息**（7,989人）、**溺死・溺水**（7,184人）、**交通事故**（3,536人）、の順になっている（人口動態統計、2021年）。交通事故死は一貫して減少傾向にある。家庭での不慮の事故死は、溺死、窒息、転倒・転落が多い。年齢階級別で見ると、0

窒息
溺死・溺水
交通事故

歳では窒息が最も多いが、5～59歳では交通事故死が最も多い。年齢が高くなるにつれて、転倒・転落、窒息が多くなる。

c 虐待と暴力

虐待には、乳幼児から高校生に至るまでの児童虐待や高齢者に対する虐待などが含まれる。配偶者間の暴力等も社会的問題になっている。

c-1 児童虐待

児童虐待防止法
＊一般には、児童は小学生を指す。中高校生は生徒である。

児童虐待防止法（2000年制定、2004年改正）では、児童＊を18歳未満の者とし、児童虐待を次のように分類・定義している。

（児童への）身体的虐待
（児童への）性的虐待
ネグレクト
（児童への）心理的虐待

- **身体的虐待**：殴る、蹴る、投げ落とす、激しく揺さぶる、火傷を負わせる、溺れさせる、首を絞める、縄などにより一室に拘束するなど
- **性的虐待**：子どもへの性的行為、性的行為を見せる、性器を触る又は触らせる、ポルノグラフィの被写体にするなど
- **ネグレクト**（neglect）：家に閉じ込める、食事を与えない、ひどく不潔にする、自動車の中に放置する、重い病気になっても病院に連れて行かないなど
- **心理的虐待**：言葉による脅し、無視、きょうだい間での差別的扱い、子どもの目の前で家族に対して暴力をふるう（ドメスティック・バイオレンス）など

児童虐待相談件数は増加傾向にあり、発生予防、早期発見・早期対応、子どもの保護・支援、保護者支援等の防止対策が進められている。

c-2 高齢者虐待

高齢者虐待防止法

高齢者虐待防止法（2006年施行）は、高齢者に対する虐待を防止し、高齢者の尊厳を保持するために、それらに対する国等の責務、虐待を受けた高齢者に対する保護のための措置、養護者の負担の軽減、養護者自身による高齢者虐待の防止のための措置等を規定し、ひいては高齢者の権利・利益の擁護に資することを目的として制定された。同法では、高齢者虐待を養護者によるものと養介護施設従事者等によるものに分類しているが、養護者によるものが圧倒的に多い。養護者による高齢者虐待は次のように分けられる。養介護施設従事者等によるものも同様に種別されるが、具体的内容は若干異なる。

（高齢者への）身体的虐待
介護等放棄
（高齢者への）心理的虐待
（高齢者への）性的虐待

- **身体的虐待**：暴力行為、強制的行為・乱暴な扱い、身体の拘束、威嚇など
- **介護等放棄**：希望・必要とする介護・医療サービスの制限、生活援助全般を行わない、水分・食事摂取の放任、入浴・排泄介助放棄、劣悪な住環境で生活させる、介護者の不在など
- **心理的虐待**：暴言・威圧・侮辱・脅迫、無視・訴えの否定や拒否、嫌がらせなど
- **性的虐待**：性行為の強要・性的暴力、性的羞恥心を喚起する行為の強要、不必要な性器への接触、排泄の失敗等に対して罰的に下半身を裸にして放置など

- **経済的虐待**：年金・預貯金・不動産収入等の取り上げ、必要な費用の不払い、日常的な金銭を渡さない・使わせない、預貯金・カード等の不当な使い込み・支払強要、不動産・有価証券などの無断売却など

経済的虐待

c-3 配偶者からの暴力

配偶者からの暴力に関わる通報、相談、保護、自立支援等の体制を整備し、配偶者からの暴力の防止及び被害者の保護を図ることを目的として、2001年、**配偶者暴力防止法**が施行された。**ドメスティック・バイオレンス**（domestic violence, DV）という語も用いられるが、これは配偶者や恋人等親密な関係にある者、あるいは過去にあった者だけでなく、親子間の暴力にも用いられることから、「配偶者からの暴力」という言葉を使用している。配偶者は、男女を問わず、事実婚や元配偶者も含まれ、暴力には、身体的暴力のみでなく、精神的・性的暴力も含まれる。相談（配偶者暴力相談支援センター、警察）、一時保護（婦人相談所）、自立支援（配偶者暴力相談支援センター）、保護命令（被害者への接近禁止命令、被害者の子又は親族等への接近禁止命令、談話等禁止命令、退去命令）、通報等の施策が講じられている。

配偶者暴力防止法

ドメスティック・バイオレンス（DV）

障害者に対しては、2012年に**障害者虐待防止法**が施行された。

障害者虐待防止法

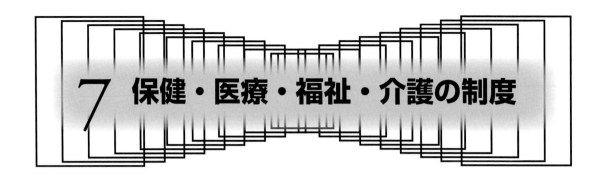

7 保健・医療・福祉・介護の制度

A 社会保障の概念

a 社会保障の定義と歴史

明治維新の混乱時での治安対策として、1874年に「恤救規則」が制定され、極貧、労働不能、老衰、重病、障害などの状態にある者や孤児を対象に、一定の米代が支給されたが、その救済条件はきわめて厳しいものであった。第一次大戦後の経済恐慌にともなう失業や貧困の深刻化を背景に、1929年には「救護法」が成立し、これがわが国ではじめての救貧立法である。

社会保障

社会保障（social security）という用語が世界ではじめて登場したのは、1935年のアメリカ連邦社会保障法においてである。1929年の世界恐慌を契機とする大量の失業とそれがもたらした貧困の救済、盛り上がる社会運動の鎮静のため、ニューディール政策の一環として生まれた失業保険が核となって、社会保障政策が実施された。またイギリスで1942年に国家戦略として採用されたベバリッジ報告は、社会保障の原型とみられてきた。そこでは個人的には負担しえないいくつかのリスク（疾病、失業、老齢化、労働災害）を、社会保険を通じて社会的リスクとしてプールし、人々の生活水準の低下を予防しようとした。

日本国憲法

わが国で本格的な社会保障の整備が進むのは、第二次世界大戦後である。社会保障という用語が法的に使用されたのは1946年に制定された**日本国憲法**であり、第25条は、①すべて国民は、健康で文化的な最低限度の生活を営む権利を有する。②国は、すべての生活部面について、社会福祉、社会保障及び公衆衛生の向上及び増進に努めなければならない、と規定している。

社会保障制度のあり方については、内閣総理大臣の諮問機関として社会保障制度審議会が設置された。1950年の「社会保障制度に関する勧告」では「社会保障制度とは、疾病、負傷、分娩、廃疾、死亡、老齢、失業、多子その他困窮の原因に対し、保険的方法又は直接公の負担において経済保障の途を講じ、生活困窮に陥った者に対しては、国家扶助によって最低限度の生活を保障するとともに、公衆衛生及び社会福祉の向上を図り、もってすべての国民が文化的社会の成員たるに値する生活を営むことができ

図７−１　国民負担率の国際比較

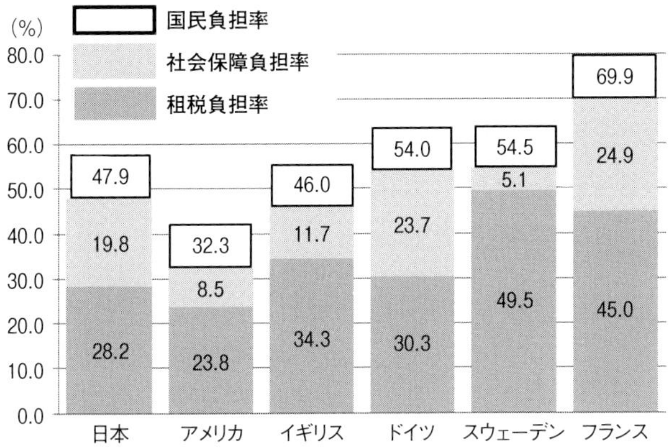

日本は2020年度実績値。諸外国は、OECD“Revenue Statistics”及び同“National Accounts”による2020年暫定値。

るようにすることをいう」と定義されている。わが国では伝統的に、**社会保険**（医療、年金、労災、雇用、介護）、**公的扶助**（生活保護）、**公衆衛生と医療**、**社会福祉**（児童、老人、障害者）の４部門の上位概念として社会保障が位置づけられてきた。

社会保険
公的扶助
公衆衛生と医療
社会福祉

現在、わが国の**社会保障給付費**は138兆円を超えており（国立社会保障・人口問題研究所、2021年度社会保障費用統計）、統計を取り始めた1950年度以降、上昇が続いている。内訳では「年金」がもっとも多く全体の４割を占めており、「医療」、「福祉その他」と続く。また社会保障給付費の財源では、「社会保険料」が最も多い（40％、2020年）。ただし、国民所得に対する税負担率と社会保障負担率を合計した**国民負担率**（47.9％、2020年）の国際比較では、欧米諸国に比べて高いとはいえない（図７−１）。

社会保障給付費
国民負担率

b　公衆衛生と社会保障

公衆衛生は、広く国民に対して体位の向上と疾病の予防を行う保健衛生活動であり、感染症の予防と治療が行われてきたほか、国民生活を取り巻く環境の変化に伴い、健康増進のための対策が注目されている。さらに近年では、物や生活環境の面に関係する環境衛生が重視されている。また医療制度の整備は、国民に医療を確保するため公衆衛生とともに、社会保障の基礎となるものである。

B　保健・医療・福祉における行政のしくみ

a　国の役割と法律

わが国の衛生行政制度は、1872年に文部省に医務課が設置されたことにはじまる。当時の衛生行政の最大の課題は、感染症対策であった。急性感染症に対する施策が成果を上げた後、結核、性感染症など慢性感染症や精神疾患に対する法整備や施策が実施されてきた。1937年には（旧）**保健所法**が制定され、1938年には内務省から衛生

保健所法

局と社会局が分離される形で厚生省が設置されたが、これらの体制強化は、健民健兵思想にもとづく当時の陸軍大臣からの提唱に端を発している。戦後は日本国憲法が制定され、国家義務として国民の生存権確立とその生活の進歩向上が明記されたことをうけ、衛生行政は大きな変革をみせた。

厚生労働省

わが国における一般衛生行政の体系として、基本的には国（**厚生労働省**）―都道府県（衛生主管部局）―保健所―市町村（衛生主管課係）という一貫した体系が確立されている。なお、**地域保健法**施行令によって指定された市（政令市）および東京都23特別区は直轄の保健所を設置することになっており、これらの市区においては国（厚生労働省）―政令市・特別区（衛生主管部局）―保健所という体系となっている。また学校生活を対象とする学校保健行政は主に文部科学省が、環境保健行政は主に環境省が、職場の生活を対象とする労働衛生行政は主に厚生労働省が所管する。

地域保健法

厚生労働省は2001年の省庁再編によって、厚生省と労働省が統合して発足した。厚生労働省の主たる任務と設置の目的は社会福祉、社会保障および公衆衛生の向上と増進ならびに労働条件等、労働者対策等を行うことを任務としている。厚生労働省の組織は、内部部局として大臣官房、11局、政策統括官からなる。地方支分部局としては47都道府県労働局と8地方厚生（支）局が、外局としては中央労働委員会が設けられている。付属機関としては検疫所、試験研究機関（国立保健医療科学院など）、病院、療養所、社会福祉施設（国立障害者リハビリテーションセンターなど）などがあり、各種審議会がおかれている。なお以前は社会保険庁が外局としておかれていたが、年金記録問題などの一連の不祥事の発覚により2009年に廃止され、その業務は**日本年金機構**（特殊法人）に引きつがれている。

日本年金機構

国という1つの集団は、多数の法律や命令に基づいて運営されているが、これらの法令の制定手続きや制定者を規定しているのは憲法であり、憲法に反する法令の効力は認められない。公衆衛生の向上に関しては、憲法第25条が定めている。**法律**は、国会で議決され、天皇が公布する。法律案は衆議院および参議院の議決を経て、公布、施行されなければ効力を生じない。これに対し、**命令**は、内閣や厚生労働大臣等各行政機関の長によって制定されるものである。このうち内閣で制定される命令を**政令**といい、別名、**施行令**とも呼ばれる。政令は法律から委任されたことや、その法律を執行するうえで必要なことを定めている。さらに各法律を施行する府および各省の大臣が制定する命令を府令、省令といい、別名を**施行規則**とも呼ばれる。府・省令は法律と政令から委任された事項や、諸手続きなどについて定めている。**法令**とは、法律と命令をまとめた用語である。法律の適切な運用は必要に応じて、その法律を所管する府や省が告示や通達を発出して行う。

法律

命令

政令

施行令

施行規則

法令

b　衛生法規の定義とその内容

厚生労働省が担当している保健・医療等の法令類は、広く衛生関係法規としてみることができる。これを法律のもつ性格別に大別すれば、おおよそ次のとおりに分類することができる。

- **医事法規**：医療施設、保健医療関係者、その他医療等に関する法規
- **保健衛生法規**：保健、精神保健、母性保健、母子・老人の体力増強等に関する法規
- **環境衛生法規**：食品類、上・下水道、理・美容、浴場、公害、墓地、温泉等に関する法規
- **予防衛生法規**：感染症、予防関係、検疫等に関する法規
- **薬事法規**：薬剤師法、薬事関係、毒物・劇物、血液等に関する法規

さらに医療法規等を大別してみると次のように分けられる。

- **保健医療関係者法**：医師、看護師、臨床検査技師など保健医療関係者の身分等を定めたもの
- **医療法**：病院、診療所、助産所の医療施設等を定めたもの
- **臓器の移植に関する法律**：臓器等の一部を他人に移植するために制定されたもの
- **その他**：死体解剖に関する法令等

c　地方自治のしくみ：地方自治法

日本国憲法第92条「**地方公共団体**の組織及び運営に関する事項は、地方自治の本旨に基いて、法律でこれを定める」という規定により、地方自治法が定められている。ここでいう地方自治には、地方公共団体による「団体自治」と「住民自治」の２つの意味が含まれる。地方公共団体は、普通地方公共団体（都道府県や市町村）と特別地方公共団体（特別区、地方公共団体の組合、財産区、地方開発事業団）に分類される。地方公共団体が処理する事務のうち、長や議員の選挙、地方税の賦課徴収、学校、公園、病院、上下水道の設置・運営など国からの関与の程度が低く、自主的に責任をもって処理するものは「自治事務」という。これに対し、本来、国が果たすべき役割にかかわる事務を都道府県・市町村・特別区が受託するのが「法定受託事務」であり、国政選挙、旅券の交付、戸籍事務、生活保護、国の指定統計の事務などがその例である。また地方公共団体は、住民の権利義務等に関する法規である**条例**を制定することができ、国の法令に違反しない範囲であることと、議会の議決を経ることが必要である。さらに地方公共団体の長は、議会の議決を要としない**規則**を制定できる。

地方公共団体

条例

規則

d　都道府県の役割

都道府県では、以前は衛生行政が独立した部局で主管されていたが、現在は健康福祉部や保健福祉部といった部局が、保健と福祉を一体的に扱っている。都道府県には衛生行政関連機関として、**地方衛生研究所**が設置されている。これは、1976年の厚生省事務次官通知というかたちで出された設置要綱にもとづくものであるが、地域保健法で策定された基本指針（1994年）により、地域における科学的かつ技術的な中核機関として明確に位置づけられた。2022年3月現在で、全国に85か所が設置されている。このほか都道府県には公害研究所（公害センター）などの試験研究機関や精神

地方衛生研究所

保健福祉センターが設置されている。

e　市町村の役割

市町村での組織としては、大都市においては保健と福祉を一体的に扱うための健康福祉局がおかれている。人口10万人以上の中都市では衛生部局が、人口10万人未満の市や町には衛生課が、村の場合には衛生係や住民係が衛生行政を担当している。

近年の疾病構造の変化や地域住民のニーズの多様化など、衛生行政を取り巻く環境の変化に対応するため、1994年には保健所法が改正され地域保健法と改められ、都道府県と市町村の役割分担が見直された。それにより、住民に身近で頻度の高い保健サービスについては、市町村が実施主体となって一元的に提供することとなり、活動拠点として**市町村保健センター**が設置されている。

市町村保健センター

f　他職種の役割と連携

医師

保健所や都道府県庁など地域保健分野では、公衆衛生**医師**が感染症、母子保健、生活習慣病・がん・難病、精神保健福祉、食品や環境などに関する生活衛生、医事・薬事などの業務に取り組んでいる。近年では管内の病院や医師会、市町村、介護や福祉などの関係機関や団体と連携しながら、地域の救急医療、災害医療、へき地医療、小児科・産科医療体制の整備、健康危機管理体制の整備、地域包括ケアシステムの推進等に関する調整を行うなど、地域における健康や医療の課題解決に向けた連携・調整を図る仕事をしている。本庁と呼ばれる都道府県庁や市役所では、感染症、精神保健福祉、生活習慣病・がん、難病など、それぞれの分野の事業に関する予算獲得や計画策定、システムづくりなどの業務に加え、それぞれの自治体議会での質問に対する答弁対応なども行っている。

保健師

市町村**保健師**は乳幼児や妊婦、成人、高齢者、障害者など幅広い年齢層を対象とし、市町村保健センターや児童家庭課、高齢者福祉課、国保年金課などで住民に身近な保健・福祉サービスを担っている。近年では、児童虐待や男女共同参画、職員へのメンタルヘルス教育など幅広い活動が行われており、保健・医療・福祉の橋渡し的な役割を担う市町村保健師の活躍が期待されている。保健所保健師は障害者（精神・療育など）、難病患者、結核やエイズ患者等への保健サービスの提供、および新型インフルエンザや新型コロナウイルスのような感染症に対する危機管理など専門的・広域的な対応が必要な保健業務が主となっている。

行政栄養士

行政機関で働く栄養士・管理栄養士を**行政栄養士**とよぶ。行政栄養士には住民が抱える健康問題の解決に向け、都道府県や市町村の健康政策の企画・立案が期待されており、健康教育や栄養相談、食環境整備などを行うことで、健康寿命の延伸や健康格差の縮小に向けて貢献する役割がある。また災害時の支援として、災害に備えた非常食の準備や長期化する被災状況に対応した栄養バランスの確保、高齢者や疾病による食事制限者、食物アレルギー児など、特別な支援が必要な人に対する配慮と支援も担っている。行政栄養士の業務内容は、地域住民への栄養指導や栄養相談（特定保健指導、乳幼児検診時の個別栄養相談など）、食生活改善や栄養教育のための講習会の実施（生活習慣病予防講習会、離乳食講習会など）、食と健康に関するイベントの開催（医師や健康運動指導士などと共に介護予防イベントなど）、**訪問栄養指導**（要介護者や子育て家庭訪問と食生活や献立づくりのアドバイスや栄養指導）、地域の食堂やレストランなど食に関する施設における衛生環境の監視と指導など多岐にわたる。したがって保健師、看護師、歯科衛生士、医師などの専門職や事務職員、地域の協力団体やボランティアの人々などとの連携が不可欠である。

訪問栄養指導

C 医療制度

a 医療保険制度

20世紀に入り、わが国で資本主義社会が発展期に入ると、労働運動の高まりの中で社会保険を導入する機運が生まれ、1922年に被用者を対象とした医療保険制度として**健康保険制度**が創設された。その後、1938年には自営業者、農業者を対象に**国民健康保険制度**が創設された。終戦直後、わが国の医療保険制度は十分な保険給付を行うことが出来ず、1956年当時で約3,000万人の国民が未適用の状況にあった。こうした状況下で、地域保険である国民健康保険について適用の拡大が図られ、1961年には自営業者や農業者などはすべて国民健康保険に加入することが義務付けられ、全国民をカバーする**国民皆保険**が達成された。

健康保険制度
国民健康保険制度
国民皆保険

保険とは個人が疾病、老齢、災害などの事故（**保険事故**）に備えて、掛け金を積み立てて、保険事故が生じたときに保険者から現金やサービス（**保険給付**）を受け取ることである。社会保険とは、国家が立法および管理と財政運営に関与することで保険制度を実施する仕組みをいい、通常は医療保険と年金保険をさすが、これに雇用保険、**労働者災害補償保険**（労災保険）、および介護保険を加える場合もある。

保険事故
保険給付
労働者災害補償保険

医療保険で**保険者**とは保険料を徴収し給付を行う者をさし、**被保険者**とは保険料を納付し保険給付対象となる者、**被扶養者**とは被保険者により生計を維持する者である。医療保険は、被用者（事業所に使用される者）を対象とする職域保険と、地域住民を対象とする地域保険と区別される。職域保険には、一般のサラリーマンや日雇労働者を対象とする健康保険、船員を対象とし公法人である全国健康保険協会が運営する船員保険、各種公務員を対象とし共済組合が運営する国家公務員共済組合、地方公務員共済組合、および私立学校教職員共済組合がある。さらに健康保険のうち、主として中小企業のサラリーマンは全国健康保険協会管掌*保険（協会けんぽ）の被保険者となり、また大企業のサラリーマンは、企業や企業グループごとの健康保険組合が運営する組合管掌健康保険の被保険者となる。地域保険には、自営業者、農業者、被用者保険の退職者を対象とする国民健康保険（国保）がある。また国保には、同種の業種に従事する者（医師、歯科医師、薬剤師、理美容師、弁護士、飲食業、建設土木従事者など）を

保険者
被保険者
被扶養者

*管掌：「取り扱い」の意。

表7－1　職域・地域、年齢に応じた医療保険制度　（2020年3月末時点）

年齢	運営主体（保険者）	給付を受けられる人（被保険者）	加入者数
75歳以上	後期高齢者医療広域連合	基本的に全員	1803万人
0～74歳	健康保険組合	大企業に勤める社員やその家族	2884万人
	全国健康保険協会（協会けんぽ）	中小企業に勤める社員やその家族	4044万人
	共済組合	公務員とその家族	854万人
	市町村など（国民健康保険）	自営業者など	2660万人

高齢者の医療の確保に関する法律

組合員として、知事の認可を受けて設立される国民健康保険組合がある。なお2006年度の医療制度改正に伴って、老人保健法が「**高齢者の医療の確保に関する法律**」に改正され、2008年4月から、75歳以上の者と65～74歳で一定の障害をもつ者は後期高齢者医療制度（長寿医療制度）の対象となった（表7－1）。国保では高齢者の割合が高いため､高齢者医療制度により保険者間の医療費負担の不均衡が調整されている。

療養の給付（現物給付）

療養費の支給（償還払い）

混合診療禁止の原則

保険外併用療養費制度

わが国の医療保険制度では、患者に現金を支給するのでなく、かかった医療費を保険者が医療機関に支払う。この仕組みを「**療養の給付（現物給付）**」という。これに対し、コルセットなどの治療に必要な装具の費用、海外での治療費、柔道整復やあん摩・はり・きゅうなどの費用は、患者がいったん全額支払ったうえで保険者から現金を払い戻す「**療養費の支給（償還払い）**」が行われる。医療保険で受診した者の医療については、自由診療（保険で認められていない医療行為を自己負担で行うこと）と保険診療の併用は禁止されており、これを「**混合診療禁止の原則**」という。ただし高度医療や治験診療などの「評価療養」と、差額ベッドや歯科金属床義歯などの「選定療養」を受ける場合は、患者の同意のもとでの併用が認められており、これを「**保険外併用療養費制度**」という。

後期高齢者医療広域連合

後期高齢者医療制度では財源として、公費が5割、国保や被用者保険などの保険者からの支援金が4割、高齢者から徴収される保険料が1割というように負担割合が明確化された（図7－2）。また高齢者自身の医療費の自己負担は原則1割で、一定以上所得がある高齢者では2割、現役世代並みの所得があれば3割である。後期高齢者医療制度は、都道府県ごとに全市町村が加入する**後期高齢者医療広域連合**によって運営

図7－2　後期高齢者医療制度の仕組み

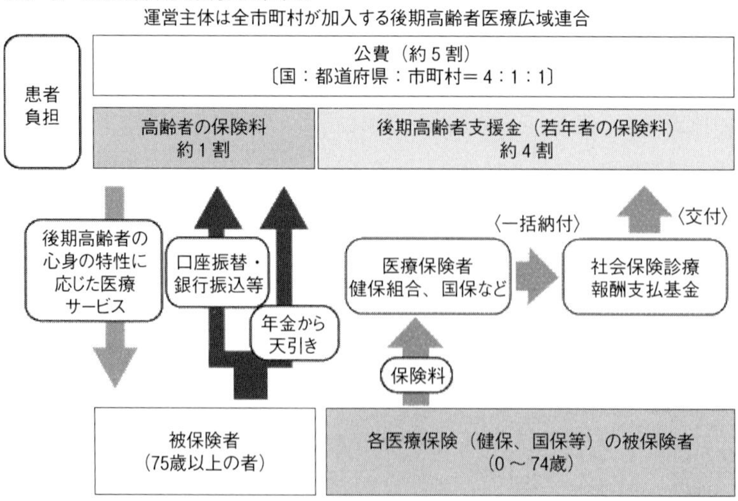

され、保険料はそれぞれの広域連合ごとに定められる。

年金保険は老齢、障害、死亡を主な保険事故とし、老齢年金、障害年金、遺族年金などの保険給付が行われる。雇用保険は労働者（被雇用者）の失業を保険事故とし、失業中の生活安定のための現金給付、求職活動を容易にするための現金給付および失業状態をつくり出さないための各種サービスの提供を保険給付としている。労働者災害補償保険では業務上の事由や通勤により発生した労働者の負傷、疾病、障害または死亡を保険事故とし、医療機関における療養の現物給付、休業中の賃金補償、障害年金、遺族年金などを保険給付とする。労災保険は厚生労働省が管掌し、費用は原則として全額、事業主が負担する保険料でまかなわれている。

年金保険

表7－2　国の法律に基づく主な公費負担医療制度

感染症法にもとづく入院医療
予防接種健康被害救済制度
生活保護法にもとづく医療扶助
戦傷病者特別援護法
原爆被爆者援護法
先天性血液凝固因子障害等治療研究事業
障害者自立支援医療
精神保健福祉法
麻薬および向精神薬取締法
療養介護医療
母子保健法にもとづく養育医療
児童福祉法にもとづく育成医療
児童福祉法にもとづく療養の給付
こども医療費助成制度
中国残留邦人等に対する医療支援給付
肝炎治療特別促進事業
後期高齢者医療制度
特定疾患治療研究事業
小児慢性特定疾患治療研究事業
石綿による健康被害の救済に関する法律

社会保険方式によらない**公費医療**は、1946年に制定された旧生活保護法に始まり、1950年の現行生活保護法へと発展していった。これは憲法第25条第1項「すべて国民は、健康で文化的な最低限度の生活を営む権利を有する」という生存権および基本的人権保障の理念に基づいて国が定めたもので、給付は、生活、教育、住宅、医療、介護、出産、生業、葬祭の8種に分かれている。生活保護開始の理由では世帯主の傷病によるものが最多であるが、近年は失業、倒産、収入減などを理由とするものの割合が急増している。一方、戦後の医療上の重圧となっていた結核に対し1951年に結核予防法が制定され（2007年3月に廃止され**感染症法**に統合された）、医療費に対する国庫負担制度が導入された。また1950年には精神衛生法が制定され（1995年に**精神保健福祉法**に改正された）、精神障害を医療の対象とする公費負担制度ができた。現在の公費負担医療制度は、国家補償的性格を持つもの（戦傷病者特別援護法、予防接種法など）、公衆衛生的な性格を持つもの（精神保健福祉法、感染症法など）、社会福祉的性格を持つもの（生活保護法、児童福祉法、障害者総合支援法など）、難病対策（指定難病医療費助成制度）など特定の目的を持ったものが多い（表7－2）。公費と社会保険の負担割合は、これらの性格の違いにもとづき各制度によって異なっているが、多くは保険診療の一部負担金が公費負担の対象となる「保険優先」である。なお、地方公共団体においては、条例に基づく公費負担医療制度を実施している。

公費医療

感染症法

精神保健福祉法

b　医療施設と医療従事者

医療法第一条では「病院、診療所、介護老人保健施設、調剤を実施する薬局その他の医療を提供する施設」が医療提供施設として定義されている（法律上は「医療機関」という用語はない）。なお整骨院、接骨院、鍼灸院、カイロプラクティック、整体院な

医療法

表7－3　施設の種類別に見た施設数

（2022 年 10 月 1 日現在）

	施設数	構成割合
総　数	181, 093	…
病　院	8, 156	100. 0
精神科病院	1, 056	12. 9
一般病院	7, 100	87. 1
（再掲）療養病床を有する病院	3, 458	42. 4
一般診療所	105, 182	100. 0
有　床	5, 958	5. 7
（再掲）療養病床を有する一般診療所	586	0. 6
無　床	99, 224	94. 3
歯科診療所	67, 755	100. 0
有　床	21	0. 0
無　床	67, 734	100. 0

（資料）厚生労働省 2022 年　医療施設調査。

どを、広義の医療機関に含めることもある。

病院

診療所

病院とは「医師または歯科医師が、公衆または特定多数人のため医業または歯科医業を行う場所であって、20 人以上の患者を入院させるための施設を有するもの」、**診療所**とは「医師または歯科医師が、公衆または特定多数人のため医業または歯科医業を行う場所であって、患者を入院させるための施設を有しないもの、または 19 人以下の患者を入院させるための施設を有するもの」、助産所とは「助産師が公衆または特定多数人のためその業務（病院または診療所において行うものを除く）を行う場所」、**介護老人保健施設**とは「要介護者であって、主としてその心身の機能の維持回復を図り、居宅における生活を営むことができるようにするための支援が必要である者に対し、施設サービス計画に基づいて、看護、医学的管理の下における介護及び機能訓練その他必要な医療並びに日常生活上の世話を行うことを目的とする施設（介護保険法）」とされている。

介護老人保健施設

2022 年医療施設（動態）調査・病院報告の概況によると、2022 年 10 月 1 日現在における全国の医療施設は 18 万 1, 093 施設で、前年に比べ 697 施設増加している。その内訳を表 7－3 に示す。年次推移をみると、病院は 1990 年（1 万 96 施設）をピークに、それ以降減少しており、1992 年からは 1 万施設を下回っている。また**療養病床**（医療療養型および介護療養型）＊を有する病院数も、2005 年から減少傾向が続いている。無床診療所は増加しているが、有床診療所は減少しつつある（図 7－3）。

療養病床

＊第四次医療法改正により主に慢性期の疾患を扱う病床として定義された。介護療養型医療施設は 2024 年 3 月末に廃止され、それに伴い介護医療院が新設された。

2022 年度中における病院の平均在院日数は 27. 3 日で、前年に比べ 0. 2 日短くなっている。病床の種類別にみると、精神病床は 276. 7 日で前年に比べ 1. 6 日長く、一般

図7－3　診療所数の年次推移

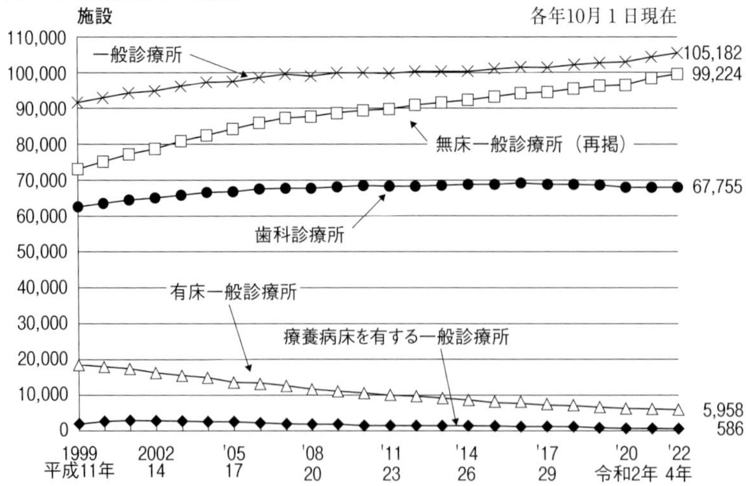

（資料）厚生労働省 2022 年　医療施設調査。

病床は16.2日で、前年に比べ0.1日長くなっている。療養病床は126.5日で、前年に比べ4.6日短くなっている。また介護療養病床では307.8日で、前年に比べ20.0日短くなっている。

表7－4　届出医師・歯科医師・薬剤師の年次推移

（各年12月31日現在）

年度	医　師	歯科医師	薬剤師
1970	118,990	37,859	79,393
1980	156,235	53,602	116,056
1990	211,797	74,028	150,627
2000	255,792	90,857	217,477
2010	259,049	101,576	276,517
2016	319,480	104,533	301,323
2018	327,210	104,908	311,289
2020	339,623	107,443	321,982

（資料）厚生労働省　医師・歯科医師・薬剤師調査。

わが国の医療従事者は、法律によりその名称・業務内容が規定されている。これらのうち資格がなければ、その業務を行うことが禁止されている国家資格を**業務独占**資格といい、医師、歯科医師、獣医師、看護師、助産師、薬剤師、診療放射線技師、柔道整復師など多くの医療職があてはまる。これらは有資格者でない者がその業務を行うと刑罰の対処となる。これに対し、業務そのものは資格がなくても行うことができるが、有資格者でないとその資格を名乗ることができないものを**名称独占**資格といい、臨床検査技師、保健師、理学療法士、作業療法士、栄養士、管理栄養士、保育士などがあてはまる。

業務独占

名称独占

医師は医療および保健指導をつかさどることによって、公衆衛生の向上および増進に寄与し、もって国民の健康な生活を確保することを任務とする（**医師法**）。歯科医師についても、同様の任務が規定されている（**歯科医師法**）。また薬剤師は、調剤、医薬品の供給その他薬事衛生をつかさどることによって、公衆衛生の向上および増進に寄与し、もって国民の健康な生活を確保することを任務とする（**薬剤師法**）。

医師法

歯科医師法

薬剤師法

2020年12月31日現在における全国の届出医師数は33万9,623人で前回（2018年）と比べると1万2,413人、3.8％増加している。また、人口10万対医師数は269.2人で、前回に比べ10.4人増加している。同時期における全国の届出歯科医師数は10万7,443人で、前回と比べると2,535人、2.4％増加している。また、人口10万対歯科医師数は85.2人で、前回に比べ2.2人増加している。全国の届出薬剤師数は32万1,982人で、前回と比べると1万693人、3.4％増加している。また、人口10万対薬剤師数は255.2人で、前回に比べ9.0人増加している（表7－4）。なお医師には2004年度から、歯科医師には2006年度から、資質向上のため臨床研修が義務化されている。また薬剤師については、2006年度から養成課程での修業年限が4年から6年に延長された。

保健師助産師看護師法においてはその目的として「保健師、助産師および看護師の資質を向上し、もつて医療および公衆衛生の普及向上を図ること」とされている。なお保健師、助産師、看護師は、いずれも厚生労働大臣の免許を受けて業務を行うが、准看護師は都道府県知事の免許を受け、医師、歯科医師または看護師の指示を受けて業務に従事する。2020年衛生行政報告例（就業医療関係者）によれば、2020年末現在就業保健師5万5,595人で、前回（2018年）に比べ2,640人（5.0％）増加している。就業助産師は3万7,940人で、前回に比べ1,029人（2.8％）増加している。就業看護師は128万911人で、前回に比べ6万2,305人（5.1％）増加している。就業准看護師は28万4,589人で、前回に比べ1万9,890人（6.5％）減少している（表7－5）。

保健師助産師看護師法

表7－5　就業看護師数の年次推移　　（各年末現在）

年度	2010	2012	2014	2016	2018	2020
保健師	45,028	47,279	48,452	51,280	52,955	55,595
男	582	730	936	1,137	1,352	1,598
女	44,446	46,549	47,516	50,143	51,603	53,997
助産師	29,672	31,385	33,956	35,774	36,911	37,940
看護師	952,723	1,015 744	1,086,779	1,149,397	1,218,606	1,280,911
男	53,748	63,321	73,968	84,193	95,155	104,365
女	898,975	952,423	1,012,811	1,065,204	1,123,451	1,176,546
准看護師	368,148	357,777	340,153	323,111	304,479	284,589
男	23,196	23,148	22,877	22,140	21,777	20,726
女	344,952	334,629	317,276	300,971	282,702	263,863

（資料）　厚生労働省　衛生行政報告例。

その他の医療関係者の業務は、次の通りである。

診療放射線技師

- **診療放射線技師**：医療機関において医師又は歯科医師の指示の下にエックス線撮影や放射線照射を行う。

臨床検査技師

- **臨床検査技師**：病院の検査室や衛生検査所において医師又は歯科医師の指示の下に、微生物学的検査、血液学的検査、生化学的検査などの検体検査および心電図検査などの生理学的検査を行う。なお衛生検査技師の資格は2005年に廃止されている。

理学療法士

- **理学療法士**：医師の指示の下に治療計画をつくり、日常生活動作訓練、治療体操などの運動療法、水、温熱、光線、電気を使っての物理療法、義肢、装具の活用による効果を判定する。

作業療法士

- **作業療法士**：精神科の患者や身体に障害のある者に対して、医師の指示の下に、手芸、陶芸、木工などの屋外作業や園芸などの野外作業を行わせ、この行為に対する患者の状態を観察、評価しながら、社会生活に対する適応能力を養う。

視能訓練士

- **視能訓練士**：医師の指示の下に両眼視機能に障害のある人に対するその両眼視機能の回復のための矯正訓練、およびこれに必要な検査を行う。

臨床工学技士

- **臨床工学技士**：医師の指示の下に人の呼吸、循環または代謝の機能を代替または補助するための血液浄化装置、人工心肺装置、人工呼吸器などの生命維持管理装置の操作および保守点検を行う。

義肢装具士

- **義肢装具士**：四肢および体幹の形態または機能の異常をもつ身体障害者の日常生活活動能力の回復などを図るため、身体の形態および機能の欠損・欠陥・異常などの障害の程度を評価し、医師の処方の下に必要な義肢・装具のデザイン決定・採寸・採型・製作・適合調整・装着指導および保守管理を行う。

歯科衛生士

- **歯科衛生士**：歯科医師の直接の指導の下に歯牙および口腔の疾患の予防処置として歯牙露出面および正常な歯ぐきの遊離縁下の附着物および沈着物を機械的操作による除去、歯牙および口腔に対する薬物の塗布、歯科診療の補助および歯科保健指導を行う。

歯科技工士

- **歯科技工士**：歯科医師が作成した指示書を元に、歯科医療の用に供する補てつ物、充填物または矯正装置を作成し、修理し、または加工する。

救急救命士

- **救急救命士**：医師の指示の下に生命が危険な状態にある傷病者に対し、病院や診療所に搬送されるまでの間に、気道確保や心拍の回復など救急救命措置を行う。

- **あん摩マッサージ指圧師**、はり師、きゅう師：あん摩マッサージ指圧師は、疾病の治療または、慰安の目的をもって人体の各部をおし、ひき、もみ、なで、さすり、たたくなどの施術を、はり師は、病気に応じた一定の経穴（けいけつ）または皮膚の一定点にはりをもって刺激を加える施術を、きゅう師は、病気に応じて、一定の経穴または皮膚の一定点にもぐさなどの燃焼物質を直接または間接に接触させ、この発生する温熱を人体に作用させる施術を行う。 あん摩マッサージ指圧師
- **柔道整復師**：人の身体の打撲、捻挫、脱臼または骨の患部を整復する。なお、脱臼または骨折に対する施術を行う場合は、医師の同意が必要とされる。また、外科手術、投薬、レントゲンの使用は禁止されている。 柔道整復師
- **栄養士、管理栄養士**：いずれも厳密には医療職ではない。栄養士は都道府県知事の免許を受け、国民健康・栄養調査の実施、都道府県、市町村による栄養指導の実施、集団給食施設における栄養管理および指導などを行う。管理栄養士は厚生労働大臣の免許を受け、傷病者に対する療養のため必要な栄養の指導や、高度の専門的知識と技術を要する健康の保持増進のための栄養の指導などを行う。特に管理栄養士は、通院が困難であったり特別な治療食が必要な療養者の自宅を訪問して栄養指導を行うことがあり、医師の指示で行う訪問栄養指導には介護保険や医療保険が適用される。 栄養士 管理栄養士

c 医療費

医療費とは、医療機関などにおける傷病の治療に要した費用である。また国民医療費は、当該年度内の医療機関などにおける傷病の治療に要する費用を推計したものである。この額には診療費、調剤費、入院時食事療養費、訪問看護医療費のほかに、健康保険が適用される移送費や補装具などが含まれている。**国民医療費**の範囲を傷病の治療費に限っているため、正常な妊娠や分娩・産褥に要する費用、健康の維持・増進を目的とした健康診断・予防接種などに要する費用、医師の指示以外によるあん摩・マッサージの費用、固定した身体障害のために必要とする義眼や義肢などの費用は含んでいない。また、患者が負担する入院時室料差額分、歯科差額分などの費用も計上されていない。 国民医療費

国民医療費は1999年度に30兆円台に達し、2021年度には45兆359億円、前年度に比べ4.8％の増加となっている。人口1人当たりの国民医療費は35万8,800円で、前年度に比べ5.3％増加している（図7－4）。国民医療費を財源別の負担割合で見ると、公費が38.0％、保険料（被保険者と事業主で折半）が50.0％、患者負担が11.6％である（表7－6）。また診療種類別構成でみると、医科診療医療費が71.9％（入院37.4％、入院外34.5％）、歯科診療医療費が7.0％、薬局調剤医療費が17.5％である。主傷病による傷病分類別にみると、「循環器系の疾患」（18.9％）が最も多く、次いで「新生物」（14.9％）、「筋骨格系及び結合組織の疾患」（8.0％）となっている。年齢階級別では、65歳以上が全体の60.6％を占めており、1人当たり医療費（75万4千円）は、

図7－4　国民医療費・対国内総生産比率の年次推移

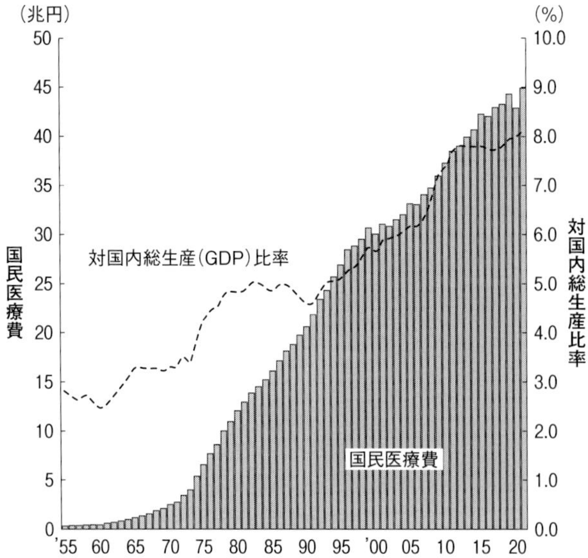

(資料) 厚生労働省 2021年　国民医療費の概況。
(注) 2000年4月から介護保険制度が施行されたことに伴い、従来、国民医療費の対象となっていた費用のうち介護保険の費用に移行したものがあるが、これらは2000年度以降、国民医療費に含まれていない。

表7－6　財源別国民医療費

(2021年)

財源	億円	構成割合(%)
総数	450, 359	100. 0
公費	171, 025	38. 0
国庫	114, 027	25. 3
地方	56, 998	12. 7
保険料	224, 957	50. 0
事業主	97, 376	21. 6
被保険者	127, 581	28. 3
その他	54, 378	12. 1
患者負担(再掲)	52, 094	11. 6

(注) その他は患者負担及び原因者負担（公害健康被害の補償等に関する法律及び健康被害救済制度による救済給付等）である。
(資料) 厚生労働省 2021年　国民医療費の概況。

65歳未満（19万9千円）の3.8倍となっている。

近年、国民医療費は経済の伸びを上回って伸びており、国内総生産（GDP）に対する比率は8.18％（図7－4）、国民所得（NI）に対する比率は11.5％にいたっており、中でも高齢者医療費の伸びが著しい。国際的にみれば、OECD加盟国の中ではわが国の1人当たり医療費で36か国中15位、対GDP比では5位となっており（2019年）、決して高いとはいえない。しかし、今後、高齢者数の増加に伴い老人医療費が増加していくことが見込まれ、経済の伸びを大きく上回って医療費が伸び続ければ、これを支える国民、特に保険料の主たる負担者である若年齢層の負担が過重なものとなる。今後の医療制度を考える場合、こうした医療費の伸びを経済・財政とも均衡のとれた適正なものとしていくとともに、いかに増加する負担を国民全体で公平に分かち合っていくかが、重要な視点となる。

健康保険の被保険者が業務以外の事由により病気やけがをしたとき、健康保険で治療を受けることができるが、これを療養の給付という。療養の給付は、保険医療機関において行われる（図7－5）。保険医療機関は開設者が都道府県知事に申請を行い、知事がその指定を行う。保険医療機関において保険診療に従事する医師は、都道府県知事に登録した保険医に限られている。個々の医療行為は厚生労働大臣が定める診療報酬点数表で点数化され、実際に行った医療行為に対しては、それらの点数を1つひとつ積み重ねて医療費を算定する。これを「**出来高払い方式**」とよんでおり、わが国ではこの支払い方式が基本となっている。しかし診療報酬の改正により、2000年から高齢者や慢性疾患の治療に、どのような治療をしても診療報酬を一定額とする「**包括払い**」が段階的に導入されてきた。2003年4月からは、診断群分類に応じた患者1人1日当たりの包括評価を原則とした支払い方式である**DPC***（Diagnosis Procedure

出来高払い方式

包括払い
DPC
＊DPCについてはp.73の注を参照。

図７−５　保険診療の仕組み

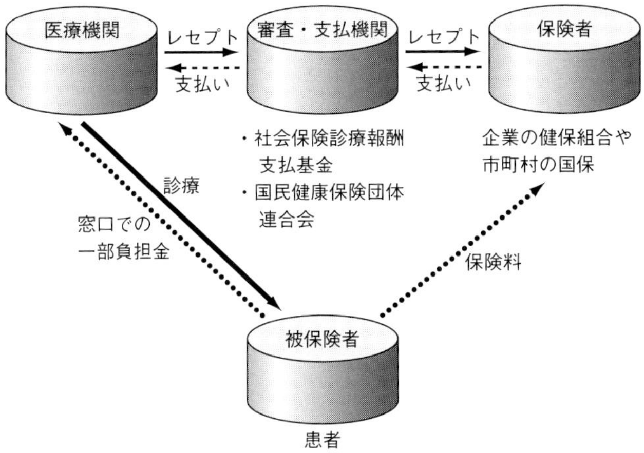

Combination：診断群分類包括評価制度）が開始され、2022 年 4 月時点では、1,764 病院、約 48 万床（全一般病床の 54 %）が DPC 算定対象となっている。

d　医療経済

医療経済とは、限りある資源をいかに有効に利用していくかを分析することで保健医療制度の評価を行う経済活動である。そのために、投じた費用とそれにより得られた便益の両面をみて、さまざまな治療や予防などの介入法が比較分析される。欧米では 1970 年代より、**費用効果分析**（cost-effectiveness analysis）のような経済的評価が医療分野で本格的に用いられるようになり、実証的な研究が積み重ねられてきた。わが国でも、近年の人口の高齢化に伴う医療費の増加、健康保険組合の財政悪化などにみられる保険制度の危機など、医療を取り巻く環境の変化により、投じた資源と成果との関係が医療の効率として論じられるようになってきた。

費用効果分析

費用効果分析とは、ある介入によって得られる健康上の効果と、その効果を得るために実施した介入費用との比を算出する手法であり、意志決定の質を向上させるために活用される。効果として用いられるのは、健康水準の上昇（たとえば乳児死亡率の 20 %低下）や、生存年数の延長などである。類似の意志決定の方法としては、**費用便益分析**（cost-benefit analysis）が知られている。費用便益分析では、費用と利益はともに金銭量という共通の尺度に換算され、両者の比として結果が示される。

費用便益分析

e　医療法と医療計画

医療供給体制に関する基本的な法規としては、1948 年に医療機関の量的整備と医療水準の確保を図るために制定された医療法がある。医療法は長らく改正されてこなかったが、1985 年に行われた第一次医療法改正により地域医療計画が策定され、病床総数抑制、医療法人制の導入などが実施された。医療法はたびたび改正が行われ、2018 年 12 月 1 日からは第八次改正が施行されている。

医療法の改正により、各都道府県には**医療計画**の策定が義務づけられているが、医

医療計画

二次医療圏
＊一次医療圏は医療法では設定されていないが、身近な医療を提供する医療圏で、市町村を単位として設定されている。二次医療圏は、広域市町村単位である。
基準病床数
三次医療圏
地域連携クリティカルパス
5疾病
5事業

療計画の策定単位となる**二次医療圏**＊は日常生活圏であり、一般の医療で主に入院にかかわる医療を提供する体制を確保するための区域である。療養病床と一般病床については、二次医療圏ごとに**基準病床数**(医療提供上必要とされる病床数)が算定されるが、療養病床数は減少をめざしている。また先進的な技術を必要とする特殊な医療の提供体制を確保するための区域が**三次医療圏**であり、原則として都府県単位である（北海道と長野県は複数医療圏)。第五次改正では、医療機能の分化・連携を推進することで、患者に転院・退院後も考慮した切れ目のない（シームレス）医療を提供するための**地域連携クリティカルパス**が盛り込まれた。また**5疾病**（がん、脳卒中、急性心筋梗塞、糖尿病、精神疾患)、**5事業**（救急医療、災害時における医療、へき地の医療、周産期医療、小児救急医療を含む小児医療）および在宅医療については、それぞれの疾患や事業の特性および地域の実情に応じた医療体制を医療計画に記載し、住民にわかりやすく公表することが定められた。第六次改正では病床機能報告制度と地域医療構想の策定や医療事故調査制度の創設、第七次改正では医療・社会福祉法人、開業医など複数の非営利法人・個人が参画する地域医療連携推進法人制度の創設が、第八次改正では広告規制の強化、検体検査の品質制度管理の整備などが図られた。また2021年に制定された第九次改正により、2024年4月から「医師の働き方改革」が開始される。

特定機能病院

なお第二次医療法改正によって**特定機能病院**が制度化され、大学病院や国立がんセンターなど高度の医療提供、高度の医療技術の開発および評価、高度の医療に関する研修を行う医療機関は、厚生労働大臣の承認を得て、特定機能病院（400床以上）と称することができるようになった。また第三次改正により、紹介患者に対する医療提供、設備などの共同利用、救急医療の実施、地域の医療従事者の研修の実施など、かかりつけ医やかかりつけ歯科医の支援を行う病院（原則200床以上）は、都道府県知事の承認を得て、**地域医療支援病院**と称することができるようになった。さらに第五次改正に伴い、自治体病院に代わって救急医療、周産期医療、へき地医療、在宅医療など地域医療の主役を担う医療法人として、**社会医療法人**が創設された。

地域医療支援病院
社会医療法人

f　保険者の役割とデータヘルス計画

健康日本21

従来、健保組合等の医療保険者は健康づくりを積極的に行ってきており、2000年に始まった「**健康日本21**」の理念・方針にもとづき、多くの健保組合で「健康○○21」といったプランが策定され、その実現に向けた取組が始まってきた。2008年に施行された「高齢者の医療の確保に関する法律」では、後期高齢者医療制度を創設したことに加えて、メタボリック・シンドロームに着目した特定健診の実施が保険者に義務付けられ、その結果に基づいて被保険者一人ひとりのリスクに応じた指導（情報提供・動機付け支援・積極的支援）が行われるようになった。これにより、①保険者の保健事業への関与が強化され、②健診結果・生活習慣と医療費との関連について、保険者がより直接に把握できるようになり、③健診結果を集計することで当該事業所の生活習慣病リスクの分布が容易に把握できるようになった。これらを通じて、保険者が保健事業と医療費適正化に果たす役割が強まった。特に③では、特定健診データを活用することにより、**PDCAサイクル**（図1-3参照）を通じた事業展開が可能となった。さらに、医療保険事務全体の効率化を図ることを目的に、2011年度当初よりレセプトオンラインを完全義務化する方針が示されたが、レセプト電子化は保険者機能をさらに強化するものとなった。電子化によりレセプト情報を効率的に解析できるようになったため、保険者は健康状況や受診状況・医療費状況を容易かつ正確に把握できるようになり、そのデータに基づいて保健事業を展開できるようになった。

PDCAサイクル

データヘルス計画とは、国の成長戦略としてレセプトや健診結果の情報等のデータ分析に基づき、PDCAサイクルで効率的・効果的な保健事業を実施する取り組みである。データヘルス計画は「日本再興戦略」(2013年6月14日閣議決定）に盛り込まれ、「高齢者の医療の確保に関する法律」により、2015年度からすべての健康保険組合に実施が義務付けられたが（努力義務)、現在は市町村国保や他の保険者でも同様の取り組みが行われている。データヘルス計画事業の特徴の1つとして、保険者と事業主がそれぞれの立場・役割で協働を推進していくこと（**コラボヘルス**）を掲げたことであり、事業主にとってコラボヘルスは健康経営を進めるツールにもなり得る。

データヘルス計画

コラボヘルス

D 福祉制度

a 福祉制度の概要と関連法規

福祉とは、もともとは幸福（welfare、wellbeing）という意味で使われていたが、現在は、公的扶助やサービスによる生活の安定、充足という意味で使われている。したがって福祉には、社会的制度や環境を整える活動が伴う。わが国では、1950年の社会保障制度審議会からの勧告で、社会福祉とは、「国家扶助の適用をうけている者、身体障害者、児童、その他援護育成を要する者が、自立してその能力を発揮できるよう、必要な生活指導、更生補導、その他の援護育成を行うこと」とされている。1946年の「(旧）生活保護法」、1947年の「児童福祉法」、1949年の「身体障害者福祉法」(あわせて**福祉3法**という）など、福祉サービスの具体的な仕組みや内容は各法律によって規定され、それぞれ個別に充実、発展が図られてきた。現在ではこれらの法律に、「知的障害者福祉法」、「老人福祉法」、「母子及び父子並びに寡婦福祉法」を加えた福祉6法や、介護保険法によってさまざまな福祉サービスがおこなわれている。

福祉3法

戦後50年の間、社会福祉事業、社会福祉法人、福祉事務所などに関する基本的な枠組みを規定していた社会福祉事業法は、2000年に「**社会福祉法**」に改正・改称され、個人の自立支援、利用者による選択の尊重、サービスの効率化などを柱とした新しい社会福祉の方向性が示された。福祉制度における**措置制度**とは、行政機関が福祉サービスを受ける要件を満たしているかを判断し、またそのサービスの開始・廃止を法令に基づいて提供する制度である。しかし措置制度の下では利用者側の意向が尊重されにくいという構造が指摘され、近年は利用者が福祉サービスの提供者（事業者）との契約に基づいてサービスを利用する契約制度への移行が加速している。

社会福祉法

措置制度

a－1　児童福祉法

児童福祉法

わが国の児童福祉の基本である**児童福祉法**は、戦後、困窮する子どもの保護、救済とともに、次代を担う子どもの健全な育成を図るため、その後のわが国の社会福祉法制の先駆けとして、1947年に制定された。児童福祉法は「すべて国民は、児童が心身ともに健やかに生まれ、且つ、育成されるよう努めなければならない」、「すべて児童は、ひとしくその生活を保障され、愛護されなければならない」ことが規定され、その時々の社会のニーズに合わせて改正を繰り返しながらも、現在まで児童福祉の基盤として位置づけられている。児童福祉法に基づき、さまざまな問題から家庭で暮らすことのできない児童等への施設サービス（児童養護施設、乳児院、母子生活支援施設等）や、保育所における保育サービス、障害児に対する在宅・施設サービス等が実施されている他、少子化の一層の進行や、児童虐待といった新たな課題に対応すべく、「次世代育成支援対策推進法」や「児童虐待防止法」による施策の充実が図られている。1951年に制定された「児童憲章」や、1994年の国連「児童の権利に関する条約」の批准といった「児童の権利保障」という理念の定着化とあいまって、児童福祉の諸制度は広く子どもの最善の利益を保障する観点から充実が図られてきた。2022年6月に成立した改正法では、市町村での家庭センター設置の努力義務化、子ども家庭福祉分野の認定資格（こども家庭ソーシャルワーカー）創設、市区町村における子育て家庭への支援の充実等が盛り込まれた。

a－2　身体障害者福祉法

身体障害者福祉法

身体障害者の自立と社会経済活動への参加を促進するため、身体障害者を援助し、および必要に応じて保護し、もって身体障害者の福祉の増進をはかることを目的として1949年に**身体障害者福祉法**が制定された。この援助と必要な保護を「更生援護」という。総則では身体障害者の自立への努力を提唱し、そのうえで自立および社会経済活動への参加の機会確保について国、地方公共団体および国民の責務を明らかにしている。身体障害者の福祉に関する事項を調査審議するため身体障害者福祉審議会がおかれ、援護の機関として福祉事務所と身体障害者福祉司、更生相談所、身体障害者相談員などをおき業務を実施する。身体障害者手帳を交付された者については、必要に応じた介護や更生相談などを行ない、更生訓練費を支給し、更生医療を給付する。また、身体障害者更生援護施設を設置する場合の基準などが定められている。

a－3　知的障害者福祉法

知的障害者福祉法

知的障害とは、先天的、または乳幼児期に精神発達が停止したために、知的機能が劣る状態をいう。知的障害者の自立と社会経済活動への参加を促進するため、援助するとともに必要な保護を行うことにより、知的障害者の福祉を図ることを目的として、1960年に**知的障害者福祉法**が制定された。判定等の技術的専門的相談に応ずるために、都道府県と特別指定都市には知的障害者更生相談所が設置され、このほか知的障害者援護施設（更生施設、授産施設、福祉ホーム、通勤寮など）や知的障害者福祉司についても規定されている。また、1990年以降の改正により居宅生活支援事業、支援費支給制度などが加えられている。なお18歳未満の知的障害のある児童については、児童福祉法による知的障害児施設がある。

a－4　障害者総合支援法

障害者総合支援法は、従来施行されていた障害者自立支援法の内容や問題点を考慮し、障害者自立支援法を改正する形で2013年4月に施行された。障害者総合支援法は、さまざまな福祉サービスを、障害や難病のある人個々のニーズに応じて組み合わせ、利用できる仕組みを定めており、具体的には、障害や難病のある人に対して80項目に及ぶきめ細かな調査を行い、その人に必要なサービスの度合いである「**障害支援区分**」を認定し、障害支援区分に応じたサービスを利用できるようになっている。

障害者総合支援法

障害支援区分

この法律で対象となる障害者は、18歳以上の身体障害者、知的障害者、精神障害者（発達障害者も含む）、難病患者、および18歳未満の障害児である。特に難病患者も対象に含めたことにより、難病患者は法律が定める条件を満たせば身体障害者手帳の有無にかかわらず、必要なサービスを利用できるようになった。2021年11月から、障害者総合支援法が対象とする難病には、366疾患が指定されている。障害者総合支援法による福祉サービスは、自立支援給付と地域生活支援事業の2つに大きく分けられる（図7－6）、サービスの実施主体はいずれも市町村である。**自立支援給付**とは、障害のある人が在宅や通所、入所の形で福祉サービスを利用した際に、行政が費用の一部を負担するもので、利用者へ個別に給付される。自立支援給付は障害の種類にかかわらず、全国一律に給付されるサービスで、介護給付、訓練等給付、自立支援医療（更生医療、育成医療、精神通院医療）が含まれる。これに対し、各地域の状況に応じて実施される事業や、個別の給付には該当しない事業をまとめて「**地域生活支援事業**」

自立支援給付

地域生活支援事業

図7－6　障害者総合支援法による給付・事業

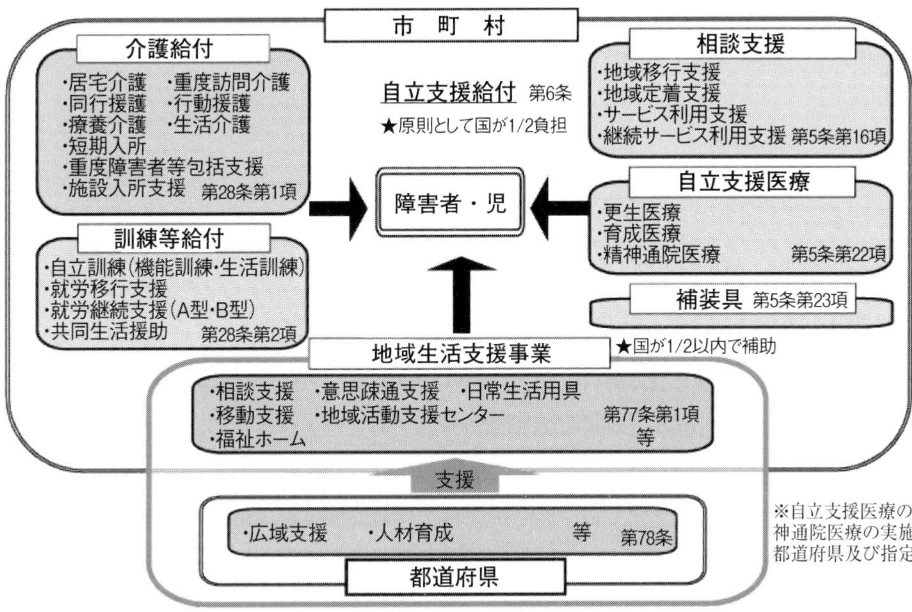

※自立支援医療のうち、精神通院医療の実施主体は都道府県及び指定都市

（資料）厚生労働省。

7　保健・医療・福祉・介護の制度

と呼び、障害者が住み慣れた地域で生活できるように、住民に身近な存在である市区町村が中心となって行う支援である。障害者総合支援法における利用者負担は負担能力に応じた負担となっており、原則としては、利用者の世帯における所得に応じて負担上限月額が設定され、負担上限月額にいたるまではサービスの利用に係る費用の1割を負担する。

a－5 老人福祉法

老人福祉法

老人福祉法は、老人の福祉に関する原理を明らかにするとともに、老人に対し、その心身の健康の保持及び生活の安定のために必要な措置を講じ、もつて老人の福祉を図ることを目的として1963年に制定された法律である。基本的理念として「老人は、多年にわたり、社会の進展に寄与してきたものとして、かつ、豊富な知識と経験を有する者として敬愛されるとともに、生きがいをもてる健全で安らかな生活を保障されるもの」とされている。また老人は、心身の健康を保持しつつ、社会的活動に参加する機会を与えられ、老人みずから参加するように努めるものとされている。この基本的理念に基づき、地方公共団体、特に市町村は老人福祉の向上のための各種施策を講じている。介護保険法の施行後、老人福祉サービスの多くが介護保険法の利用に移行したが、老人福祉法は措置制度であり、契約制度が主流である介護保険法とは性格が大きく異なる。老人福祉法による老人福祉施設には、特別養護老人ホーム（介護老人福祉施設）、養護老人ホーム、軽費老人ホーム（A型、B型、ケアハウス）、老人介護支援センター、老人福祉センターがある。

b 社会福祉

2000年の社会福祉事業法の全面改正により、法律名が社会福祉法と改称され、地域福祉の推進など新たな理念が盛り込まれた。この改正の意義は、事業者・提供者中心であった社会福祉を利用者中心の視点でとらえ直し、事業者と利用者を対等な関係とみることにあるといえる。**社会福祉事業**には「第一種」と「第二種」があるが、「規制と助成を通じて公明かつ適正な実施の確保が図られなければならない」という性格は、どちらにも共通である。第一種では利用者の保護の必要性が高い事業を行っているため、経営が安定している必要がある。そのため、原則として国・地方自治体と社会福祉法人しか行う事ができない事業で、入所施設サービスが主となる。**第一種社会福祉事業**には、以下のものがある。

社会福祉事業

第一種社会福祉事業

- **生活保護法によるもの**：救護施設、更生施設その他生計困難者を無料又は低額な料金で収容して生活の扶助を行う施設の経営及び生計困難者に対して助葬を行う事業
- **児童福祉法によるもの**：乳児院、母子生活支援施設、児童養護施設、知的障害児施設、知的障害児通園施設、盲ろうあ児施設、肢体不自由児施設、重症心身障害児施設、児童心理治療施設、児童自立支援施設の経営

- **老人福祉法によるもの**：養護老人ホーム、特別養護老人ホーム、軽費老人ホームの経営
- **身体障害者福祉法によるもの**：身体障害者更生施設、障害者支援施設、身体障害者福祉ホームの経営
- **知的障害者福祉法によるもの**：知的障害者更生施設、知的障害者授産施設、知的障害者福祉ホーム、知的障害者通勤寮の経営
- **売春防止法によるもの**：婦人保護施設の経営（家庭環境の破綻や生活の困窮などの事情により、社会生活を営むうえで困難な問題を抱えている女性も保護の対象となる）
- 就労移行支援事業所や就労継続支援事業所（A型、B型）の経営
- 共同募金（社会福祉法によって定義される特別な社会福祉事業）

第二種社会福祉事業では、主に在宅生活を支えるサービスが提供される。第一種と異なり、行政や社会福祉法人でなくても事業を行うことができる。例として、保育所、乳児家庭訪問事業、デイサービス事業、認知症対応型老人共同生活援助事業、障害福祉サービス事業、移動支援事業などがあげられる。

第二種社会福祉事業

c 障害者福祉

障害者福祉とは、身体、知的発達、精神に障害を持つ人々に対して、自立を支援する社会的サービスのことである。広義では障害年金などの所得保障・医療保障、また雇用・住宅施策も含む。わが国における障害福祉サービスは、「身体障害者福祉法」、「知的障害者福祉法」、「精神保健福祉法」といった障害種別に定められた法制度が成立し、それぞれに拡充が図られてきたが、制度間の格差や制度の谷間に陥るといった弊害も生じてきた。こうした状況のなかで、1970年には障害の種別を超えた「心身障害者対策基本法」が成立し、その後**ノーマライゼーション**の理念*の社会的な広がりとあいまって、1993年には同法の改正により、障害者施策の基本となる「**障害者基本法**」が制定された。障害者基本法は精神障害を明確に定めた点や障害者計画の策定をもたらしたことから、その後の施策のあり方に大きな影響を与えた。2004年の法改正では、基本的理念として障害者への差別をしてはならない旨が規定され、都道府県・市町村の障害者計画の策定が義務化された。

ノーマライゼーション
＊社会で日々を過ごす一人の人間として、障害者の生活状態が障害のない人の生活状態と同じであることは障害者の権利であり、障害者は可能な限り同じ条件のもとに置かれるべきであるとする考え方。
障害者基本法

2006年から施行された「障害者自立支援法」により、サービスの3障害（身体・知的・精神）一元化や実施主体の市町村への一元化、施設・事業体系の再編、利用者負担の見直し、支給決定の客観的な尺度となる「障害程度区分」の導入などが実施された。しかし利用者負担について、利用したサービス量に応じて原則1割の定率負担が発生する「応益負担」方式が導入されたことや、受けられるサービスの制限が生じる障害程度区分には多くの批判が寄せられた。こうした流れを受けて、2012年には、障害者自立支援法を「障害者総合支援法」とする法律が制定され、障害者の定義への難病等の追加や、必要な支援の度合いを総合的に示す「障害支援区分」を導入するこ

表 7-7　第 5 次障害者基本計画（11 の各論分野）

1. 差別の解消、権利擁護の推進及び虐待の防止
2. 安全・安心な生活環境の整備
3. 情報アクセシビリティの向上及び意思疎通支援の充実
4. 防災、防犯等の推進
5. 行政等における配慮の充実
6. 保健・医療の推進
7. 自立した生活の支援・意志決定支援の推進
8. 教育の振興
9. 雇用・就業、経済的自立の支援
10. 文化芸術活動・スポーツ等の振興
11. 国際社会での協力・連携の推進

となどが定められた。

2011 年には障害者基本法が改正され、全ての国民が障害の有無にかかわらず尊重される共生社会の実現をめざすことや、「**合理的配慮＊**（reasonable accommodation）」の概念が盛り込まれた。同年には「障害者虐待防止法」が成立、2013 年には障害者基本法の「差別の禁止」の基本原則を具体化した「障害者差別解消法」が成立した。また障害者基本法に基づき、障害者施策の総合的かつ計画的な推進を図るため、**障害者基本計画**が定められている。2023 年度からは、5 か年間の第五次障害者基本計画が開始されており、その基本理念には「共生社会の実現に向け、障害者が、自らの決定に基づき社会のあらゆる活動に参加し、その能力を最大限発揮して自己実現できるよう支援するとともに、障害者の社会参加を制約する社会的障壁を除去するため、施策の基本的な方向を定める」と述べられている。また各論では、11 分野における障害者施策の基本的な方向が示されている（表 7−7）。

合理的配慮
＊障害者権利条約（2006 年、国連総会で採択）に盛り込まれた概念で、障害者が他の者と平等に全ての人権等を享有・行使するために必要な調整等をさす。

障害者基本計画

障害者福祉施設とは、身体障害、知的障害、および、精神障害の 3 障害を対象にした福祉施設である。身体障害者のための施設では、身体障害の状態に応じた訓練やサービスを受けることができる。知的障害者のための施設では、知的障害の状態に応じた訓練や福祉サービスを受けることができる。また、精神障害者のための施設では、障害者の社会復帰をめざした訓練や相談などのサービスを受けることができる。施設で受けられる障害福祉サービスは、介護の支援を受けるための「介護給付」と、訓練などの支援を受けるための「訓練等給付」に分類されている。また、日中に受けられるサービスと夜間に受けられるサービスがあり、サービス利用者がこれらの組み合わせを選べる形になっている。

d　在宅ケア、訪問看護

「在宅」とは、自宅、または長期入居施設が生活の場となっていることをさし、疾病や機能障害をもつ人に対して、そのような生活の場において行われるケアを総称して「**在宅ケア**」という。在宅ケアの内容は、在宅医療、訪問看護、在宅リハビリテーションなどの「医学的処置」、身体介護や家事援助などの「介護」、ショートステイやデイサービスなどの「地域保健福祉」に分けられ、専門職、非専門職の連携による複合的なケア、およびケアサービスを提供することにより、質の高い自立した生活を維持・改善することを目指している。

在宅ケア

老人訪問看護制度は、1991 年 10 月に老人保健法の改正により創設され、在宅の寝たきりの老人等に対して、老人訪問看護ステーションから訪問看護が実施された。1994 年の健康保険法等の改正により、在宅の難病児者、障害児者などの療養も訪問看護の対象となり、すべての年齢の在宅療養者に訪問看護サービスを提供できるようになった。訪問看護ステーションからは、保健師、看護師、助産師、准看護師が訪問するが、理学療法士、作業療法士、言語聴覚士が訪問してリハビリテーションを行うこともある。訪問介護サービスの内容は、医療的な処置、療養上の世話、病状観察、心理的支援、リハビリテーションなどである。訪問看護には介護保険を利用するものと医療保険を利用するものがあるが、どちらの場合も本人・家族が主治医に訪問看護を依頼し、主治医から「訪問看護指示書」を受けて、**ケアプラン**に沿った訪問看護計画に基づいて実施される。

ケアプラン

E 地域保健

a 地域保健活動の概要

地域保健は、地域社会の公衆衛生の向上、地域住民の健康の保持増進を図ることを目的としている。内容としては、母子保健、健康増進、歯科保健、精神保健福祉、感染症などを含み、一般衛生行政として、国（厚生労働省）―都道府県（衛生主管部局）―保健所―市町村（衛生主管課係）という体系で行われている。関連する法律として、地域保健法等がある。

b 地域保健法

国民の生存権を保障する日本国憲法第25条により、「国は、すべての生活部面について、社会福祉、社会保障及び公衆衛生の向上及び増進に努めなければならない。」とされ、1947年に新しい**保健所法**が制定された（旧保健所法は1937年制定）。保健所は、健康相談や保健指導のほか、医事・薬事、食品衛生、環境衛生などに関する行政機能を持った、公衆衛生、地域保健の第一線機関として位置づけられ整備拡充され、当初は人口10万人に1ヵ所設置する目標であった。その後、少子高齢化や疾病構造の変化などにより、保健行政について都道府県と市町村の役割分担の見直しがなされるとともに、1994年に保健所法は**地域保健法**と改正された（1997年施行）。地域保健法では、保健所や市町村保健センターの設置や業務内容について規定されている。

保健所法

地域保健法

市町村は、地域住民の利用頻度の高い保健サービスを一元的に提供することとされた。これにより、母子保健、高齢者保健、精神保健福祉など、身近で利用頻度の高い保健サービスは、市町村に権限の移譲がなされている。そして、地域住民への保健サービスを提供する施設として市町村保健センターを設置することができると規定された（努力義務）。

保健所は、公衆衛生活動の第一線機関として、都道府県などにより設置され、その業務内容も地域保健法に規定されている。そして、地域保健の広域的・専門的・技術的拠点として機能強化するとともに、高齢化の進展の中で保健・医療・福祉の連携を図る観点から、二次医療圏（複数の市町村からなる一般の入院医療を提供する区域）などを参酌して規模拡大を図ることとされた。

地域保健対策の推進に関する基本的な指針

地域保健法に基づいて定められた「**地域保健対策の推進に関する基本的な指針**（基本指針）（2023年改正）では、「地域保健対策を推進するための中核としての保健所、市町村保健センター、地方衛生研究所等を相互に機能させ、医療、介護、福祉等に係る関係機関との連携や、地域に根ざした信頼や社会規範、ネットワークといった社会関係資本（以下「ソーシャルキャピタル」という）を活用した住民との協働による地域保健基盤を構築し、地域住民の健康の保持及び増進並びに地域住民が安心して暮らせる地域社会の実現を目指した地域保健対策を総合的に推進することが必要である。」としている。そして、地域保健対策に関しては、①地域における地域保健対策の推進、②地域における健康危機管理体制の確保、③科学的根拠に基づいた地域保健の推進、④国民の健康づくりの推進について取り組むべき方向を示している。

c　保健所と従業者

c-1　保健所の設置

保健所

保健所の設置は、都道府県が基本であるが、地域保健法施行令による政令市（87市）および東京都23特別区も設置することになっている。2022年4月現在、都道府県立352、政令市立93、特別区立23、合わせて468ヵ所設置されている。二次医療圏などを参酌して規模拡大が図られており、設置数は平成6年3月の848ヵ所から減少している。保健所を設置している政令市などでは、保健行政を保健所で行うとともに、市町村としての一般対人保健サービスの提供を行っている。

c-2　保健所の組織

保健所には、医師、保健師、歯科医師、薬剤師、獣医師、診療放射線技師、臨床検査技師、管理栄養士など、その業務行うために必要な職員を置くこととなっている。

保健所長

保健所長は、医師であり、かつ3年以上公衆衛生の実務経験がある者か、国立保健医療科学院の専門課程（1年コース）を修了した者、またはそれらに匹敵する者でなければならないと政令で定められている。ただし公衆衛生医師の確保が著しく困難である場合には、例外的に保健所内に医師1人以上を確保する条件で、2年以内に限り公衆衛生行政の専門的知識を有する技術史員（5年以上公衆衛生の実務経験があり、国立保健医療科学院の専門課程（1年コース）を修了した者など）を所長に充てることができる（やむを得ない場合最長4年まで可）。

c-3　保健所の業務

地域保健法により、次表に掲げる14の事項の指導及び必要な事業を行うこととされている（表7-8）。さらに必要に応じて、①地域保健に関する情報の収集、整理、活用する、②地域保健に関する調査と研究を行う、③歯科疾患その他厚生労働大臣の

表 7−8　地域保健法に定められた保健所の業務

1.	地域保健に関する思想の普及及び向上に関する事項
2.	人口動態統計その他地域保健に係る統計に関する事項
3.	栄養の改善及び食品衛生に関する事項
4.	住宅、水道、下水道、廃棄物の処理、清掃その他の環境の衛生に関する事項
5.	医事及び薬事に関する事項
6.	保健師に関する事項
7.	公共医療事業の向上及び増進に関する事項
8.	母性及び乳幼児並びに老人の保健に関する事項
9.	歯科保健に関する事項
10.	精神保健に関する事項
11.	治療方法が確立していない疾病その他の特殊疾病により長期に療養を必要とする者の保健に関する事項
12.	エイズ、結核、性病、伝染病その他の疾病の予防に関する事項
13.	衛生上の試験及び検査に関する事項
14.	その他地域住民の健康の保持増進に関する事項

指定する疾病の治療を行う、④試験・検査を行い、また、医師等に試験・検査に関する施設を利用させる、⑤市町村相互間の連絡調整を行い、市町村の求めに応じ技術的助言等の援助を行う。このような**保健所の業務**は、大別すると**対人保健**と**対物保健**に分けることが出来る。

保健所の業務
対人保健
対物保健

保健所の対物保健の業務を遂行するため、食品衛生に関して食中毒の調査、飲食店や食品製造施設の監視指導を行う食品衛生監視員（食品衛生法）、環境衛生に関して住宅、上水道、下水道、清掃の監視や、プール、海水浴場等の監視指導を行う環境衛生監視員、廃棄物処理業者や廃棄物処理施設等の立ち入り検査を行う環境衛生指導員（廃棄物処理清掃法）、医療機関の立ち入り検査を行う医療監視員（医療法）、精神保健福祉相談員（精神保健福祉法）、栄養指導員（健康増進法）などの職員も配置されている。また関連施設として、食中毒検査や食品・水質検査などの試験検査や公衆衛生情報等の収集・解析をおこなう**地方衛生研究所**がある。

地方衛生研究所

d　市町村保健センターと従事者

市町村保健センターは、地域保健法により法定化されたもので、地域住民に健康相談、保健指導、健康審査、その他の対人保健サービスを総合的に行う施設とされる。市町村によって任意に設置できる（努力義務）。保健所のような行政機関ではなく、市町村レベルでの健康づくりを推進する「場」とされ、保健と福祉サービスを考慮した多様な設置形態が可能であり、**総合相談窓口**が設けられている。職員配置についての法律の規定はなく、保健師、管理栄養士、助産師、看護師等が必要に応じて配置されている。所長は医師である必要はない。1978 年度から設置され、2022 年 4 月現在全国で 2,432 ヵ所となり、保健所よりも多くなっている。

市町村保健センター
総合相談窓口

基本指針（2023 年改正）では、市町村保健センターの運営に関して、保健、医療、福祉の連携を図るため、総合相談窓口を設置すること、地域の NPO・民間団体等に係るソーシャルキャピタルを活用した事業の展開に努めること、精神障害の社会復帰対策、認知症高齢者対策、歯科保健対策のうち身近な利用頻度の高い保健サービスは市町村保健センター等で実施すること、などとされている。

e　地域における資源と連携

ソーシャルキャピタル

今後の地域保健対策のあり方として、基本指針では、地域の**ソーシャルキャピタル**の活用を通じた健康なまちづくりの推進が目指されている。地域には自治会、子供会、青年会、商店街、老人クラブをはじめ、企業や学校、医療・介護福祉施設、さらに保健活動推進員、食改善推進員、患者会、NPOなど、様々な組織が存在している。また例えば社会福祉関連組織には、社会福祉事務所、児童相談所、社会福祉協議会などもある。複雑化する社会環境の変化の中で、健康なまちづくりに向けて、地域課題の解決のため地域の様々な**資源との連携**強化を図ることが推進されている。また急速な高齢化の進展の中で、高齢者が住み慣れた地域で自立した日常生活を続けることができるよう、在宅医療と介護を一体的に提供できる体制など地域における保健、医療、福祉、生活・住居支援の連携強化による地域包括ケアシステムの強化が目指されている。

資源との連携

f　地域における健康危機管理

健康危機事案

近年の大規模自然災害（2011年東日本大震災など）や新興・再興感染症（新型コロナウイルス感染症、新型インフルエンザなど）、食中毒など、**健康危機事案**発生時への対応として、保健所や市町村保健センターの健康危機管理の拠点としての機能強化が求められている。リスクコミュニケーションを含めた地域へのわかりやすい情報提供の推進や、関係機関の連携強化が進められている。

F　母子保健

a　母子保健の概要

わが国の母子保健は、明治、大正期に出生千人に対して150～170人もあった乳児死亡率や出産10万に対し300～400人あった妊産婦死亡率などを減らすことを大きな目標として取り組まれてきた。1965年には、母子保健法が制定され、妊産婦になる前段階から出産後までの母子の健康管理を含めた総合的な母子保健対策が推進された。2021年には乳児死亡率は出生千対1.7に、また妊産婦死亡は出産10万対2.5と世界最低レベルになっている。地域保健法への改正（1994年）に伴い母子保健法が改定され、1997年からは市町村で基本的な母子保健サービスを提供し、保健所では専門的母子保健サービスを担当することなど役割分担された。

母子保健の具体的施策としては、保健指導等、健康診査等、医療援護等、医療対策等及び母子保健の基盤整備に分けられ、妊娠届の届出および母子健康手帳の交付、妊婦健康診査、出生届の受理、新生児の訪問指導、乳幼児の健康診査、育児学級など、思春期から妊娠、出産、育児期を通じたサービスが実施されている（図7-7）。

図7-7　主な母子保健施策

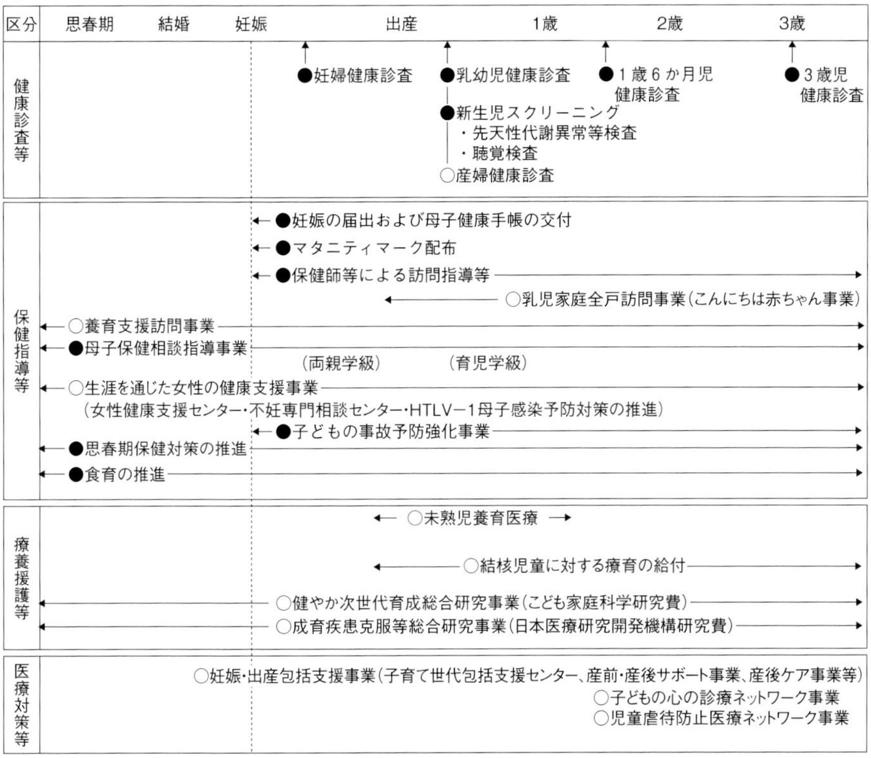

注　○国庫補助事業　●一般財源による事業

（出所）「国民衛生の動向 2023/24」p.99 図1より。

b　母子保健法

母子保健法は、母性、乳児、幼児の健康の保持・増進を図るため、妊娠の届出と母子健康手帳の交付による継続した母子の健康管理として、母性、乳児、幼児に対する保健指導、健康診査、医療その他の措置を講じる事項を定めている（1965年制定、表7－9）。

母子保健法

市町村で基本的な母子保健サービスを提供することとして、2013年4月より低出生体重児の届出、未熟児の訪問指導、未熟児養育医療は、市町村の業務とされた。また、2016年の改正で、国及び地方公共団体は、母子保健事業を講ずるに当たって、児童虐待の発生予防および育児支援に留意することとされた。同時に、虐待予防も兼ねて、妊娠期から子育て期までの切れ目のない支援を行う「母子健康包括支援センター（子育て包括支援センター）」の設置が市町村の努力義務として定められた。

c　妊娠届と母子健康手帳の交付

妊娠した者はすみやかに市町村長に**妊娠の届け**をし（母子保健法第15条）、それに対し市町村長から**母子健康手帳**が全員に交付される（第16条）。この妊娠の届出は、行政的な母子保健対策の出発点となる。妊娠の届出と母子手帳の交付による母子の健康管理は、母子保健行政の基礎となっている。

妊娠の届け

母子健康手帳

表7-9 「母子保健法」の概要（1965年制定、2022年改正）

第1条（目的）	母性並びに乳児及び幼児の健康の保持及び増進を図るため、母子保健に関する原理を明らかにするとともに、母性並びに乳児及び幼児に対する保健指導、健康診査、医療その他の措置を講じ、もつて国民保健の向上に寄与することを目的とする。
第6条（定義）	「妊産婦」とは、妊娠中又は出産後1年以内の女子をいう。 「乳児」とは、1歳に満たない者をいう。 「幼児」とは、満1歳から小学校就学の始期に達するまでの者をいう。 「新生児」とは、出生後28日を経過しない乳児をいう。
第10条（保健指導）	市町村は、妊産婦もしくは配偶者や保護者に対して、妊娠、出産又は育児に関し、必要な保健指導を行い、又は保健指導を受けることを勧奨しなければならない。
第11条（新生児の訪問指導）	市町村長は、育児上必要があると認めるときは、医師、保健師、助産師など訪問させ、必要な指導を行わせるものとする
第12条（1歳6か月児と3歳児の健康診査）	市町村は、1歳6か月児および3歳児に対して健康診査を行わなければならない。
第13条（妊産婦と乳幼児の健康審査）	市町村は、必要に応じ、妊産婦又は乳幼児に対して、健康診査を行い、又は健康診査を受けることを勧奨しなければならない
第15条（妊娠の届出）	妊娠した者は、速やかに、市町村長に妊娠の届出をするようにしなければならない。
第16条（母子健康手帳の交付）	市町村は、妊娠の届出をした者に対して、母子健康手帳を交付しなければならない。
第17条（妊産婦の訪問指導等）	市町村長は、妊産婦の健康診査の結果に基づき、保健指導を要する者については、医師、助産師、保健師を訪問させて必要な指導を行わせるものとする。産後ケア事業を行うよう努めなければならない。
第17条の2（産後ケア事業）	市町村は、出産後一年を経過しない女子及び乳児の心身の状態に応じた保健指導、療養に伴う世話又は育児に関する指導、相談その他の援助（産後ケア」）を必要とする出産後一年を経過しない女子及び乳児につき、次の各号のいずれかに掲げる事業（「産後ケア事業」）を行うよう努めなければならない。（各号省略）
第18条（低体重児の届出）	体重が2500 g未満の乳児が出生したときは、その保護者は、速やかに、その旨をその乳児の現在地の市町村に届け出なければならない。
第19条（未熟児の訪問指導）	市町村長は、未熟児について、養育上必要があると認めるときは、医師、保健師、助産師を訪問させ、必要な指導を行わせるものとする。
第20条（未熟児養育医療）	市町村は、養育のため入院を必要とする未熟児（2000 g以下）に対し、療育医療の提供を行い、または必要な養育医療に要する費用を支給することができる。
第22条（母子健康包括支援センター）	市町村は、必要に応じ、母子健康包括支援センターを設置するように努めなければならない。

母子健康手帳は、妊娠、出産、育児に関する一貫した記録と、母子保健に関する情報の2つの部分から構成されている。記録部分は、省令により全国一律の様式が決められ、児の医学的記録（健康審査結果、身体発育曲線、予防接種記録など）や、妊婦（保護者等）の健康状態、職業環境記録、妊娠出産育児経過などよりなる。また胆道閉塞症などの早期発見のための便色情報や新生児期聴覚検査の結果の記載欄が追加された。児童の妊娠時から小学校入学（6歳）までの母子の健康と成長の記録となっている。母子保健に関する情報部分は、行政サービス情報、保健・育児情報の提供として、各自治体により書式は任意である。

d 妊産婦および乳幼児の健康診査

d-1 乳幼児の健康診査

1歳6か月児健診

幼児については、市町村において1歳6か月児健診と3歳児健診が実施される（第12条）。**1歳6か月児健診**では、歩行や言語などの身体発育、精神発達などの健康診査が行われ、心身障害の早期発見、むし歯予防、栄養状態の把握とともに育児相談指導なども行われている。**3歳児健診**では、身体発育、精神発達に加えて、斜視や難聴など視聴覚障害の早期発見などを目的としている。精神発達面での精密検査は児童相談所で、身体面の精密検査は医療機関で行われる。2001年度からは、心理相談員や保育士が加配され、育児不安等に対する育児支援対策が強化された。2005年度からは、発達障害者支援法の施行に伴い、健康診査時には児童の発達障害の早期発見（および発達支援）にも留意することとされている。 3歳児健診

1歳未満の乳児についても、**乳児健康診査**が、市町村により異なるが3～4か月児や9～11か月児等を対象に行われている（第13条）。 乳児健康診査

d-2 妊産婦の健康診査

妊婦は、妊娠・出産にわたる母体や胎児の健康の保持増進を目的に、市町村の委託を受けた医療機関（病院、診療所、助産所）で**妊婦健康診査**を受けることができる（第13条）。妊娠高血圧症候群、妊娠糖尿病、重度貧血など妊娠出産に影響を及ぼす疾病や異常の早期発見・早期治療とともに、リスクの早期発見による保健指導に結びつける機会とされている。妊娠23週までは4週間に1回、妊娠24週（第7か月）以降は2週間に1回、妊娠36週（第10月）以降は1週間に1回の計14回の受診が推奨されている。現在必要な14回の妊婦健康診査が公費助成されている。また、必要に応じて医師、助産師、保健師による妊産婦の訪問指導が行われる（第17条）。 妊婦健康診査

出産後の産婦についても、産後うつの予防や新生児への虐待予防等を図る目的で、産後2週間や産後1か月など2回の**産婦健康診査**が実施され、費用は公費補助が開始された（2017年度）。必要に応じて、産後1年未満の女子および乳児に対して支援する**産後ケア事業**が行われる（第17条の2）。 産婦健康診査 産後ケア事業

e 低体重児の届け出と養育医療

未熟児は、生理的に未熟で、疾病にかかりやすく、心身の障害を残しやすい。そのため、体重が2,500g未満の乳児（**低体重児**）が出生したときには、その保護者は、速やかに、その旨をその乳児の現在地の市町村に届け出なければならない（第18条）。必要に応じて訪問指導が行われる（第19条）。そして、出生体重が極めて少なく（2,000g以下）、低体温、チアノーゼ、黄疸、生後24時間以上の便秘や嘔吐などにより入院治療を必要とする**未熟児**（1歳未満）に対し、市町村は医療保険の自己負担分の援助として**養育医療**の給付を行っている（第20条）。 低体重児 未熟児 養育医療

f 新生児マススクリーニング（先天性代謝異常等検査）、新生児スクリーニング（新生児聴覚検査）とB型肝炎母子感染予防事業

「**新生児マススクリーニング（先天性代謝異常等検査）**」は、すべての新生児を対象に生後1週目頃に足などから血液をろ紙に染み込ませて検査するもので、先天性代謝異常（フェニルケトン尿症など）や先天性甲状腺機能低下症（クレチン症）などの早期 新生児マススクリーニング（先天性代謝異常等検査）

発見、早期治療により知的障害など精神運動発達遅延の発生予防を目的にしている。

タンデムマス法

新しい検査法（**タンデムマス法**）の導入で、先天性代謝異常など多数の疾患を対象に、都道府県・指定都市が実施主体となって行われている。先天性甲状腺機能低下症（クレチン症）の発見数が多い。先天性代謝異常や先天性甲状腺機能低下症の医療には、小児慢性特定疾患医療費助成制度による公費負担制度がある（児童福祉法）。また療養支援として小児慢性特定疾病児童等自立支援事業も行われている。

新生児スクリーニング
（新生児聴覚検査）

「**新生児スクリーニング（新生児聴覚検査）**」は、出生後3日以内に自動調整脳幹反応装置（AABR）等による検査で先天性聴覚障害を早期発見し、早期療育支援に繋げることを目指している。実施主体は市町村である。

B型肝炎母子感染防止事業

「**B型肝炎母子感染防止事業**」は、B型肝炎ウイルスの保有者である妊婦（母）から子へのB型肝炎ウイルス感染を防止するための事業である。妊婦健康診査などの機会に妊婦全員のHBs抗原の検査が実施され、HBs抗原が陽性であったときは、生まれた児に対して、出生直後にHBグロブリンの投与、およびHBワクチンを出生直後、生後1か月、生後6か月の3回投与する。医療保険を用いて行われる。

g　健やか親子21（第二次）

健やか親子21

「**健やか親子21**」は、21世紀初頭の母子保健の課題への取り組みを定めたもので、2001年から2014年にわたる国民運動であり、健康日本21の一翼を担うものである。「健やか親子（第二次）」は、第一次をうけて、2015年から2024年の計画として、すべての子供が健やかに育つ社会を目標にしている（図7－8）。**3つの基盤課題**（A切れ目ない妊産婦・乳幼児への保健対策、B学童期・思春期から成人期に向けた保健対策、C子供の健やかな成長を見守り育む地域づくり）と**2つの重点課題**（①育てにくさを感じる親に寄り添う支援、②妊娠期からの児童虐待防止対策）より構成される。52の目標設定指標と、目標を設けない28の参考指標がある。中間評価（2019年）では、妊産婦のメ

3つの基盤課題

2つの重点課題

図7－8　健やか親子21（第2次）イメージ図（「健やか親子21」について 検討会報告書より）

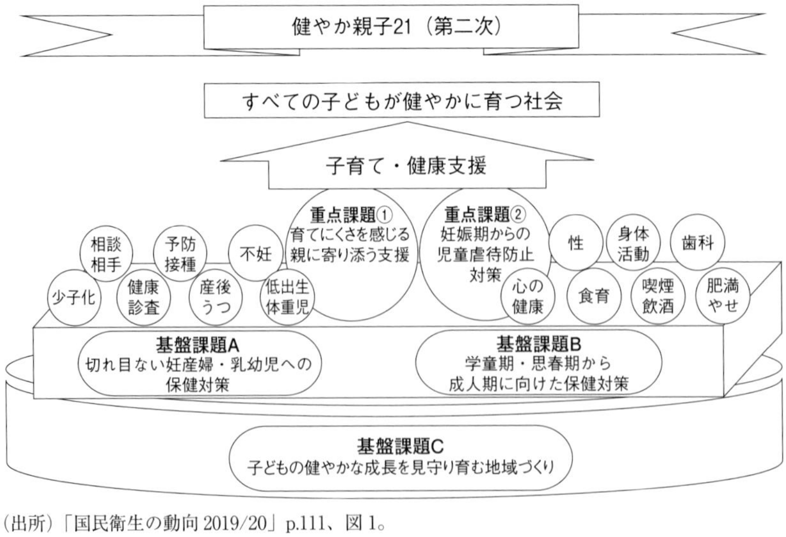

（出所）「国民衛生の動向2019/20」p.111、図1。

ンタルヘルスや10代の自殺、児童虐待による死亡数など課題が残されており、引き続き対策の必要性が指摘されている。

h 少子化対策：子ども・子育て支援新制度

1990年の合計特殊出生率が1.57と、1966年（ひのえうま）の1.58を下回ったのを契機に、少子化対策として1994年に今後10年間の総合的な計画として「エンゼルプラン」（1994～1999年度）が策定され、1999年には「新エンゼルプラン」（2000～2004年度）としてエンゼルプランの拡充がなされた。保育所の整備・充実、地域子育て支援センター整備とともに、母子保健医療体制の整備として国立成育医療センター（仮称）、周産期医療ネットワークの整備等が盛り込まれた。

2003年には、「**少子化社会対策基本法**」が成立し、それに基づいて2004年に「少子化社会対策大綱」が閣議決定され、「子ども・子育て応援プラン」（2005～2009年度）が策定された。若者の自立や仕事と家庭の両立支援（ワークライフバランス）などが重点施策とされた。また、小児救急医療体制の整備、児童虐待ネットワークの整備、地域の子育て支援の拠点づくりなどが盛り込まれた。2010年に、少子化社会対策大綱（第二次）として新たに「子ども・子育てビジョン」（2010～2014年度）が策定され、子どもと子育てを応援する社会へ向けた取り組みが進められた。

少子化社会対策基本法

2015年には、今後5年間（2020年まで）の「少子化社会対策大綱（第三次）」が策定（改定）された。重点課題として、①子育て施策の一層の充実（「子ども・子育て支援新制度」の円滑な実施、待機児童の解消など）、②若い年齢での結婚・出産の希望の実現、③多子世帯へ一層の配慮、④男女の働き方改革（ワークライフバランス、女性の活躍など）⑤地域の実情に即した取組強化（子育て世代包括支援センターの全国展開など）が推進された。

「**子ども・子育て支援新制度**」は、「子ども・子育て支援法」など子ども・子育て関連3法に基づく制度で、2015年度より開始された。市町村が、「子ども・子育て会議」を設置して、5年間の「子ども・子育て支援事業計画」を策定し実施する。保育の量や質の充実、地域子ども・子育て支援事業の充実、仕事・子育て両立支援事業（企業主導型保育事業など）などからなる。都道府県は、「（都道府県）子ども・子育て支援事業計画」を策定する。

子ども・子育て支援新制度

2020年には、希望出生率1.8を目指した**少子化社会対策大綱（第四次）**が策定された。子育て支援、結婚・妊娠・出産、働き方、地域・社会に関する数値目標を設定し環境整備を目指している。2023年4月には子どもの課題を専門に対応する**こども家庭庁**が創設された。

少子化社会対策大綱（第四次）

こども家庭庁

i 児童虐待防止対策

児童相談所での児童虐待相談件数は増加の一途をたどり、2022年度には21万9,170件と、これまでで最多となっている。心理的虐待の相談件数が12万9,484

（59.1％）と多く、次いで身体的虐待の5万1,679（23.6％）となっている。「健やか親子（第二次）」でも重点課題として、妊娠期からの児童虐待防止対策があげられている。2000年に**虐待防止法**が制定された。

虐待防止法

要保護児童対策地域協議会（子供を守る地域ネットワーク）

2004年の児童福祉法の改正により、市町村は「**要保護児童対策地域協議会（子供を守る地域ネットワーク）**」を設置することが法定化された（努力義務）。関係機関のネットワークとして、児童虐待の恐れのある児童・家庭について、関係機関で情報共有して支援策などを検討し対応することが目指されている。さらに、児童虐待防止対策としての育児支援施策として、2009年度から児童福祉法により、市町村が実施主体となり、乳児家庭全戸訪問事業（こんにちは赤ちゃん事業）および療養支援訪問事業が開始された。

乳児家庭全戸訪問事業（こんにちは赤ちゃん事業）

「**乳児家庭全戸訪問事業（こんにちは赤ちゃん事業）**」では、生後4か月までの乳児のいるすべての家庭を保健師、助産師、看護師などが訪問するとともに、育児不安の相談、子育て支援の情報提供等を行う。

養育支援訪問事業

「**養育支援訪問事業**」は、産後うつ病や育児ノイローゼ等で子育て不安や孤立感等が強い家庭や虐待リスクを抱えた家庭、妊娠期から支援の必要性を有する特定妊婦などに対して、保健師、助産師、看護師などが訪問援助をする事業である。乳児家庭全戸訪問事業や母子保健事業などで把握された困難家庭などが対象となる。

切れ目ない母子保健施策

母子健康包括支援センター（子育て世代包括支援センター）

さらに2016年の母子保健法の改正で、児童虐待の発生予防を兼ねて、市町村は、妊娠期から子育て期までの**切れ目ない母子保健施策**と子育て支援施策との一体的支援を提供する拠点として「**母子健康包括支援センター（子育て世代包括支援センター）**」の設置に努めるとされた（第22条）。2020年度末までの全国展開を目指すとされ達成している。必須業務の1つとして、保健医療福祉の関係機関との連携調整を行うことがある。センターには保健師1名以上を置くこととされている。

G　成人保健

a　生活習慣病の発症予防と重症化予防

生活習慣病

「**生活習慣病**」は今日よく見聞きする言葉であるが、わが国で最初に公的に使用されたのは、1996年の公衆衛生審議会意見具申「生活習慣病に着目した疾病対策の基本的方向性について」である。それまで、死因の上位を占めたがん、脳卒中、心臓病を**3大成人病**と呼び、40歳から健康診断を受けて早期発見・早期治療（二次予防）に努めることに重点が置かれていた。その後、これらの疾患と生活習慣との関係が明らかになり、生活習慣の改善により発症予防（一次予防）を目指す疾病概念として導入された言葉である。

3大成人病

代表的な生活習慣病には、食習慣や運動不足が関係するものとして、肥満、2型糖尿病、高血圧、脂質異常症などがある。生活習慣病のこれらの疾患は、動脈硬化を促進するリスク要因となり、脳卒中や心筋梗塞、糖尿病性腎症（人工透析）などを発症し、生活機能の低下・要介護状態になる要因ともなる。肥満（内臓肥満）、高血圧、高血糖、脂質異常が重積した病態は心筋梗塞や脳卒中等の発症に繋がりやすく**メタボリック・シンドローム（内臓肥満症候群）**と呼ばれている。他に、喫煙による肺がんやCOPD、飲酒によるアルコール性肝疾患、食道がんなどがある。WHO（世界保健機関）では、がん・糖尿病・循環器疾患・慢性呼吸器疾患（COPD）など、生活習慣の改善により予防可能な疾患として**NCDs（Noncommunicable diseases, 非感染性疾患）**の用語を用いている。わが国でも生活習慣病（NCDs）と表記されることがある。

メタボリック・シンドローム（内臓肥満症候群）

NCDs（Noncommunicable diseases, 非感染性疾患）

生活習慣病は、自覚症状に乏しく、病気の認識を持ちにくい。同じ生活習慣を持続すると、病気は徐々に進行し、脳卒中や心筋梗塞、糖尿病の悪化などを引き起こすことになる。そのため、生活習慣の改善による発症予防（一次予防）、健康診断を受けて潜在している疾病の早期発見・早期治療（二次予防）、さらに生活習慣病が顕在化した状態での疾病の悪化・合併症を防ぐ重症化予防（三次予防）に取り組むことが大切である。

健康的な生活習慣として**ブレスローの7つの健康習慣**が知られている。1. タバコは吸わない、2. 酒は飲まないか、適度でやめる、3. 適正な体重を保つ、4. 規則正しく運動をする、5. 毎日7～8時間の睡眠をとる、6. 朝食を毎日とる、7. 間食をしない、である。男性45歳での平均余命は、7つの健康習慣のうち0～3項目しか実施していない人は22年であったのに対し、7～8項目実施していた人では33年あり、寿命に11年（歳）の大きな差がみられ、女性では7年の差がみられた。

ブレスローの7つの健康習慣

b　特定健康診査・特定保健指導とその評価

生活習慣の改善（一次予防）を目指す生活習慣病の発症予防対策として、2000年度から21世紀における国民健康づくり運動（健康日本21）が開始され、2013年度からは健康日本21（第二次）が取り組まれている。評価項目の目標値を定め、その達成に取り組んでいる。2024年度からは**健康日本21（第三次）**が開始される予定である。

健康日本21(第三次)

生活習慣病に対する具体的取り組みとして**高齢者の医療の確保に関する法律（高齢者医療確保法）**に基づいて、2008年度から開始されたのがメタボリック・シンドローム（内臓肥満症候群）の早期発見・早期治療に着目し、生活習慣病の予防を目指す特定健康診査・特定保健指導である。実施主体は**医療保険者**（医療保険を運営する実施団体、市町村では国民健康保険）で、40～74歳の保険加入者全員に対して、メタボリック・シンドローム（内臓肥満症候群）の早期発見に着目して、血圧・血糖・脂質・腹囲測定などを含む**特定健康診査**（表7-10）を実施する。その結果により生活習慣病の発症リスクの保有程度に基づいて階層化して（表7-11）、保有リスクの多い対象者には「動機づけ支援」「積極的支援」として、医師や保健師、管理栄養士が**特定保健指導**を実施して、生活習慣病を予防することを目的としている。積極的支援では3～6か月の指導・支援を実施する。そして、生活習慣病、特に糖尿病の患者・予備群を25％減少させることを目指している。

高齢者の医療の確保に関する法律（高齢者医療確保法）

医療保険者

特定健康診査

特定保健指導

市町村では、国民健康保険加入者を対象とした特定健康診査・特定保健指導のほか

表 7－10　特定健康診査

必須項目
　質問票：服薬歴、喫煙歴等
　身体計測：身長、体重、BMI、腹囲
　血圧測定
　理学的検査（身体診察）
　検尿：尿糖、尿蛋白
　血液検査
　• 脂質検査：中性脂肪、HDL コレステロール、LDL コレステロール
　（中性脂肪≧ 400 mg/dL または食後採血の場合、LDL コレステロールの代わりに non-HDL コレステロールでも可）
　• 血糖検査：空腹時血糖または HbA1c
　（やむを得ない場合には、随時血糖）
　• 肝機能検査：GOT（AST）、GPT（ALT）、γGTP
詳細な健診項目（一定の基準の下、医師が必要と認めた場合に実施）
　心電図
　眼底検査
　貧血検査：赤血球数、血色素量（ヘモグロビン）、ヘマトクリット
　血清クレアチニン検査

表 7－11　保健指導対象者の選定と階層化

ステップ 1：内臓脂肪蓄積に着目してリスクを判定
　腹囲
　　男性≧ 85 cm、女性≧ 90 cm　→（1）
　　男性＜ 85 cm、女性＜ 90 cm　かつ BMI ≧ 25 kg/m²　→（2）

ステップ 2：
①血圧
　a　収縮期血圧≧ 130 mmHg
　または
　b　拡張期血圧≧ 85 mmHg
②脂質
　a　中性脂肪≧ 150 mg/dL
　または
　b　HDL コレステロール＜ 40 mg/dL
③血糖：
　a　空腹時血糖（やむを得ない場合は随時血糖）≧ 100 mg/dL
　または
　b　HbA1c（NGSP）≧ 5.6 %
④質問票
　喫煙歴あり（①～③のリスクが 1 つ以上の場合のみ計数）
⑤質問票
　①、②または③の治療に係る薬剤を服用している

ステップ 3：ステップ 1 と 2 から保健指導対象者を群分け
(1) の場合①～④のうち、追加リスクが
　2 以上　→　積極的支援レベル
　1　→　動機づけ支援レベル
　0　→　情報提供レベル
(2) の場合①～④のうち、追加リスクが
　3 以上　→　積極的支援レベル
　1 または 2　→　動機づけ支援レベル
　0　→　情報提供レベル

ステップ 4：
○服薬中の者については、医療保険者による特定保健指導の対象としない。
○前期高齢者（65 ～ 74 歳）については、積極的支援の対象となった場合でも動機づけ支援とする。

にも、健康増進法に基づいて、住民全員を対象に、**がん検診**（胃がん、肺がん、大腸がん、乳がん、子宮頸がん）、**歯周病検診**、**骨粗鬆検診**、**肝炎ウイルス検診**が実施されている（努力義務）。

がん検診
歯周病検診
骨粗鬆検診
肝炎ウイルス検診

c　高齢者の医療の確保に関する法律

高齢者の医療の確保に関する法律（高齢者医療確保法）（2018年）は、75歳以上の全員が加入する新たな**後期高齢者医療制度**の創設を定めた法律である。運営主体は、都道府県単位ですべての市町村が加入する後期高齢者医療広域連合である。前身の**老人保健法**（1982年）が改正されたものである。

後期高齢者医療制度
老人保健法

また、40～74歳の医療保険加入者（被保険者）を対象に生活習慣病の予防を目指した特定健康診査・特定保健指導の実施を医療保険者に義務づけている。さらに、75歳以上の高齢者には、本法により後期高齢者医療広域連合が実施主体となり**後期高齢者健康診査**が実施される（努力義務）。ここでは介護予防・フレイル予防と一体化した健康診査・保健指導が目指されている。

後期高齢者健康診査

H　高齢者保健・介護

a　高齢者保健と介護の概要

高齢者に対する保健・医療・福祉は、1963年の**老人福祉法**の制定に始まる。同法では、主に独居で貧困世帯など一部の限られた対象者に、老人福祉として、施設入所（特別養護老人ホーム）や訪問介護（ホームヘルプサービス）を措置（行政的に決定して提供）した。1980年代には高齢化率は10％を超え、要介護高齢者の増加、介護期間の増大など一般世帯でも介護ニーズが増大する一方で、核家族化の進行や介護する家族の高齢化により、家族の介護基盤の弱体化と介護負担の増大が進んだ。福祉制度では、サービス内容が選択できない、手続きに時間がかかるなど、従来の高齢者福祉の対応には限界が指摘された。他方、医療制度では、入院医療の必要がなくても長期入院を続ける社会的入院や、長期療養の場としての生活環境の問題があり、老人病院での寝たきり（寝かせきり）対応など、医療制度への依存が問題化した。この高齢化の進展に伴う介護負担の増大に対応するため、**ゴールドプラン**（高齢者保健福祉推進十か年戦略）（1990～1994年度）が実施され、続いて**新ゴールドプラン**（1995～1999年度）が実施された。そして、1997年に新たに高齢者の介護を社会で支えあう仕組みとして**介護保険法**が制定され、介護施策の中心は公的保険制度としての介護保険に移り、2000年から介護保険制度が開始された。国民生活基礎調査（2019年）によれば、介護が必要となった原因は、認知症（17.6％）、脳血管疾患（16.1％）、高齢による衰弱（12.8％）などと報告されている。こうした高齢に伴う要介護・虚弱（フレイル）状態を予防するための**介護予防**の取り組みが進められている。

老人福祉法
ゴールドプラン
新ゴールドプラン
介護保険法
介護予防

b　介護保険法

b－1　介護保険の仕組み

介護保険制度創設の目的

介護保険制度創設の目的は、①介護に対する社会的支援（介護の社会化）、②要介護者の自立支援（単に介護を要する高齢者の身の回りの世話をすることを超えて、高齢者の自立を支援することを理念とする）、③利用者本位とサービスの総合化（利用者の選択により、多様な主体から保健医療サービス、福祉サービスを総合的に受けられる制度）、④社会保険方式の導入（給付と負担の関係が明確な社会保険方式を採用）である。

介護保険制度の保険者

第１号被保険者

第２号被保険者

介護保険制度の保険者（実施主体）は市町村（特別区を含む）である。強制加入保険であり、被保険者は40歳以上の者である。財源の半分は保険料で、半分は税金（国・都道府県・市町村で分担）で賄われる。被保険者は、65歳以上の**第１号被保険者**と、40歳以上65歳未満の医療保険加入者である**第２号被保険者**に区分される（表7－12）。第１号被験者は、所得に応じて９段階に区分された所得段階別の保険料で、被保険者の負担能力に応じた設定となっている。第２号被保険者は加入する医療保険料に合わせて既定の介護保険料を支払う。

特定疾病

第１号被保険者（65歳以上）は、いずれの原因であっても要介護・要支援の状態になれば介護保険サービスの提供が行われる。第２号被保険者（40歳以上65歳未満）は、脳血管疾患など加齢に伴って生じる心身の変化に起因する疾病（**特定疾病**）に罹患して要介護・要支援の状態になった場合のみ、介護保険が適用される（表7－13）。

b－2　要介護認定

要介護認定

認定調査

65歳の誕生月になると全員を対象に居住する市町村からから第１号被保険者証が交付される。ただし、介護サービスの給付を受けるためには、本人または代理人が市町村に要介護認定の申請をおこない、**要介護認定**を受ける必要がある（図7－9）。市町村は被保険者からの申請を受けて、市町村職員または介護支援専門員による**認定調査**によって、身体機能・起居動作（麻痺、歩行、視力、聴力等）、生活機能（移動、嚥下、排便、外出の程度等）、認知機能（意思の伝達、徘徊等）、精神・行動障害（介護に抵抗、物や衣類を汚す等）、社会生活への適応（薬の内服、金銭管理、買い物、簡単な調理等）、

表7－12　介護保険制度における被保険者・受給権者等

	第１号被保険者	第２号被保険者
対象者	65歳以上の者	40歳以上65歳未満の医療保険加入者
受給権者	・要介護者（寝たきりや認知症で介護が必要な者） ・要支援者（要介護状態となるおそれがあり日常生活に支援が必要な者	左のうち、初老期における認知症、脳血管疾患などの老化に起因する疾病（特定疾病）によるもの
保険料負担	所得段階定別額保険料 （低所得者の負担軽減）	・健保：標準報酬×介護保険料率（事業主負担あり） ・国保：所得割、均等割等に按分（国庫負担あり）
賦課・徴収方法	年金額一定以上は年金からの支払い（特別徴収）、それ以外は普通徴収	医療保険者が医療保険料として徴収し、納付金として一括して納付

（出所）「国民衛生の動向 2023/24」p.232、表1。

表7－13　特定疾病

①	末期がん
②	関節リウマチ
③	筋萎縮性側索硬化症
④	後縦靱帯骨化症
⑤	骨折を伴う骨粗鬆症
⑥	初老期における認知症
⑦	進行性核上性麻痺、大脳皮質基底核変性症、パーキンソン（Parkinson）病
⑧	脊髄小脳変性症
⑨	脊柱管狭窄症
⑩	早老症
⑪	多系統萎縮症
⑫	糖尿病性神経障害、糖尿病性腎症、糖尿病性網膜症
⑬	脳血管疾患
⑭	閉塞性動脈硬化症
⑮	慢性閉塞性肺疾患
⑯	両側の膝関節又は股関節の著しい変形を伴う変形性関節症

図7－9　介護サービスの利用の手続き

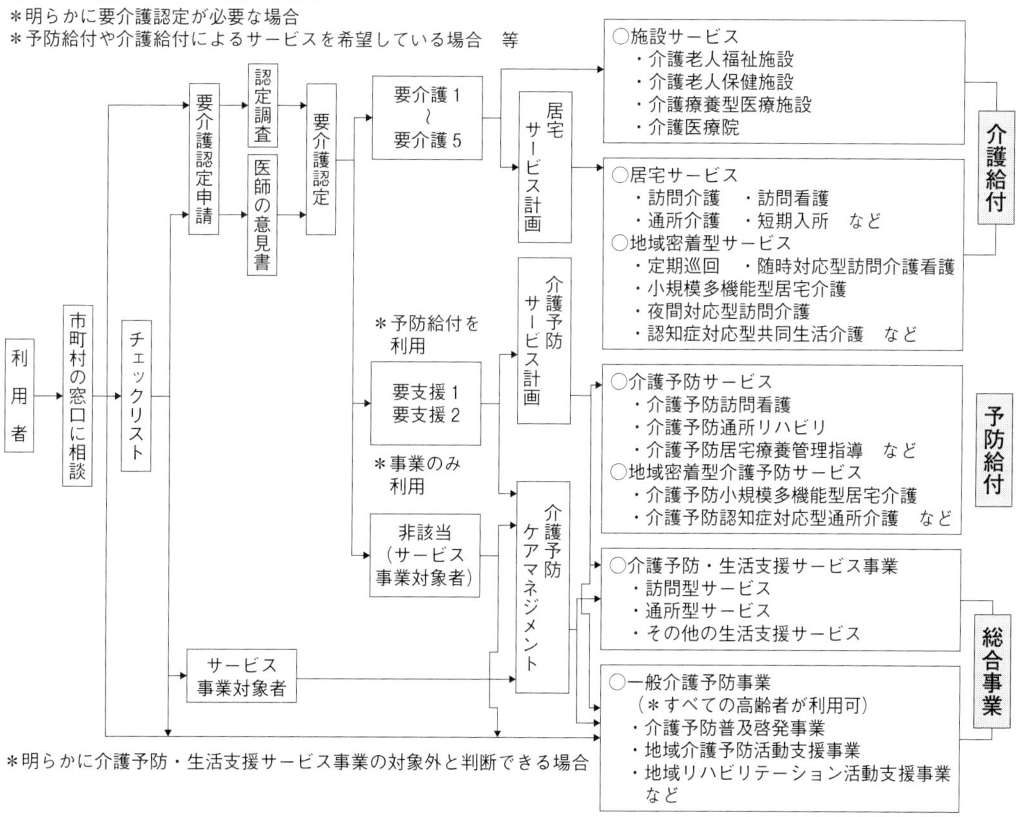

（出所）「国民衛生の動向 2023/24」p.234、図1。

過去14日間に受けた医療についての調査項目による基本調査とそれに関する特記事項を調査する。申請者（被保険者）は加えて**主治医意見書**を提出する。要介護認定では、まず認定調査の基本調査内容をもとに、主治医の意見（主治医意見書）を参照して、コンピュータ判定を行う（一次判定）。この結果に、認定調査の特記事項や主治医意見書を加えて、**介護認定審査会**で審査・判定（二次判定）が行われる。要介護度は要支援1･2から要介護1～5までの7段階に区分され、**要介護1～5**（要介護者）に対

主治医意見書

介護認定審査会

要介護1～5

要支援1･2
予防給付
非該当（自立）

しては介護給付（介護サービス）が、**要支援1･2**（要支援者）に対しては**予防給付**（介護予防サービス）が行われる。**非該当**（**自立**）の場合には、市町村が実施する介護予防・日常生活支援総合事業の対象となる。認定結果は申請から30日以内に本人に通知される。要介護認定の有効期間は原則6か月である（更新認定は原則12か月）。要介護認定の結果に不服の場合には、都道府県の介護保険審査会に不服申し立てができる。

c　要介護認定（介護給付）とケアマネジメント

要介護者

要介護認定により要介護1～5と認定された**要介護者**は、利用者の意思に基づいて、介護給付（介護サービス）を①居宅サービス、②地域密着型サービス、③施設サービスから選択する。居宅サービス、地域密着型サービスを選択する場合（在宅介護）は、介護サービス事業者などの調整を含め、居宅サービスと地域密着型サービスの中から利用するサービスの種類や内容を定めた居宅**サービス計画**（**ケアプラン**）を作成する。利用者本人でも作成可能であるが、居宅介護支援事業者に依頼して、介護支援専門員（ケアマネジャー）に作成してもらうことができる。この費用は介護保険から10割給付される。施設サービスを選択した場合（施設介護）は、施設入所すれば施設の介護支援専門員により施設サービス計画（ケアプラン）が作成される。要支援1･2の場合の予防給付（介護予防サービス）の場合は、地域包括支援センターにより介護予防サービス計画（介護予防ケアプラン）が作成される。サービス等の種類の概要は、図7－10に示したとおりである。

サービス計画
（ケアプラン）

介護支援専門員
（ケアマネジャー）

ケアマネジメント

介護支援専門員（**ケアマネジャー**）は、要介護者等からの相談に応じ、心身の状態などを把握（アセスメント）して、介護の必要性に合致した適切なサービスを考慮して居宅サービス計画などを作成し、サービス利用に向け事業者との連絡調整を行っている。このプロセスとシステムは**ケアマネジメント**と呼ばれる。介護支援専門員が大きな役割を担っている。

c－1　居宅介護サービス

訪問サービス
ホームヘルプサービス
通所サービス
（デイサービス）
短期入所
（ショートステイ）

要介護者（要介護1～5）対象の居宅（在宅）サービスには、**訪問サービス**（訪問介護（**ホームヘルプサービス**）、訪問入浴介護、訪問看護、訪問リハビリテーション、居宅療養管理指導）、**通所サービス**（**デイサービス**）（通所介護、通所リハビリテーション）、**短期入所**（**ショートステイ**）サービス（短期入所生活介護、短期入所療養介護）がある。

さらに福祉用具貸与や福祉用具購入、特定施設入居者生活介護がある。福祉用具貸与では、歩行器、歩行補助杖などがある。車いす、特殊寝台、床ずれ防止用具、移動用リフト等は、要介護2以上が対象となる。福祉用具購入では、入浴や排せつに用いる貸与になじまない福祉用具で、腰掛便座、入浴補助用具、簡易浴槽などがある。その他に居宅介護住宅改修があり、手すりの取り付け、段差解消、洋式便座への取り換えなどの小規模な住宅改修の際に居宅介護住宅改修費が支給される。

これらのサービスの利用者負担は、原則1割（一定以上所得者の場合は2割又は3割）である。要介護度に応じて保険給付の上限額が（区分支給限度基準額）が設定されて

図7-10　サービス等の種類

令和5(2023)年4月

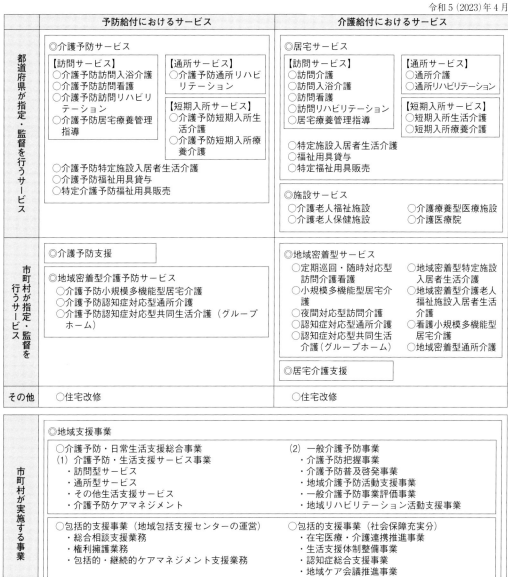

	予防給付におけるサービス	介護給付におけるサービス
都道府県が指定・監督を行うサービス	◎介護予防サービス 【訪問サービス】 ○介護予防訪問入浴介護 ○介護予防訪問看護 ○介護予防訪問リハビリテーション ○介護予防居宅療養管理指導 【通所サービス】 ○介護予防通所リハビリテーション 【短期入所サービス】 ○介護予防短期入所生活介護 ○介護予防短期入所療養介護 ○介護予防特定施設入居者生活介護 ○介護予防福祉用具貸与 ○特定介護予防福祉用具販売	◎居宅サービス 【訪問サービス】 ○訪問介護 ○訪問入浴介護 ○訪問看護 ○訪問リハビリテーション ○居宅療養管理指導 【通所サービス】 ○通所介護 ○通所リハビリテーション 【短期入所サービス】 ○短期入所生活介護 ○短期入所療養介護 ○特定施設入居者生活介護 ○福祉用具貸与 ○特定福祉用具販売 ◎施設サービス ○介護老人福祉施設 ○介護老人保健施設 ○介護療養型医療施設 ○介護医療院
市町村が指定・監督を行うサービス	◎介護予防支援 ◎地域密着型介護予防サービス ○介護予防小規模多機能型居宅介護 ○介護予防認知症対応型通所介護 ○介護予防認知症対応型共同生活介護（グループホーム）	◎地域密着型サービス ○定期巡回・随時対応型訪問介護看護 ○小規模多機能型居宅介護 ○夜間対応型訪問介護 ○認知症対応型通所介護 ○認知症対応型共同生活介護(グループホーム) ○地域密着型特定施設入居者生活介護 ○地域密着型介護老人福祉施設入居者生活介護 ○看護小規模多機能型居宅介護 ○地域密着型通所介護 ◎居宅介護支援
その他	○住宅改修	○住宅改修

市町村が実施する事業	◎地域支援事業 ○介護予防・日常生活支援総合事業 (1) 介護予防・生活支援サービス事業 ・訪問型サービス ・通所型サービス ・その他生活支援サービス ・介護予防ケアマネジメント (2) 一般介護予防事業 ・介護予防把握事業 ・介護予防普及啓発事業 ・地域介護予防活動支援事業 ・一般介護予防事業評価事業 ・地域リハビリテーション活動支援事業 ○包括的支援事業（地域包括支援センターの運営） ・総合相談支援業務 ・権利擁護業務 ・包括的・継続的ケアマネジメント支援業務 ○包括的支援事業（社会保障充実分） ・在宅医療・介護連携推進事業 ・生活支援体制整備事業 ・認知症総合支援事業 ・地域ケア会議推進事業 ○任意事業

(出所)「国民衛生の動向 2023/24」p.237、図3。

いる。1か月単位で要支援1（5,032単位）～要介護5（3万6,217単位）である（1単位約10円）。この限度を超えた場合は、限度額の7～9割が介護保険から支給され、限度額を超えた額は全額利用者の負担となる。福祉用具購入の限度額は10万円、居宅介護住宅改修費の限度額は20万円である。居宅介護サービス（および施設サービス）は、都道府県が指定・監督を行う。

c-2　地域密着型介護サービス

地域密着型サービス

地域密着型サービスには、定期巡回・随時対応型訪問介護（24時間対応訪問介護）、夜間対応型訪問介護、地域密着型通所介護、認知症対応型通所介護、小規模多機能型

居宅介護（訪問・通所・短期入所を組み合わせて提供）、認知症対応型共同生活介護（グループホーム：1ユニット5～9名で、1施設最大2ユニット（最大18名）。訪問看護も利用可）、地域密着型特定施設入居者生活介護、地域密着型介護老人福祉施設入居者生活介護（定員30人未満）、看護小規模多機能型居住介護（通所、短期入所、訪問（看護・介護）を一元的に管理する複合型サービス、1日24時間対応し、終末期も対応）がある。

地域密着型サービスは、認知症高齢者や一人暮らし高齢者の増加などを踏まえ、住み慣れた地域で要介護者を24時間体制で支え生活が継続できるように、2006年の介護保険法改正で創設された。市町村が指定・監督を行い、原則として当該市町村に居住する被保険者のみが利用可能である。地域密着型サービスは、居宅介護サービスと同様の扱いであり、サービスの利用者負担は、原則1割（一定以上所得者の場合は2割又は3割）である。グループホームの利用では、食費、水道光熱費、賃料、管理費等は自己負担となる。

c－3　施設介護サービス（介護施設、老人保健施設）

施設介護サービス

介護保険制度で**施設介護サービス**の対象となる介護保険施設は、介護老人福祉施設（特別養護老人ホーム）、介護老人保健施設、介護医療院、指定介護療養型医療施設（療養病棟、老人性認知症疾患療養病棟）の4施設である。要介護者のみが利用できる。

介護老人福祉施設
特別養護老人ホーム

介護老人福祉施設は、老人福祉法に規定する**特別養護老人ホーム**で、常時介護を要し、居宅では生活困難な要介護者（要介護3以上）に対し、日常生活の世話や療養上の世話（介護）を提供する。終身まで入居可能。個室で10人程度を1つのユニットとして少人数の介護。医師の配置は必須ではない。

介護老人保健施設
（老健）
在宅復帰

介護老人保健施設（老健）は、病状が安定し入院医療は必要ないが、看護、介護、リハビリ等を提供し、慢性期医療と機能訓練によって**在宅復帰**を目指す施設である。要介護1以上の要介護者で、入所して3～6か月程度で退去することが前提。常勤医師1名が配置され、リハビリ専門員（理学療法士や作業療法士）も配置。

介護医療院

介護医療院は、医療の必要な要介護高齢者の長期療養・生活施設として、2024年廃止予定の介護療養型医療施設（療養病床）の代わりに、2019年に創設された。長期療養のための医療と日常生活上の世話（介護）を提供し、介護・機能訓練その他の医療並びに日常生活上の世話を行う。要介護1以上の要介護者が利用可。常勤医師3～1名配置。

施設介護サービスの利用者負担は、施設サービスごとの基準額の1割である。それに加えて、居住費（水道光熱費・部屋代）と食費（食材費・調理費）、日常生活費を全額負担する。施設サービスは、都道府県が指定・監督を行う。

d　介護予防

地域包括支援センター
介護予防サービス計画（介護予防ケアプラン）

要支援者（要支援1･2）には、予防給付（介護予防サービス）が提供される。要支援（要支援1･2）の場合は、**地域包括支援センター**により**介護予防サービス計画（介護予防ケアプラン）**が作成され、要支援・要介護状態になることを予防する介護予防マネジメントの視点から、サービスが提供される。図7－10のように、介護給付の居宅サービスと同様の内容であるが、介護予防訪問介護と介護予防通所介護は、市町村での介護予防・日常生活総合事業に移行している。地域密着型介護予防サービスも、介護予防型小規模多機能型居宅介護、介護予防認知症対応型通所介護、介護予防認知症対応型共同生活介護（グループホーム）が提供されている。居宅サービスは都道府県が指定・監督を行い、地域密着型サービスは市町村が指定・監督を行う点は、介護給付と同じである。

e　地域包括支援センター

地域包括支援センター
3職種

地域包括支援センターは、介護保険法により創設され、市町村（直営または委託）が設置主体となり、保健師、社会福祉士、主任介護支援専門員の**3職種**を配置し、「地域住民の心身の健康の保持及び生活の安定のために必要な援助を行うことにより、その保健医療の向上及び福祉の増進を包括的に支援することを目的とする施設（介護保険法第115条の46）」である。市町村事業の**地域支援事業**を行う機関であり、地域包括ケアを実現する中核的な機関とされる。地域支援事業は、要支援・要介護になる前から介護予防を推進し、地域における包括的・継続的なマネジメント機能を強化する観点から、市町村において実施されている様々な事業をさす。

地域支援事業

地域包括支援センターの運営にかかわり以下の4業務がある。1. 介護予防ケアマネジメント（要支援・要介護状態になる可能性のある虚弱高齢者に対する介護予防ケアプランの作成など、別に介護予防支援として要支援者に対するケアプラン作成）、2. 総合相談事業（住民の各種相談を幅広く受け入れて、制度横断的な支援を実施）、3. 権利擁護業務（高齢者虐待の防止、成年後見人制度の活用促進）、4. 包括的・継続的ケアマネジメント支援業務（地域の介護支援専門員のネットワークづくり、支援困難事例に関する指導・助言、地域ケア会議を通じた支援など）である。さらに社会保障充実分の事業として、①認知症施策の推進、②在宅医療・介護連携の推進、③地域ケア会議の実施、④生活支援コーディネーターなどの配置の実施をしている。

f　地域包括ケアシステム

地域包括システム

団塊の世代が75歳以上の後期高齢者となる2025年を目途に、**地域包括システム**の構築が推進されている。これは、高齢者の尊厳の保持と自立生活の支援を目的として、可能な限り住み慣れた地域で、自分らしい暮らしを人生の最後まで続けることができるよう、①医療、②介護、③介護予防、④住まい、⑤日常生活の支援を一体的に提供できるような地域での体制をいう（図7－11）。居住高齢者のニーズに応じて、医療や介護のみならず、福祉サービスを含めた様々な生活支援サービスが日常生活の場で適切に提供される地域での体制となる。

地域包括ケアシステムは、介護保険の保険者である市町村や都道府県が、おおむね30分以内に必要なサービスが提供される日常生活圏域（中学校区）を単位として、地

図 7－11　地域包括ケアシステム

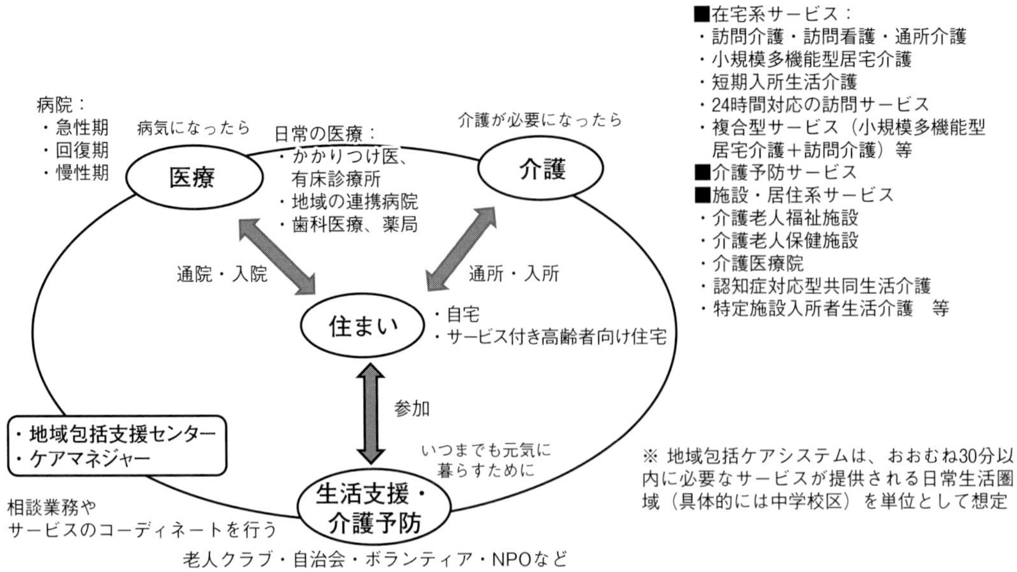

（出所）「国民衛生の動向 2023/24」p.237、図 4 をもとに作成。

域の自主性や主体性に基づき、地域の特性に応じて構築することが目指されている。最近では特に医療と介護の関係機関の連携による包括的かつ継続的な在宅医療と介護を一体的に提供できる体制を目指す取り組みが進められている。

I　産業保健

産業保健は、職場で働く労働者の職業性疾病の予防、労働者の健康の保持増進、および安全で快適な職場環境の形成を目的としている。ILO/WHO（国際労働機関／世界保健機関）の合同委員会（1995 年）では、**産業保健の目的**を「すべての職業における労働者の身体的、精神的及び社会的健康を最高度に維持、増進させること、労働者のうちで労働条件に起因する健康からの逸脱を予防すること、雇用中の労働者を健康に不利な条件に起因する危険から保護すること、労働者の生理学的、心理学的能力に適合する職業環境に労働者を配置すること」としている。

産業保健の目的

労働衛生行政は、厚生労働省（労働基準局）が主管し、都道府県労働局、労働基準監督署をとおして行われている。関連する法律として、労働基準法、労働安全衛生法、労働者災害補償保険法等がある。

a　労働と健康

働く人々は１日８時間近くを何年も職場で過ごすので、労働内容や職場環境等の労働条件がその人の健康にも大きな影響を与えることになる。作業環境、作業条件、個人要因などが絡み合って、労災事故（労働災害）や職業性疾病（業務上疾病）の発生に繋がることになる。職業性疾病は、物理的、化学的な作業環境に起因するものと、作業方法などの作業条件によるものに大別される。一般疾病においても、作業要因が発症、憎悪に関連していると考えられる疾患は、作業関連疾病（Work-Related Diseases）とされた（WHO 1976年）。

明治大正期には、紡績業で長時間の昼夜交代制の厳しい労働条件の中で女工の結核が社会問題化した。戦後の高度経済成長期の1960年代、70年代には、じん肺、有機溶剤中毒、鉛中毒、振動障害などの職業性疾病の発生や、労働災害による死亡者数が毎年6,000人を超えるなど、労働安全衛生が大きな問題であった。1972年に職場の労働安全衛生を目的とした労働安全衛生法が制定された。近年では、有害作業因子による特有の職業性疾病は減っているが、情報化社会の進展により、精神作業密度は増大し、長時間労働による過重労働、職場ストレスの増加、深夜業務の増加など労働形態の変化は著しく、過労死やメンタルヘルス不調の増加など、過重労働対策やメンタルヘルス対策の重要性が増している。

b　労働安全衛生法と労働安全衛生管理体制、産業保健従事者

労働安全衛生法

「**労働安全衛生法**」（1972年制定）は、労働災害の防止のための危害防止基準の確立、責任体制の明確化及び自主的活動の促進の措置を講ずる等その防止に関する総合的計画的な対策を推進することにより職場における労働者の安全と健康を確保するとともに、快適な職場環境の形成を促進することを目的とする（第1条）。同法では、職場の安全衛生を進めるために、労働安全衛生管理体制の整備を図り（第10～19条）、健康の保持増進のための措置として、作業環境管理、作業管理、健康管理の3管理が義務づけられている（第64～71条）。

労働安全衛生管理体制

労働安全衛生管理体制の整備として、常時50人以上の労働者を使用する事業場では、以下のような安全衛生管理スタッフを選任し、安全・衛生委員会を設置しなければならない。

総括安全衛生管理者

1. 「**総括安全衛生管理者**」：事業所において安全管理者や衛生管理者などを指揮して、事業所の安全衛生の業務を総括管理する。事業所での労働安全衛生の責任者であり、工場長や事業所長が就任する。労働者数が1,000人以上など一定規模以上の事業所に設けられる。

安全管理者

2. 「**安全管理者**」：常時労働者数が50人以上の事業所で選任され、安全（災害防止）に関する技術的事項の管理を行う。該当する危険がない職場では専任は必要ない。

衛生管理者

3. 「**衛生管理者**」：常時労働者数が50人以上の全ての事業所で選任され、衛生（疾病予防）に関する技術的事項の管理を行う。週1回以上の職場巡視を行う。医師、歯科医師、衛生管理者の国家試験免許を有する者である必要がある。保健師は申請のみで第一種衛生管理者の資格取得が可能である。

産業医

4. 「**産業医**」：常時労働者数が50人以上の全ての事業所で選任され、健康診断・健康管理、衛生教育、健康障害の原因調査、再発防止、月1回以上の職場巡視、衛生委員会への出席などが義務づけられている。職場巡視では、作業方法ま

たは衛生状態に有害のおそれがあるときは、直ちに必要な措置を講じなければならない。労働者が常時 1,000 人以上の事業所、特定の有害業務従事労働者が 500 人以上の事業所では、専属の産業医を置かなければならない。

安全衛生委員会

5.「**安全衛生委員会**」: 常時労働者が 50 人以上の事業所では、安全衛生委員会(又は安全委員会及び衛生委員会)を月 1 回以上開催しなければならない。委員は、総括安全衛生管理者(または準ずる者)、安全管理者、衛生管理者、産業医などとなるが、議長以外の委員のうち半数は労働者代表から選ばれる。労働者の危険や健康障害の防止、作業環境測定および健康診断の結果と対策等について調査審議し、事業主に意見を述べる。過重労働対策やメンタルヘルス対策も議題となる。委員会記録は 3 年間保存されなければならない。

常時労働者数が 10 ～ 50 人未満の事業所では、総括安全衛生管理者、安全管理者や衛生管理者、産業医の選任、安全衛生院会の設置の義務はないが、「安全衛生推進者」または「衛生推進者」が選任され、安全衛生に係わる業務を担当する。

職場内に危険有害業務(高圧屋内作業、ボイラー、放射線、特定化学物質を扱う業務等)が存在する場合には、一定の技能を有する者が「作業主任者」に選任されて、労働災害防止の指揮者の任に当たる。

そのほか、産業保健師は、保健指導など職場の健康管理や健康支援活動、メンタルケアなどに携わっている。安全衛生委員会への参加を求められることも多い。また、「心身両面にわたる健康保持増進措置(THP : Total Health promotion Plan)」にかかわって、運動指導担当者、心理相談担当者、産業栄養指導担当者などが配置されることもある。

50 人未満の小規模事業所の産業保健サービスを支援する組織として、「地域産業保健センター」がある。また、産業医、産業看護職、衛生管理者等の産業保健関係者を支援する組織として「(都道府県)産業保健総合支援センター(さんぽセンター)」がある。

c 労働安全衛生対策；作業環境管理、作業管理、健康管理

3 管理

労働安全衛生管理の基本は、①作業環境管理、②作業管理、③健康管理の **3 管理**とされる。加えて衛生教育の重要性も指摘されている(図 7－12)。職場の労働安全衛生管理の責任は事業主にあり、安全衛生管理が十分でなく健康障害事例が発生した場合には、「使用者は、労働契約に伴い、労働者がその生命、身体等の安全を確保しつつ労働することができるよう、必要な配慮をするものとする」労働契約法(第 5 条)の安全配慮義務違反が問題になる。

労働安全衛生マネジメントシステム(OSHMS)

近年、事後対策ではなく、事前に潜在するリスクを調査して予防的対策を実施する「**労働安全衛生マネジメントシステム**(OSHMS : Occupational Safety and Health Management System)」の導入が国際的に推奨されている。危険性又は有害性の調査(リスクアセスメント)を実施し、その結果に基づく対策を継続的に実施することで、事業所の安全衛生水準の向上を図ることを目的としている。国際的にも、ILO-OSH2001

図7－12　労働安全衛生管理の対策と予防措置の関連

<table>
<tr><th colspan="2"></th><th>使用から影響までの経路</th><th>管理の内容</th><th>管理の目的</th><th colspan="2">指標</th><th>判断基準</th></tr>
<tr><td rowspan="5">労働衛生管理</td><td rowspan="3">作業環境管理</td><td>有害物使用量
↓
発生量</td><td>代替
使用形態、条件
生産工程の変更
設備、装置の負荷</td><td>発生の抑制</td><td colspan="2" rowspan="3">環境気中濃度</td><td rowspan="3">管理濃度</td></tr>
<tr><td>↓</td><td>遠隔操作、自動化、密閉</td><td>隔離</td></tr>
<tr><td>気中濃度
↓</td><td>局所排気
全体換気
建物の構造</td><td>除去</td></tr>
<tr><td>作業管理</td><td>ばく露濃度
体内侵入量
↓
反応の程度</td><td>作業場所
作業方法
作業姿勢
ばく露時間
呼吸保護具
教育</td><td>侵入の抑制</td><td rowspan="2">生物学的指標</td><td>ばく露濃度</td><td>ばく露限界</td></tr>
<tr><td>健康管理</td><td>↓
健康影響</td><td>生活指導
休養
治療
適正配置</td><td>障害の予防</td><td>健康診断結果</td><td>生物学的ばく露指標（BEI）</td></tr>
</table>

（出所）「国民衛生の動向 2019/20」p.328、図1。

や ISO45001 が策定されている。

c－1　作業環境管理

作業環境管理は、作業環境中の種々の有害環境要因を除去し、適正な作業環境を確保することを目的としている。粉じん、放射線業務、特定化学物質・有機溶剤・鉛取扱その他の有害環境事業所では、6か月に1回や年1回など定期的に作業環境を測定することが義務づけられている。

作業環境管理

測定は、作業環境測定法に従って、作業環境測定士によって行われる。測定結果は作業環境評価基準による評価を行って、作業環境管理区分（第1管理区分（改善の必要なし）、第2管理区分（改善を要する）、第3管理区分（直ちに改善を要する））を判定し、それに応じた改善を図る。対策としては、発生源の代替や密閉、排気装置の設置等をして、発生の抑制・隔離・除去を図る。

c－2　作業管理

作業管理とは、健康障害の予防の観点から、作業手順や作業方法など作業自体を管理することで、健康への影響を減少させることである。作業場所、作業姿勢、作業時間、暴露時間などを改善することや、有害物質暴露に対して各種保護具の使用による個人防御対策により影響を少なくしたりする。

作業管理

c－3　健康管理

健康管理は、労働者の健康状態を継続的に把握し、労働者個人の健康管理をすると

健康管理

ともに、作業環境や作業による健康影響因子の早期発見に努め、職場での職業性疾病の予防、衛生管理の改善・向上を図ることである。職場で行われる健康診断には、一般健康診断と特殊健康診断がある。

一般健康診断

一般健康診断には、①雇い入れ時の健康診断、②定期健康診断、③特定業務従事者の健康診断（深夜業、抗内労働等）、④海外派遣労働者の健康診断、⑤結核健康診断、⑥給食従事者の検便、⑦自発的健康診断がある。定期健康診断は、常時雇用の全労働者対象に年１回の実施が、労働安全衛生法により義務づけられている。健診結果の有所見率は年々増加し、2021 年には 58.7 ％と過半数を超えていた。血中脂質が 33.0 ％と最も多く、次いで血圧 17.8 ％、肝機能検査 16.6 ％であった。

特殊健康診断

特殊健康診断は、有害業務に従事している労働者を対象に、有害業務に応じた特定の検査項目からなる健康診断である。法令に基づいて義務づけられている業務には、①粉じん作業（じん肺法）、②高圧室内・潜水業務（高気圧作業安全衛生規則）、③放射線業務（電離放射線防止規則）、④鉛業務（鉛中毒予防規則）、⑤四アルキル鉛業務（四アルキル鉛中毒予防規則）、⑥有機溶剤業務（有機溶剤中毒予防規則）、⑦特定化学物質取扱業務（特定化学物質等障害防止規則）、⑧塩酸・硝酸など歯・支持組織に有害業務（労働安全衛生規則）がある。その他にも、紫外線・赤外線、強烈な騒音、振動工具、重量物、VDT 作業等、厚生労働省の通達よる特殊健康診断がある。

健康診断結果は、労働者に通知し、必要なら保健指導を行なう。さらに健診結果に応じて、労働者の適性配置や、就業制限・要休業などの就業区分（就業上の判定）の事後処置を講じる。また、必要に応じて作業環境改善や作業改善など改善対策を実施する。

健康管理手帳

発がん物質取扱作業や粉じん作業など影響が長期に及ぶ可能性がある作業者には、離職時に**健康管理手帳**が申請により交付され、離職後も定期的な健康診断が受診できることになっている。

トータル・ヘルスプロモーション・プラン（THP）

高齢労働者の増加、生活習慣病労働者の増加、ストレスを訴える労働者の増大等の状況の中で、職場における健康増進対策として「心身両面にわたる健康保持増進措置（トータル・ヘルスプロモーション・プラン：THP）」が 1988 年の労働安全衛生法の改定により推進されている。THP では、産業医による健康測定が実施され、その結果（健康評価）に基づいた産業医の指示によって、①運動指導（運動指導担当者と運動実践担当者）、②保健指導（産業保健指導担当者）、③メンタルヘルスケア（心理相談担当者）、④栄養指導（産業栄養指導担当者）が行われる。

d　職業と健康障害

職業病（業務上疾病）

職場の有害な作業条件や作業環境などが原因となり発生する特有の疾病を**職業病（業務上疾病）**という。労働基準法施行規則別表第１の２に、① 業務上の負傷によるもの、② 物理的因子によるもの、③ 作業態様に起因するもの、④ 化学物質等によるもの、⑤ 粉じんによるもの、⑥ 細菌など病原体によるもの、⑦ がん原性物質によるもの、⑧ 長時間の業務によるもの、⑨ 心理的に過度の負担を与える事象を伴う業務によるもの、⑩ 厚生労働大臣の指定する疾病、⑪ その他、労災認定の対象となる職業病リストが示されている。有害な作業環境因子とそれに起因する職業病および職業がんを表7－14、15にまとめた。

一般疾病についても、1976年第29回WHO総会は、一般疾病の発症、憎悪に作業要因（作業態様、作業環境、作業条件等）が関与している作業関連性を考慮した**作業関連疾病**（Work-Related Diseases）の概念を提唱した。1985年WHO専門委員会報告書では、その具体例として、高血圧症、心疾患（虚血性心疾患等）、慢性非特異性呼吸器疾患（慢性気管支炎、肺気腫、気管支喘息等）、筋骨格系疾患（腰痛症、頚肩腕症候群等）、胃・十二指腸潰瘍等が挙げられている。

作業関連疾病（Work-Related Diseases）

現代の産業疲労は、職場ストレスによるメンタル疲労を伴うものが多い。この職場ストレスの評価について、カラセックの「デマンド－コントロール－サポートモデル」が有名である。心理的な仕事の要求度（job demand）と仕事の裁量の自由度（control）の関係を主にしながら、職場内や家族友人からの社会的支援（support）を考慮するものである。仕事の要求度が高く、かつ仕事の自由度は低い場合に「高緊張」とされ、さらに社会的支援が低いと「高緊張・孤立」群とされ、最も職場ストレスが強く、健康障害発生の危険性が高いことになる。近年、職場内での人間関係、パワーハラスメントのメンタルヘルスへの影響が大きいことが示され、職場での心理的安全性（誰もが自由に自分の意見を述べられる（述べても罰せられることがない）環境）の重要性が言われている。メンタル疲労、精神緊張の緩和・回復では、十分な睡眠時間の確保が重視されている。

e　労働災害

労働災害とは、「労働者の就業に係る建設物、設備、原材料、ガス、蒸気、粉じん等により、又は作業行動その他業務に起因して、労働者が負傷し、疾病にかかり、又は死亡することをいう。」（労働安全衛生法第2条）。一方、労働基準法第75条は、「労働者が業務上負傷し、又は疾病にかかった場合」を業務上疾病と規定し、事業主の災害補償責任を明確にしている。通勤途上の災害も対象となる。

労働災害

労働者が業務上疾病（災害）になった場合には、**労働者災害補償保険法（労災保険法）**により、療養補償給付（入院通院その他の療養費の給付）、休業補償給付（基礎日額の60％相当額の支給）、障害補償給付（一時金又は年金の支給）、遺族補償給付（死亡者遺族への年金又は一時金の支給）などがなされる。業務上疾病の判定は、労働基準監督所長によって行われる。労災保険は、労働者を使用する（1人でも）すべての事業所に強制適用され、企業が保険加入者となり保険料を全額負担する。

労働者災害補償保険法（労災保険法）

労働災害による死亡者数は、1961年の6,719人をピークに減少傾向にあり、2022年には774人と減少傾向であった。休業4日以上の死傷者数は13万2,355人（2022年）であり、最近は増加傾向となっている。建設業や製造業、陸上貨物運送事業で多い。

業務上疾病の発生は、1970年には3万人以上あり、その後減少していたが、2021年は2万8,071人と急増した。病原体による疾病（新型コロナウイルスり患を含む）が

表7－14　主な職業病

原　因	発生職場	発生病名・障害など
高　温	溶鉱炉前作業、ガラス溶融工場、高温で多湿、気流が弱く、輻射熱が強い職場で起きやすい	熱中症（Ⅰ度:熱失神、熱けいれん、Ⅱ度:熱疲労、Ⅲ度（重症）：熱射病）
低　温	冷凍庫、冷蔵庫	凍傷、凍死
高　圧	潜水作業、橋脚工事等での圧気潜函作業、圧気シールド作業	減圧症（潜水病、ケイソン病）：筋肉関節痛（ベンズ）、呼吸困難（チョークス）
騒　音	板金、研磨作業、鋲打ち作業、騒音工具使用	騒音性難聴：聴力低下は 4 kHz の高音部から起きやすく C^5dip と言われる
振　動	削岩機使用のトンネル・土木工事、チェンソー使用の林業	手指レイノー現象（白ろう病）、手指末梢神経障害、肘関節障害
赤外線	ガラス、炉前作業、電気溶接	皮膚火傷、白内障、熱中症
紫外線	電気溶接作業、雪上作業、殺菌灯下作業	角膜炎、結膜炎（電気性眼炎、雪眼炎）、色素沈着、皮膚がん、白内障
電離放射線	X 線を扱う医療従事者、原子炉関係者	造血機能障害（貧血、白血球減少、出血）、悪心・嘔吐、脱毛、白内障、白血病
粉じん	トンネル工事、採石、金属鉱山、窯業、鋳物業	じん肺（けい肺）、石綿肺（アスベスト肺、中皮腫）、続発性気管支炎、肺がん
酸素欠乏	地下作業、野菜貯蔵庫、船倉	呼吸困難、意識消失、中枢神経障害
一酸化炭素	鉱山坑内作業、消防作業	呼吸困難、記憶力減退、CO-Hb 増加
鉛	蓄電池、陶磁器絵付け	貧血、腹部疝痛、橈骨（とうこつ）神経麻痺
四アルキル鉛	有鉛ガソリン作業	精神神経症状（興奮、幻覚、精神錯乱）
無機水銀	電池製造、水銀精錬所	振戦、多発神経炎、水銀過敏症
クロム	メッキ作業、精錬業、顔料製造	皮膚潰瘍、鼻中隔穿孔、肺がん
マンガン	電池製造、精錬業、合金製造	パーキンソニズム、仮面様顔貌、肺炎
ヒ素	亜ヒ酸製造、農薬、鉱山	皮膚色素沈着、黒皮症、神経炎、肺がん、ボーエン病（皮膚悪性腫瘍）
カドニウム	電池製造、亜鉛精錬、合金製造	腎障害（尿中β_2-ミクログロブリン）*、肺水腫
金属ヒューム	酸化金属（酸化亜鉛）粉塵吸入	作業終了後に発熱（金属熱）、悪寒戦慄、関節痛、1 日程度で自然解熱
有機リン	農薬、殺虫剤	副交感神経刺激症状（縮瞳、流涎、下痢）呼吸筋麻痺、コリンエステラーゼ活性低下
フッ化水素	フッ化物製造、歯科医	腐食性強く、皮膚潰瘍や呼吸困難。慢性影響では歯状班、骨硬化症
塩化ビニル	塩化ビニル製造	強皮症、指端骨溶解、肝血管肉腫
トリレンジイソシアネート（TDI）	ウレタンフォーム製造	喘息様発作
ベンゼン	塗装、印刷、接着作業	再生不良性貧血、白血病
トルエン	塗装、塗料、接着剤	脳萎縮、脳波異常、中枢神経抑制、頭痛、めまい
ノルマルヘキサン	接着剤、機械洗浄	多発性神経炎
トリクロロエチレン	ドライクリーニング、脱脂洗浄	肝障害、腎障害
メタノール	洗浄、溶媒剤	メチルアルコール、視神経障害、失明、（飲む酒はエタノール）
VDT **作業	VDT 職場	頸肩腕障害、ドライアイ、眼疲労、一連続作業時間 60 分以下で 10 分間休止挿入
重量物取扱い	重量物取扱い作業	腰痛症
長時間業務	自動車運転従事者、法人・団体管理職員、建築・土木・測量技術員	脳出血、くも膜下出血、脳梗塞、高血圧性脳症、心筋梗塞、狭心症、心停止、解離性大動脈瘤
過度な心理的負担	社会福祉・介護・医療業、道路貨物運送業、飲食店	精神障害、うつ病

* β_2-ミクログロブリン（β_2-microglobulin）：腎尿細管の障害によって尿中に増加する低分子球状蛋白質
** VDT（visual display terminal）：コンピューターなどの視覚的な端末表示装置。

表7－15　主な職業がん

発症部位	原因物質
肺がん	石綿（アスベスト）、クロム、ニッケル、タール類、ヒ素、ビス（クロルメチル）エーテル、ベンゾトリクロリド、電離放射線、コークス、イペリット（マスタードガス）
膀胱がん	芳香族アミン（ベンジジン、β－ナフチルアミン、4－アミノジフェニル、4－ニトロジフェニル、オーラミン、マゼンダ）
皮膚がん	タール類、電離放射線、紫外線、ヒ素、パラフィン、アスファルト、鉱物油
白血病	ベンゼン、電離放射線
肝血管肉腫	塩化ビニル・モノマー
中皮腫	石綿（アスベスト）

図7－13　労働災害による死傷者数の推移（死亡災害と休業4日以上）

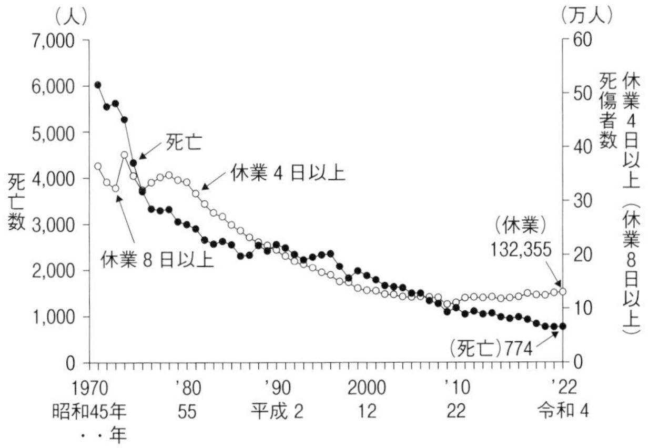

（資料）厚生労働省『労働災害発生状況』。
（注）令和2年以降は新型コロナウイルス感染症へのり患による労働災害を除いたもの。
（出所）「国民衛生の動向 2023/24」p.322、図5。

図7－14　脳・心臓疾患、精神障害の労災認定数の推移

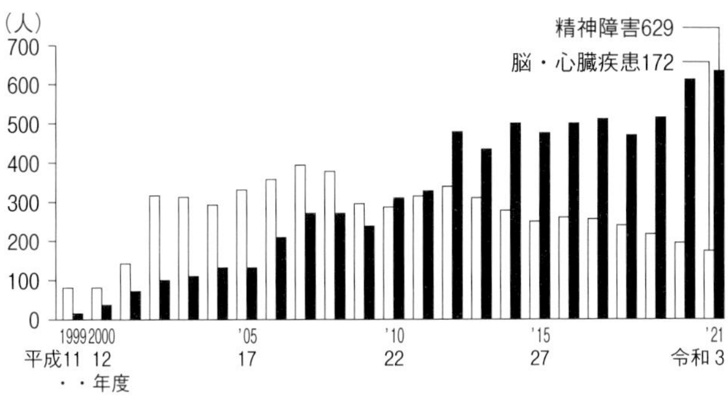

（資料）厚生労働省「過労死等の労災補償状況」。
（出所）「国民衛生の動向 2023/24」p.322、図9。

増加し、全体の69.4％を占めたためである。その他、負傷に起因する疾病が24.0％を占め、うち災害性腰痛が全体の20.8％を占めている。職業がんは954件あり、石綿による肺がん・中皮腫が927件（97％）と大部分を占めた。

過労に関係する「脳・心臓疾患」の労災認定件数は2021年には172人で減少傾向になっている。認定件数は、自動車運転従事者で多い。一方、「精神障害」の認定件数は増加傾向にあり、2021年には629人で、脳・心臓疾患より多くなっている。認定件数は、社会保険・社会福祉・介護業、医療業、道路貨物送業で多い。

f　メンタルヘルス対策、過労死対策

長時間労働や過密労働による身体的負荷、精神的負荷、さらに不規則な勤務などの勤務形態、作業環境の変化などの過重負荷により、心血管病変が憎悪して脳疾患（脳出血、くも膜下出血、脳梗塞、高血圧性脳症）や心疾患（心筋梗塞、狭心症、心停止、解離性大動脈瘤）の発症・突然死を引き起こす。1980年代に「過労死」と呼ばれ問題になった。1998年から自殺者が3万人を超え、職場でのうつ病などメンタルヘルスの課題が増大した。

職場のメンタルヘルス対策

2000年に労働安全衛生法（第70条）に基づき「事業場における労働者の心の健康づくりのための指針」が策定され、**職場のメンタルヘルス対策**が推進されている。指針では、心の健康づくり計画の作成実施では、「セルフケア」、「ラインによるケア」、「事業場内産業保健スタッフ等によるケア」「事業場外資源によるケア」の4つのケアの推進と、職場環境等の改善、メンタルヘルス不調への対応、職場復帰のための支援等が求められている。

過労死の認定基準

2001年には脳・心臓疾患による**過労死の認定基準**が策定され、1か月間に100時間を超える時間外労働、2～6か月間にわたる平均80時間以上の時間外労働は、過労死の危険性が高くなる過重労働とされた。時間外労働時間は月45時間以下が推奨されている。

2006年の労働安全衛生法により、長時間労働者への医師の面接指導が開始された。月80時間超の時間外・休日労働で疲労を訴える労働者が対象で申出によって実施される。

ストレスチェック

2015年からは、メンタルヘルス対策として、50人以上の労働者を使用する事業所では、「**ストレスチェック**」の年1回実施が義務づけられ、一次予防の推進が図られている。

時間外労働の上限規制

有給休暇

2019年には労働基準法の改正により**時間外労働の上限規制**がなされた。労働時間は1日8時間、週40時間が原則であるが、36（サブロク）協定（時間外・休日労働に関する協定）による時間外労働の上限時間として原則「月45時間、年360時間」が定められた。例外的な場合でも「年間720時間」「複数月平均80時間、単月100時間」を超えてはならないとされた。同時に「毎年5日以上の**有給休暇**を取得させること」が使用者に義務づけられた。

（都道府県）産業保健総合支援センターおよび地域窓口（地域産業保健センター）で相談支援を行っている。

J　学校保健

a　学校保健の概要

学校保健
保健管理
保健教育

学校保健とは、学校（幼稚園から大学まで）における**保健管理**と**保健教育**であり、

他の保健の領域と異なり、文部科学省が管轄している。そのため、学校保健の目的は、①学校において、児童生徒等の健康の保持増進を図ること、②集団教育としての学校教育活動に必要な健康や安全への配慮を行うこと、③自己や他者の健康の保持増進を図ることができるような能力を育成することの3つが挙げられ、学校に通う児童生徒の健康や安全の保持増進だけでなく、児童生徒が自らの健康を守り育てる能力を育成するという教育面を重視している点に特徴がある。

b　学校保健統計

学校保健統計

学校保健統計は、統計法に基づく基幹統計であり、学校における幼児、児童及び生徒の発育及び健康の状態を明らかにすることを目的として作成されている。毎年、標本調査により実施され、発育状態と健康状態の結果がまとめられている。都道府県別、学校種別、学校規模別に学校を層化して、各層内で調査実施校を単純無作為抽出する。発育状態については、さらに年齢別、男女別の系統抽出により対象児童等を抽出（層化二段無作為抽出法）を実施して集計するが、健康状態は調査実施校の在学者全員を対象として集計している。

b－1　身体発育

昭和23年（1948年）から令和元年（2019年）の約70年間で、11歳男子は身長が130.4 cm → 146.2 cm、体重は28.2 kg → 38.7 kg、11歳女子の身長は130.8 cm → 146.6 cm、体重は28.2 kg → 39.0 kgとなった。17歳男子は身長が160.6 cm → 170.6 cm、体重は51.7 kg → 62.5 kg、17歳女子の身長は152.1 cm → 157.9 cm、体重は49.1 kg → 53.0 kgとなった。どの学年も、身長の平均値の推移は平成6年度から13年度（1994～2001年度）あたりをピークに、その後横ばい傾向であり、体重は、平成10年度から18年度（1998～2006年度）あたりをピークに、その後横ばいもしくは減少傾向が見られる。

肥満傾向児
瘦身傾向児

肥満傾向児及び**瘦身傾向児**の割合は、この10年間でおおむね横ばいもしくは増加傾向となっている。令和元年（2019年）では、11歳男子の肥満傾向児は11.1％、瘦身傾向児は3.3％、11歳女子の肥満傾向児は8.8％、瘦身傾向児は2.7％であった。17歳男子の肥満傾向児は10.6％、瘦身傾向児は2.7％、11歳女子の肥満傾向児は8.0％、瘦身傾向児は2.6％であった。なお、**肥満度**の計算方法が、平成18年（2006年）から変更になり、現在は、以下の式で求めた肥満度の20％以上を肥満傾向児、－20％以下を瘦身傾向児と呼んでいる。

肥満度

- 肥満度＝〔実測体重(kg)－身長別標準体重(kg)〕／身長別標準体重(kg)× 100(%)

　※身長別標準体重は、a ×身長＋ b で計算(年齢と性別で、a と b が異なる：表省略)

b－2　体力

体力・運動能力調査

体力・運動能力調査は、文部科学省がスポーツ庁を通じて毎年調査し、結果を公表している。小学生（6～11歳）、中学生～大学生（12～19歳）、成年（20～64歳）、高齢者（65～79歳）を対象としてそれぞれ異なる項目の調査が行われている。小学生から大学生については、都道府県ごとの抽出調査で集計と分析が行われている。結果の概要については第5章（→C「身体活動、運動」b「体力と運動能力の現状」）参照。

b－3　健康状態

健康状態

近年、児童生徒の**健康状態**で注目されるが裸眼視力とむし歯（う歯）の状況である。児童生徒の年齢と視力およびう歯の関係を図7－15に示した。令和3年度（2021年）では、視力1.0未満の者は、小学生から中学・高校へ年齢が高くなるにつれて増加する傾向が顕著である。むし歯（う歯）では、年齢別では8歳が最も高く、それ以降は、乳歯と永久歯が入れ替わるため減少するが、13歳以降に再度増加することが分かる。

これらを経年変化で見ると、裸眼視力1.0未満の者は、令和元年（2019年）で、小学校、中学校及び高等学校で過去最多となり、令和3年（2021年）では、それぞれ36.9％、60.7％、70.8％となった。一方、むし歯（う歯）と判定された者は、ピーク時（昭和40～50年代）より減少傾向が続いており、令和元年で中学校及び高等学校で過去最少となった。令和3年では、小学生は39.0％、中学生が30.4％、高校生は39.8％であった。

視力とむし歯以外の疾病異常で最も多いのは、鼻・副鼻腔疾患で、令和元年度では中学校及び高等学校で過去最多であった（表7－16参照）。令和3年度では、小学校が11.8％、中学校は10.1％、高等学校は8.8％であった。また、耳疾患も小学校が6.8％、中学校は4.9％、高等学校は2.5％で近年増加傾向が見られている。眼の疾病・異常も小学校が5.1％、中学校は4.8％、高等学校は3.4％で同じく増加傾向が見られる。

図7－15　年齢別視力1.0未満の者とむし歯の者の割合（令和3年度）

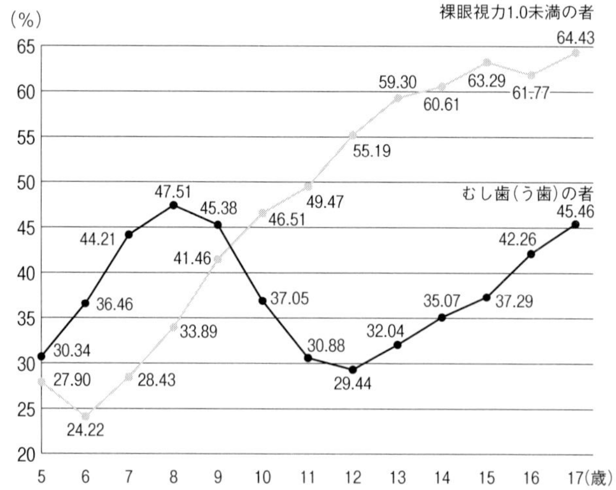

（出展）令和2年度学校保健統計。
（出所）一般財団法人日本スポーツ栄養協会「令和2年度学校保健統計5～17歳の疾病、視力、むし歯の状況」https://sndj-web.jp/news/001460.php（2024年2月8日閲覧）。

表7－16　令和3年学校保健統計（健康状態：主なもの）

区分	裸眼視力1.0未満	眼の疾病・異常	耳疾患	鼻・副鼻腔疾患	むし歯（う歯）	栄養状態	せき柱・胸郭・四肢の状態	アトピー性皮膚炎	心電図異常
小学校	36.87	5.13	6.76	11.87	39.04	1.80	0.79	3.20	2.50
中学校	60.66	4.84	4.89	10.06	30.38	1.18	1.72	2.95	3.07
高等学校	70.81	3.35	2.51	8.81	39.77	0.54	1.22	2.58	3.16

（注）数字は%。

c　学校保健安全法

昭和33年（1958年）に学校保健活動の法的根拠として学校保健法が制定されたが、2000年以降に学校での安全対策の不備が指摘されるようになり、平成21年（2009年）、学校安全に関する内容を加えた**学校保健安全法**（表7－17参照）に改称された。その結果、学校安全に関する内容では、災害や不審者の侵入事件等への対処要領の策定及び適確な対応の確保、学校安全体制の強化などが新たに加わった。

学校保健安全法

表7－17　学校保健安全法の概要

第1条	（目的）この法律は、学校における児童生徒等及び職員の健康の保持増進を図るため、学校における保健管理、（中略）、学校における安全管理に関し必要な事項を定め、もつて学校教育の円滑な実施とその成果の確保に資することを目的とする。
第5条	（学校保健計画の策定等）学校においては、児童生徒等及び職員の心身の健康の保持増進を図るため、児童生徒等及び職員の健康診断、環境衛生検査、児童生徒等に対する指導その他保健に関する事項について計画を策定し、これを実施しなければならない。
第6条	（学校環境衛生基準）文部科学大臣は、学校における換気、採光、照明、保温、清潔保持その他環境衛生に係る事項について、児童生徒等及び職員の健康を保護する上で維持されることが望ましい基準（以下この条において「学校環境衛生基準」という。）を定めるものとする。
第7条	（保健室）学校には、健康診断、健康相談、保健指導、救急処置その他の保健に関する措置を行うため、保健室を設けるものとする。
第8条	（健康相談）学校においては、児童生徒等の心身の健康に関し、健康相談を行うものとする。
第9条	（保健指導）養護教諭その他の職員は、相互に連携して、健康相談又は児童生徒等の健康状態の日常的な観察により、児童生徒等の心身の状況を把握し、健康上の問題があると認めるときは、遅滞なく、当該児童生徒等に対して必要な指導を行うとともに、必要に応じ、その保護者に対して必要な助言を行うものとする。
第11条	（就学時の健康診断）市町村の教育委員会は、学校教育法第17条第1項の規定により翌学年の初めから同項に規定する学校に就学させるべき者で、当該市町村の区域内に住所を有するものの就学に当たつて、その健康診断を行わなければならない。
第13条	（児童生徒等の健康診断）学校においては、毎学年定期に、児童生徒等の健康診断を行わなければならない。
第15条	（職員の健康診断）学校の設置者は、毎学年定期に、学校の職員の健康診断を行わなければならない。
第19条	（出席停止）校長は、感染症にかかつており、かかつている疑いがあり、又はかかるおそれのある児童生徒等があるときは、政令で定めるところにより、出席を停止させることができる。
第20条	（臨時休業）学校の設置者は、感染症の予防上必要があるときは、臨時に、学校の全部又は一部の休業を行うことができる。
第22条	（学校保健技師）都道府県の教育委員会の事務局に、学校保健技師を置くことができる。
第23条	（学校医、学校歯科医及び学校薬剤師）学校には、学校医を置くものとする。 2　大学以外の学校には、学校歯科医及び学校薬剤師を置くものとする。
第27条	（学校安全計画の策定等）学校においては、児童生徒等の安全の確保を図るため、当該学校の施設及び設備の安全点検、児童生徒等に対する通学を含めた学校生活その他の日常生活における安全に関する指導、職員の研修その他学校における安全に関する事項について計画を策定し、これを実施しなければならない。
第29条	（危険等発生時対処要領の作成等）学校においては、児童生徒等の安全の確保を図るため、当該学校の実情に応じて、危険等発生時において当該学校の職員がとるべき措置の具体的内容及び手順を定めた対処要領（「危険等発生時対処要領」）を作成するものとする。

また、この改正に合わせて学校保健に関する内容も整理され、学校環境衛生では、学校環境衛生基準が法律上に明記され、保健室や養護教諭の役割もこの法律で明確にされた。なお、心身に問題をかかえている児童生徒に対する健康相談や保健指導を、養護教諭や教職員、学校医等の全教職員が日常的に行うべき仕事として位置付けられるようになった。

d　学校保健安全対策

d－1　学校環境衛生

学校環境衛生基準

学校保健安全法第6条では、児童生徒等及び職員の健康を保護する上で維持されることが望ましい基準として**学校環境衛生基準**を定めるとしている。表7－18にその概要を示す。基本的には、すでに第2章で述べた「建築物環境衛生検査基準」（表2－6）の内容を踏襲している。そのため、令和4年（2022年）の改訂では、この基準に合わせるため、温度の望ましい基準が「17℃以上、28℃以下」から「18℃以上、28℃以下」に変更された。

一方、学校環境衛生基準では、児童生徒の健康を守るだけでなく、その学習活動に支障をきたさないための基準も独自に設定されている。たとえば、採光及び照明や騒音に関する基準は、学習活動を優先した基準として設定されている。教室の備品として特徴的な黒板の検査があり、また水泳プールの基準では、塩素消毒を前提とした遊離残留塩素の基準（0.4 mg/L以上）などが独自に設定されている。

概ね1年に1回、定期にこれらの基準が満たされているかどうかの環境衛生検査が行われるが、その実施を担当するのは学校薬剤師（後述）である。

d－2　健康診断

学校保健安全法では、児童生徒および教職員に対する健康管理の目的で、就学時の健康診断（第11条）、児童生徒等の健康診断（第13条）、職員の健康診断（第15条）を行うという規定がある。それぞれの実施方法については、同法の施行令（政令）および施行規則（省令）に細かく規定されている。

就学時健康診断

就学時健康診断は、教育委員会の責任で行う小学校の入学予定者に行われる健康診断で、身体や知能の発達状況を調べ、その結果によって、就学相談や就学先の通知が行われる。その際、小学校ではなく、特別支援学校への就学が勧められることもある。通常は、入学の4か月前までに実施する規定になっている。

児童生徒の定期健康診断

児童生徒の定期健康診断は、毎年6月30日までに実施する。表7－19は定期健康診断の検査項目とその実施学年をまとめたものである。ほとんどの検査項目は、小学校から高等学校まで毎年、毎学年実施されるが、特定の学年のみ実施するのは、聴力（オージオメーター）、結核、および心電図検査である。聴力は小学校4年と6年、中学校、高等学校の2年生では実施しなくても良い。結核は、小中学校では毎年、主に問診によって判別され、必要な児童生徒のみ精密検査の対象となる。高等学校では1

表7－18　学校環境衛生基準の概要（令和4年改正）

区分	項目		基準等
1 教室等の環境	換気及び保温等	(1) 換気	二酸化炭素が1500 ppm以下であることが望ましい。
		(2) 温度	18 ℃以上、28 ℃以下であることが望ましい。
		(3) 相対湿度	30 %以上、80 %以下であることが望ましい。
		(4) ～ (7) の項目	(4) 浮遊粉じん (5) 気流 (6) 一酸化炭素 (7) 二酸化窒素（基準省略）
		(8) 揮発性有機化合物	ホルムアルデヒド等6種類（基準省略）
		(9) ダニ又はダニアレルゲン	100匹/m^{2}以下又はこれと同等のアレルゲン量以下であること。
	採光及び照明	(10) 照度	教室の照度の下限値は300 lx（ルクス）とする。など
		(11) まぶしさ	見え方を妨害するようまぶしいものが黒板面などにないこと。など
	騒音	(12) 騒音レベル	窓を閉じているときはLAeq 50 dB（デシベル）以下、窓を開けているときはLAeq 55 dB（デシベル）以下であることが望ましい。
2 飲料水等	水質	(1) 水道水を水源とする飲料水	（水道法の水質基準で検査）ア．一般細菌　イ．大腸菌　ウ．塩化物イオン　エ．有機物（全有機炭素（TOC）の量）　オ．pH値　カ．味　キ．臭気　ク．色度　ケ．濁度 （水道法施行規則による基準）　コ．遊離残留塩素（0.1 mg/L以上）
		(2) ～ (4)（略）	
	施設・設備	(5) 飲料水に関する施設・設備	外部からの汚染を受けないように管理されていること。など
		(6) 雑用水に関する施設・設備	水栓を設ける場合は、誤飲防止の構造が維持され、飲用不可である旨表示していること。など
3 学校の清潔等	学校の清潔	(1) ～ (3)	(1) 大掃除の実施（定期に行われていること。） (2) 雨水の排水溝等、(3) 排水の施設・設備（基準省略）
	ネズミ、衛生害虫等	(4) ネズミ、衛生害虫等	校舎、校地内にネズミ、衛生害虫等の生息が認められないこと。
	教室等の備品の管理	(5) 黒板面の色彩	有彩色の黒板面の色彩は、明度及び彩度が4を超えないこと。
4 水泳プール	水質	(1) 遊離残留塩素	0.4 mg/L以上であること。1.0 mg/L以下であることが望ましい。
		(2) pH値	5.8以上8.6以下であること。
		(3) 大腸菌	検出されないこと。
		(4) 一般細菌	1 mL中200コロニー以下であること。
		(5) 有機物等	12 mg/L以下であること。（過マンガン酸カリウム消費量）
		(6) 濁度	2度以下であること。
		(7) 総トリハロメタン	0.2 mg/L以下であることが望ましい。
		(8) 循環ろ過装置の処理水	循環ろ過装置の出口における濁度は、0.5度以下であること。 また、0.1度以下であることが望ましい。
	施設・設備の衛生状態	(9) ～ (11)	(9) プール本体の衛生状況等、(10) 浄化設備及びその管理状況、 (11) 消毒設備及びその管理状況（基準省略）
		(12) 屋内プール	ア．空気中の二酸化炭素は1500 ppm以下が望ましい。 イ．空気中の塩素ガスは0.5 ppm以下が望ましい。 ウ．水平面照度は200 lx以上が望ましい。

年生が全員エックス線検査（結核検診）の対象となるが、それ以降は結核は検査項目とされない。心電図は、小学校、中学校、高等学校それぞれ1年生のみが対象となる。なお、大学生になると、検査項目から除くことができる項目が多くなるが、1年生のみエックス線検査（結核検診）が行われる。

表7－19　児童生徒の定期健康診断の項目

定期健康診断の検査項目及び実施学年

平成28年4月1日現在

項目	検診・調査方法	幼稚園	小学校 1年	小学校 2年	小学校 3年	小学校 4年	小学校 5年	小学校 6年	中学校 1年	中学校 2年	中学校 3年	高等学校 1年	高等学校 2年	高等学校 3年	大学
保健調査	アンケート	○	◎	◎	◎	◎	◎	◎	◎	◎	◎	◎	◎	◎	○
身長		◎	◎	◎	◎	◎	◎	◎	◎	◎	◎	◎	◎	◎	◎
体重		◎	◎	◎	◎	◎	◎	◎	◎	◎	◎	◎	◎	◎	◎
栄養状態		◎	◎	◎	◎	◎	◎	◎	◎	◎	◎	◎	◎	◎	◎
脊柱・胸郭 四肢 骨・関節		◎	◎	◎	◎	◎	◎	◎	◎	◎	◎	◎	◎	◎	△
視力	視力表 裸眼の者 裸眼視力	◎	◎	◎	◎	◎	◎	◎	◎	◎	◎	◎	◎	◎	△
	視力表 眼鏡等をしている者 矯正視力	◎	◎	◎	◎	◎	◎	◎	◎	◎	◎	◎	◎	◎	△
	視力表 眼鏡等をしている者 裸眼視力	△	△	△	△	△	△	△	△	△	△	△	△	△	△
聴力	オージオメータ	◎	◎	◎	◎	△	◎	△	◎	△	◎	◎	△	◎	△
目の疾病及び異常		◎	◎	◎	◎	◎	◎	◎	◎	◎	◎	◎	◎	◎	◎
耳鼻咽喉頭疾患		◎	◎	◎	◎	◎	◎	◎	◎	◎	◎	◎	◎	◎	◎
皮膚疾患		◎	◎	◎	◎	◎	◎	◎	◎	◎	◎	◎	◎	◎	◎
歯及び口腔の疾患及び異常		◎	◎	◎	◎	◎	◎	◎	◎	◎	◎	◎	◎	◎	△
結核	問診・学校医による診察		◎	◎	◎	◎	◎	◎	◎	◎	◎				
	エックス線撮影											◎			◎ 1学年（入学時）
	エックス線撮影 ツベルクリン反応検査 喀痰検査等		○	○	○	○	○	○	○	○	○				
	エックス線撮影 喀痰検査等・聴診・打診											○			○
心臓の疾患及び異常	臨床医学的検査 その他の検査	◎	◎	◎	◎	◎	◎	◎	◎	◎	◎	◎	◎	◎	◎
	心電図検査	△	◎	△	△	△	△	△	◎	△	△	◎	△	△	△
尿	試験紙法 蛋白等	◎	◎	◎	◎	◎	◎	◎	◎	◎	◎	◎	◎	◎	△
	試験紙法 糖	△													△
その他の疾患及び異常	臨床医学的検査 その他の検査	◎	◎	◎	◎	◎	◎	◎	◎	◎	◎	◎	◎	◎	◎

（注）◎ほぼ全員に実施されるもの
　　　○必要時または必要者に実施されるもの
　　　△検査項目から除くことができるもの

（出所）公益財団法人日本学校保健会『児童生徒等の健康診断マニュアル平成27年度改訂』19頁掲載「定期健康診断の検査項目及び実施学年」を引用。

職員の定期健康診断

　学校保健安全法第15条に規定された**職員の定期健康診断**では、身長、体重及び腹囲、視力及び聴力、血圧、尿、血液検査、胃の疾病及び異常の有無、エックス線検査（結核検診）、心電図検査などの項目が行われる。職員は労働者であり、労働安全衛生法（→本章Ⅰ「産業保健」参照）の規定にも従う必要があるが、項目の多くは重複している。しかし、胃の疾病及び異常の有無は、労働安全衛生法の規定にない項目である。なお、学校の教職員は感染症法（旧結核予防法）の規定により、毎年エックス線検査（結核検診）を実施する対象となっている。

d-3　学校保健計画と学校安全計画

学校保健安全法第5条の規定により、学校においては、**学校保健計画**の策定し実施しなければならないとされているが、これには、校長をはじめとする学校の全職員や学校医や学外の関係者との連携によって成し遂げられるものである。こうした活動を担う学校保健従事者とその役割については次節（→e「学校保健従事者」）で説明する。

学校保健計画

また、学校安全についても、第27条で、学校保健計画とは別の**学校安全計画**の策定と実施が求められ、さらに、第29条では、危険等発生時の**対処要領**（マニュアル）の作成が義務づけられている。こうした学校安全の仕組みや取り組みについても、さまざまな学校関係者との連携は不可欠となっている。

学校安全計画
対処要領

e　学校保健従事者

学校長が学校保健の総括責任者であり、前述の学校保健計画や学校安全計画を決定する。しかし、学校保健計画を立案する責任者は**保健主事**である。保健主事とは学校教育法施行規則で決められている職務で、教諭または養護教諭から選ばれ、学校保健と学校全体を調整する役割を持つ。**養護教諭**は学校教育法で規定された「児童生徒の養護をつかさどる」という職務を持つ教育職員であり、専門的立場から学校保健を推進する役割を持つ。救急処置や健康診断、健康観察、健康相談、保健室経営など様々な業務がある。その他に、常勤ではないが、学校保健安全法の規定にょり、学校医、学校歯科医、学校薬剤師（これらは**学校三師**と呼ばれている）が各学校におかれている。いずれも学校保健計画の立案に関わり、健康相談や健康診断、保健指導への関与と助言を行う。さらに学校薬剤師には先に述べた学校環境衛生の定期検査を行うという役割もある。また一般の教員も日々の健康観察や健康相談、保健指導等に関わることが求められている（学校保健安全法第9条)。

保健主事
養護教諭
学校三師

f　栄養教諭

平成17年（2005年）の学校教育法改正により、新たな教育職員として**栄養教諭**が誕生した。栄養教諭の職務はこの法律によって「児童生徒の栄養の指導及び管理をつかさどる」とされている。その専門性を生かして、学校における給食管理と児童生徒への食に関する指導を一体的に担う。そのため、**学校給食法**第10条では、栄養教諭の職務として、「児童生徒が健全な食生活営むことができる知識及び態度を養うため、学校給食において摂取する食品と健康の保持増進との関連性についての指導」等が明記されている。また、学校の教職員と連携して、肥満や過度の痩身、偏食、食物アレルギーを持つ児童生徒などへの個別指導などの「食に関する指導」も重要な職務である。

栄養教諭
学校給食法

表7－20　学校感染症と出席停止の基準（2023年5月）

考え方		感染症の種類	出席停止期間の基準
第一種	感染症予防法の一類感染症及び二類感染症（結核を除く）	一類が7疾病、二類が結核を除く6疾病	治癒するまで ※感染症の予防及び感染症の患者に対する医療に関する法律第6条第7項から9項までに規定する「新型インフルエンザ等感染症」、「指定感染症」及び「新感染症」は第一種の感染症と見なす。
第二種	空気感染または、飛沫感染する感染症で児童生徒の罹患が多く、学校において流行を広げる可能性の高いもの	インフルエンザ（特定鳥インフルエンザ及び新型インフルエンザを除く）	発症した後5日を経過し、かつ解熱後2日（幼児にあっては3日）を経過するまで
		百日咳	特有の咳が消失するまで、又は5日間の適正な抗菌薬療法による治療が終了するまで
		麻しん	解熱した後3日を経過するまで
		流行性耳下腺炎	耳下腺、顎下腺又は舌下腺の腫張が発現した後5日を経過、かつ、全身状態が良好になるまで
		風しん	発しんが消失するまで
		水痘	全ての発しんがかさぶたになるまで
		咽頭結膜熱	主要症状が消退した後2日を経過するまで
		新型コロナウイルス感染症（病原体がベータコロナウイルス属のコロナウイルス（令和2年1月に、中華人民共和国から世界保健機関に対して、人に伝染する能力を有することが新たに報告されたものに限る。）であるものに限る。）	発症した後5日を経過し、かつ、症状が軽快した後1日を経過するまで
		結核	病状により学校医その他の医師において感染のおそれがないと認めるまで
		髄膜炎菌性髄膜炎	症状により学校医その他の医師において感染のおそれがないと認めるまで
第三種	学校において流行を広げる可能性があるもの	三類感染症（コレラ、細菌性赤痢、腸管出血性大腸菌感染症、腸チフス、パラチフス）と、眼科疾患（流行性角結膜炎、急性出血性結膜炎）	病状により学校医その他の医師において感染のおそれがないと認めるまで
	条件によっては出席停止の措置が考えられるもの	その他の感染症溶連菌感染症、A型肝炎、B型肝炎、手足口病、伝染性紅斑、ヘルパンギーナ、マイコプラズマ感染症、感染性胃腸炎など（法的な規定はない）	学校で通常見られないような重大な流行が起こった場合に、その感染拡大を防ぐために、必要があるときに限り学校医の判断を聞き、校長が第三種の感染症として緊急的に措置を取ることができる。

※学校感染症にはそれぞれ出席停止の期間が定められている。この期間は医師の指示に従って休養するとともに、周囲への感染予防を配慮すること。

g　学校感染症

出席停止の基準

学校保健安全法第19条では、学校における感染症蔓延予防のために、校長が児童生徒に出席を停止させることができるとされている。この**出席停止の基準**は、学校保健安全法施行規則で定められている（表7－20）。ここで列挙されている感染症は学校感染症と呼ばれており、第一種から第三種に分類されている。それぞれの疾患ごとに出席停止の期間が定められているが、これらはあくまでも他人に感染させない期間の目安であり、疾病が回復（完治）するまでの期間ではない点に注意する必要がある。また成人でも、感染症を流行させないために医師から外出や出勤を控えるように指示が出る場合があるが、他の法律で規定がないので、この学校保健安全法の基準がそのまま用いられることがある。

また、学校保健安全法第20条では、同じく学校における感染症蔓延予防のために、学校の設置者が、学校の全部又は一部の休業を行うことができるとされている。これはいわゆる学校閉鎖、または学級閉鎖と呼ばれる措置の根拠となっている。いずれも、感染症にかかった児童生徒の保護のためではなく、まわりに感染を広げない感染症予防のための対策であることに留意すべきであり、その趣旨を正しく理解する必要がある。

K 国際保健

世界各国の平均寿命や乳児死亡率、妊産婦死亡率には現在でも大きな開き（健康格差）が見られる。WHO 世界保健統計 2023 によると、2021 年の平均寿命は、日本は 84.3 歳と世界で最も長寿であるが、一方でレソト 50.7 歳、中央アフリカ共和国 53.1 歳など短命国も存在する（世界平均は 73.3 歳）。妊産婦死亡率（出産 10 万対）も日本は 4 と世界最高水準であるが、南スーダン 1,223、チャド 1,063、ナイジェリア 1,047 と高い（世界平均は 223）。また 2021 年の乳児死亡率（出生 1000 対）も、日本は 1.7 で世界最高水準であるが、シエラレオネ 78.3、中央アフリカ 75.4 と高い（世界平均は 28.4、世界銀行 2023）。これには各国の栄養・衛生状況の違い、AIDS 等の感染症や内戦に拠るところが大きい。世界保健機関（WHO）憲章では、「健康とは、身体的、精神的、社会的に完全に良好な状態をいい、単に疾病や病弱でないということではない。」「到達しうる最高基準の健康を享有することは、人種、宗教、政治的信念、経済的あるいは社会的条件の如何にかかわらず万人の有する基本的権利の一つである」と定義している。WHO の目的は、「すべての人々が可能な最高の健康水準に達成すること」（WHO 憲章第 1 条）であり、**国際保健**の目指すところでもある。

国際保健

a 地球規模の健康問題

国連では、2015 年に、2030 年までの目標となる「持続可能な開発目標（SDGs）」が採択された。WHO が関与する保健に関する目標（目標 3）には、新生児死亡率や妊産婦死亡率の低下などの課題が挙げられている。WHO、UNICEF 等の 2023 年発表では世界の妊産婦死亡数は年間 28 万人、5 歳未満児の死亡数は 500 万人で、その多くが発展途上国となっている。その背景にプライマリヘルスケアが十分でないことがあり、すべての人及び地域で財政の困難に遭うことなく必要な医療保険サービスを受けられるユニバーサル・ヘルス・カバレッジ(UHC：後述)の達成が目指されている。

また、世界の感染症による死亡者数は、新型コロナウイルス感染症で累計 687 万人（WHO 2023 年）あり、また 3 大感染症であるエイズで 65 万人、結核で 160 万人、マラリアで 62 万人の死亡がある。こうした感染症に対する対策はワクチン接種の推進を含め引き続き課題になっている。

図 7-16　国際保健医療協力の状況（2021 年 6 月）

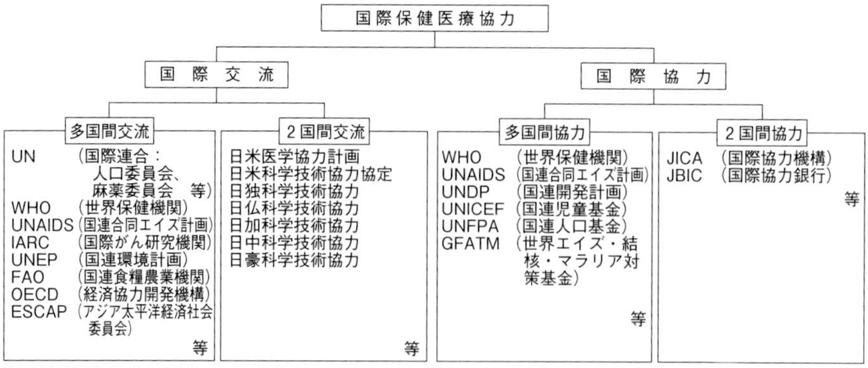

（出所）「国民衛生の動向 2023/24」p.31、図 8。

b　国際協力

広義の国際協力には、技術・情報の交換、人的交流等を行って自国の向上を目指す「国際交流」と、開発途上国に対して人的・物的・技術的資源を提供して当該国の向上を図る「国際協力（狭義）」に大別され、それぞれ「多国間協力」と特定国（開発途上国等）との「2 国間協力」がある。国際保健協力の状況は図 7-16 のようである。

多国間協力

多国間協力としては、世界保健機構（WHO）、国連合同エイズ計画（UNAIDS）、国連開発計画（UNDP）、国連児童基金（UNICEF）、国連人口基金（UNFPA）、世界エイズ・結核・マラリア対策基金（GFATM）などを通じた国際協力がある。

発展途上国からの援助要請による **2 国間協力は、国際協力機構**（JICA）を通じて実施されている。JICA の主な活動内容は、技術協力（専門家派遣、研修員受入、技術協力プロジェクト）、有償資金協力、無償資金協力、その他がある。その他には、災害時の国際緊急援助隊（救助チーム、医療チーム、感染症対策チーム、専門家チーム、自衛隊部隊）派遣や青年海外協力隊派遣等が行われている。

政府開発援助（ODA）

資金面からみた経済協力は、**政府開発援助**（ODA）、その他の政府資金、民間資金等からなる。ODA は、多国間援助では WHO 等国際機関への拠出が主であり、開発途上国等との 2 国間援助では、JICA を通じて、技術協力・その他による援助とともに、無償・有償資金協力で、病院建設や水道などの施設建設等の資金援助がある（図 7-17）。

図 7-17　ODA（政府開発援助）と JICA（国際協力機構）

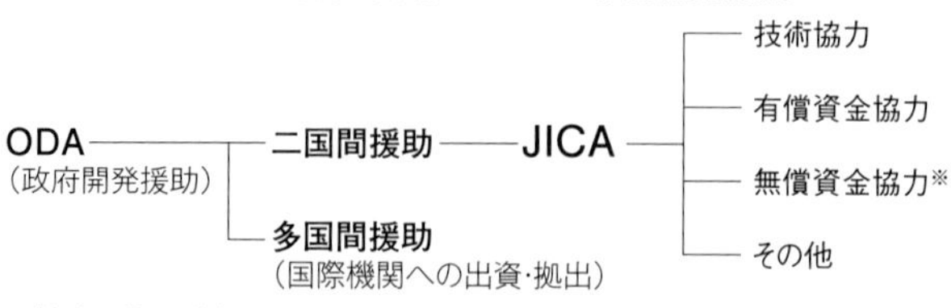

※外交政策の遂行上の必要から外務省が実施するものを除く。
（出所）JICA『国際協力機構年次報告』9 頁。

c　持続可能な開発目標（SDGs）

2000年の国連ミレニアムサミットで国連ミレニアム宣言が採択され、2000年から2015年までの国際社会共通の開発目標として「**ミレニアム開発目標**（Millennium Development Goals: **MDGs**）」が策定された。MDGsは、2015年までに各国が達成すべき8つの目標として、①極度の貧困と飢餓の撲滅、②初等教育の完全普及の達成、③ジェンダーの平等推進と女性の地位向上、④乳幼児死亡率の削減、⑤妊産婦の健康の改善、⑥ HIV/エイズ、マラリア、その他の疾病の蔓延の防止、⑦環境の持続可能性確保、⑧開発のためのグローバルなパートナーシップの推進、を掲げて取り組まれた。おもに発展途上国の課題に焦点があった。

ミレニアム開発目標（MDGs）

2015年には、MDGsの後継として、国連サミットで「持続可能な開発のための2030アジェンダ」が採択され、2016年から2030年までの国際目標として「**持続可能な開発目標**（SDGs）」が策定された。**17の目標**と**169のターゲット項目**からなり、「誰一人取り残さない」持続可能で多様性と包摂性のある社会の実現を掲げている（表7-21）。先進国を含むすべての国が抱える包括的な課題としてまとめられた。

持続可能な開発目標（SDGs）
17の目標
169のターゲット項目

また、**目標3（保健）**には、表7-22のようなターゲット項目が掲げられている。

目標3（保健）

d　ユニバーサル・ヘルス・カバレッジ（UHC）

ユニバーサル・ヘルス・カバレッジ（Universal Health Coverage, UHC）、「全ての人が適切な予防、治療、リハビリ等の保健医療サービスを、支払い可能な費用で受けられる状態」を指す。UHCの達成は、全ての人々が基礎的な保健医療サービスが受けられ、医療費を支払うことで貧困に陥るリスクを未然に防ぐことが重要であるとして、SDGsの目標3（保健）のターゲット項目の1つ（3.8）として位置づけられている。質の高い基礎的な保健医療サービスの利用で、予防可能な病気の悪化・死亡を防ぐことに繋がる。

ユニバーサル・ヘルス・カバレッジ（UHC）

WHOファクトシート（2023年）では、約20億人が壊滅的または貧困的な医療支出に直面していると指摘されている。日本は、**国民皆保険制度**によりUHCは達成している。

国民皆保険制度

e　世界保健機関（WHO: World Health Organization）、国連食糧農業機関（FAO）、コーデックス委員会（CAC）

世界保健機関（WHO）は、国際連合（United Nations, UN）の保健を統括する専門機関である。1946年に国際保健会議（ニューヨーク）で世界保健機関憲章（WHO憲章）が採択され、1948年4月7日に発足した（記念して毎年4月7日は世界保健デー）。「すべての人々が可能な最高の健康水準に到達すること」（WHO憲章第1条）を目標にしている。本部はスイスのジュネーブにあり、ヨーロッパ、アフリカ、東地中海、南東アジア、西太平洋、アメリカの6地域に地域事務局が置かれている。日本は、西太平

世界保健機関（WHO）

表 7－21　持続可能な開発目標（SDGs）17 の目標（2016 年～ 2030 年）

目標 1	（貧困）あらゆる場所のあらゆる形態の貧困を終わらせる。
目標 2	（飢餓）飢餓を終わらせ、食料安全保障及び栄養改善を実現し、持続可能な農業を促進する。
目標 3	（保健）あらゆる年齢のすべての人々の健康的な生活を確保し、福祉を促進する。
目標 4	（教育）すべての人に包摂的かつ公正な質の高い教育を確保し、生涯学習の機会を促進する。
目標 5	（ジェンダー）ジェンダー平等を達成し、すべての女性及び女児の能力強化を行う。
目標 6	（水・衛生）すべての人々の水と衛生の利用可能性と持続可能な管理を確保する。
目標 7	（エネルギー）すべての人々の、安価かつ信頼できる持続可能な近代的エネルギーへのアクセスを確保する。
目標 8	（経済成長と雇用）包摂的かつ持続可能な経済成長及びすべての人々の完全かつ生産的な雇用と働きがいのある人間らしい雇用（ディーセント・ワーク）を促進する。
目標 9	（インフラ、産業化、イノベーション）強靱（レジリエント）なインフラ構築、包摂的かつ持続可能な産業化の促進及びイノベーションの推進を図る。
目標 10	（不平等）各国内及び各国間の不平等を是正する。
目標 11	（持続可能な都市）包摂的で安全かつ強靱（レジリエント）で持続可能な都市及び人間居住を実現する。
目標 12	（持続可能な生産と消費）持続可能な生産消費形態を確保する。
目標 13	（気候変動）気候変動及びその影響を軽減するための緊急対策を講じる。
目標 14	（海洋資源）持続可能な開発のために海洋・海洋資源を保全し、持続可能な形で利用する。
目標 15	（陸上資源）陸域生態系の保護、回復、持続可能な利用の推進、持続可能な森林の経営、砂漠化への対処、ならびに土地の劣化の阻止・回復及び生物多様性の損失を阻止する。
目標 16	（平和）持続可能な開発のための平和で包摂的な社会を促進し、すべての人々に司法へのアクセスを提供し、あらゆるレベルにおいて効果的で説明責任のある包摂的な制度を構築する。
目標 17	（実施手段）持続可能な開発のための実施手段を強化し、グローバル・パートナーシップを活性化する。

表 7－22　SDGs における目標 3
「あらゆる年齢のすべての人々の健康的な生活を確保し、福祉を促進する」の内容

3.1	2030 年までに、世界の妊産婦の死亡率を出生 10 万人当たり 70 人未満に削減する。
3.2	すべての国が新生児死亡率を少なくとも出生 1,000 件中 12 件以下まで減らし、5 歳以下死亡率を少なくとも出生 1,000 件中 25 件以下まで減らすことを目指し、2030 年までに、新生児及び 5 歳未満児の予防可能な死亡を根絶する。
3.3	2030 年までに、エイズ、結核、マラリア及び顧みられない熱帯病といった伝染病を根絶するとともに肝炎、水系感染症及びその他の感染症に対処する。
3.4	2030 年までに、非感染性疾患による若年死亡率を、予防や治療を通じて 3 分の 1 減少させ、精神保健及び福祉を促進する。
3.5	薬物乱用やアルコールの有害な摂取を含む、物質乱用の防止・治療を強化する。
3.6	2020 年までに、世界の道路交通事故による死傷者を半減させる。
3.7	2030 年までに、家族計画、情報・教育及び性と生殖に関する健康の国家戦略・計画への組み入れを含む、性と生殖に関する保健サービスをすべての人々が利用できるようにする。
3.8	すべての人々に対する財政リスクからの保護、質の高い基礎的な保健サービスへのアクセス及び安全で効果的かつ質が高く安価な必須医薬品とワクチンへのアクセスを含む、ユニバーサル・ヘルス・カバレッジ（UHC）を達成する。
3.9	2030 年までに、有害化学物質、ならびに大気、水質及び土壌の汚染による死亡及び疾病の件数を大幅に減少させる。
3.a	すべての国々において、たばこの規制に関する世界保健機関枠組条約の実施を適宜強化する。
3.b	主に開発途上国に影響を及ぼす感染性及び非感染性疾患のワクチン及び医薬品の研究開発を支援する。また、知的所有権の貿易関連の側面に関する協定（TRIPS 協定）及び公衆の健康に関するドーハ宣言に従い、安価な必須医薬品及びワクチンへのアクセスを提供する。同宣言は公衆衛生保護及び、特にすべての人々への医薬品のアクセス提供にかかわる「知的所有権の貿易関連の側面に関する協定（TRIPS 協定）」の柔軟性に関する規定を最大限に行使する開発途上国の権利を確約したものである。
3.c	開発途上国、特に後発開発途上国及び小島嶼開発途上国において保健財政及び保健人材の採用、能力開発・訓練及び定着を大幅に拡大させる。
3.d	すべての国々、特に開発途上国の国家・世界規模な健康危険因子の早期警告、危険因子緩和及び危険因子管理のための能力を強化する。

洋地域（地域事務局はマニラ）に属し、総予算額の8.6％（2022年）を負担している。SDGsの健康に関する目標3の達成を目指す中心的機関である。

WHOでは、1978年にプライマリヘルスケアに関する「アル・マアタ宣言」を採択し、「2000年までにすべての人々に健康を」をスローガンに開発途上国での保健活動を進めている。1986年にはヘルスプロモーションに関する「オタワ宣言」を採択し、「自らの健康を自らコントロールできるように」健康的な公共政策の推進をしている。

天然痘（種痘）根絶

感染症予防の分野では、予防接種の努力により、1980年には**天然痘（種痘）根絶**を宣言した。1975年に開始されたユニセフとの協力による「予防接種拡大計画」（1歳未満の乳児に、麻疹、ジフテリア、百日咳、破傷風、ポリオ、結核の6疾患の予防接種を行う）が進められている。ポリオについては2000年を目標とした「**世界ポリオ根絶計画**」が1988年から開始され、2000年にはWHO西太平洋地域でのポリオ根絶が宣言された。残るポリオ常在国は2022年現在アフガニスタンとパキスタンのみとなっている。エイズ対策では1996年に「**国連合同エイズ計画**（UNAIDS）」が設立され、2002年には「世界エイズ・結核・マラリア対策基金」が設立された。近年では、新型コロナウイルスやアフリカでのエボラ出血熱の流行、また結核やマラリア対策など、新興・再興感染症対策が課題になっている。世界中の公衆衛生上の緊急事態の国際的伝播を最大限防止するため、国際保健規則（IHR2005）により、緊急事態の報告とIHR担当窓口を各国に義務づけている。

世界ポリオ根絶計画

国連合同エイズ計画

タバコ対策枠組条約

タバコ対策も「**タバコ対策枠組条約**（FCTC）」が2003年採択され、2005年に発効するなど、重要な課題として取り組まれている。

WHOでは、国際疾病分類（ICD）や国際生活機能分類（ICF）の国際基準の策定にも携わっている。ICDの最新版は2019年制定のICD－11である。

国連食料農業機関（FAO）

国連食料農業機関（Food and Agriculture Organization of UN, FAO）は、1945年に設立された専門機関であり、本部はローマにある。農林水産業の発展と農村開発に取り組み、世界の農業生産性の向上と栄養水準の改善をとおして、食料安全保障を達成することで、貧困と飢餓の撲滅し、農村の生活条件を改善することを使命としている。

コーデックス委員会（CAC）

国際食品規格

コーデックス委員会（Codex Alimentarius Commission, CAC）は、消費者の健康の保護、食品の公正な貿易の確保等を目的として、FAOとWHOが1963年に設立した国際的政府間組織で、**国際食品規格**（コーデックス規格）の策定などを行っている。食品添加物の基準、農薬や自然有害物質の摂取基準、食中毒防止の食品中微生物基準、食品製造の衛生規範や、食品の品質に関する規格などの策定である。事務局はFAO本部（ローマ）にある。

f　その他の国際機関

(1) 国連児童基金（UNICEF）：ユニセフ（UNICEF）は、子どもの生存と健やかな発達を守るため、子どもに関連した支援事業を実施している国連機関で、本部はニューヨークにある。子どもへの予防接種の推進、栄養改善、安全な飲み水の確保、HIV/エイズ対策、教育の普及（教育環境整備）等の支援事業が行われている。「子どもの権利宣言」に基づいて「すべての子どもの権利が実現される世界をめざして」いる。1946年国連国際児童緊急基金として設立され、1953年に国連児童基金と改称された。

(2) 国際労働機関（ILO）：世界中の労働者の基本的人権の推進、労働・生活条件の改善、健康保護、労働安全衛生の向上を目指した国際機関である。本部はジュネーブにある。国際労働基準を三者構成（政府、使用者、労働者）の国際労働総会で採択・設定し普及することも重要な活動となっている。1999年のILO総会で「全ての人にディーセント・ワーク（働きがいのある人間らしい仕事）を」を21世紀の主目標と定めた。

(3) 国連人口基金（UNFPA）：世界の人口問題に対処する国連機関で、リプロダクティブ・ヘルス／ライツ（性と生殖に関する健康／ライツ）や個人の選択に基づく家族計画サービス、妊産婦死亡の削減などを目指している。人権を尊重したジェンダー平等および女性のエンパワメントに努めている。本部はニューヨークにある。

(4) 国連合同エイズ計画（UNAIDS）：国連のエイズ対策の強化・調整を担う機関で、途上国のエイズ対策支援、エイズ対策の政策立案やガイドライン作成、技術支援などの活動を行っている。また、エイズ流行の監視や、エイズ患者の人権尊重などエイズの啓発を行っている。本部はジュネーブにある。

(5) 国連世界食糧計画（WFP）：食糧援助を通して、飢餓と貧困に対処する国連機関で、世界の低所得国や難民・災害・緊急時の食糧援助とともに、子どもの学校給食支援を行っている。本部はローマにある。

(6) 国連高等弁務官事務所（UNHCR）：世界の難民保護と支援を行なう国連機関で、難民の諸権利を守る国際的保護や、緊急事態における物的援助などを行っている。

(7) 世界銀行（WB）：貧困のない世界を目指して、開発資金の貸し出しや技術開発援助を通して、援助国の社会経済発展等を支援している国際開発金融機関で、本部はワシントンにある。現在、①極度の貧困を撲滅：1日1.90ドル未満で暮らす人々の割合を2030年までに3％以下に減らす。②繁栄の共有を促進：各国の所得の下位40％の人々の所得を引き上げる、を目標に掲げている。

(8) 経済協力開発機構（OECD）：国際経済・社会の幅広い分野における情報交換や政策提言活動を行っている国際機関である。参加国は38ヵ国で、本部はパリにある。

索　引

（太字はとくに重要な頁であることを示す）

あ行

か

► き・く

► け

►こ

►さ

►し

► そ

► た行

▶ な行

▶ は行

► ま行

► や行

▶ら行

▶欧文・略語

執筆者一覧（執筆順、＊編者）

＊古田真司（椙山女学園大学生活科学部教授、はじめに、1、2、6-E、7-J）
内藤通孝（椙山女学園大学名誉教授、5、6-A～D、F～H）
近藤高明（名古屋大学医学部保健学科名誉教授、3、4、7-A～D）
榊原久孝（一宮研伸大学看護学部教授、7-E～I・K）

編者紹介

古田真司（ふるた・まさし）

岐阜県生まれ・医師・医学博士（名古屋大学）

1985年　名古屋大学医学部医学科卒業

1987年　国立公衆衛生院（現・国立保健医療科学院）専門課程修了（M.P.H.）

1991年から　愛知教育大学・助教授（総合科学課程）（～2004年まで）

2004年から　愛知教育大学・教授（養護教育講座）（～2021年まで）

2012年から　愛知教育大学・静岡大学・大学院教育学研究科・共同教科開発学専攻（博士課程）で研究指導を担当（併任）（～2021年まで）

2021年から　椙山女学園大学・生活科学部管理栄養学科・教授（公衆衛生学研究室）現在に至る

新・公衆衛生学入門――社会・環境と健康

2024年4月30日　初版　第1刷発行

編　者　古田真司

発行者　杉田啓三

〒607-8494　京都市山科区日ノ岡堤谷町3-1

発行所　株式会社　昭和堂

TEL（075）502-7500／FAX（075）502-7501

印刷　亜細亜印刷

ISBN978-4-8122-2311-6

＊落丁本・乱丁本はお取替え致します。

Printed in Japan